運動健護全書

馬克·巴伯斯 著
羅亞琪 譯

4 大法則 30 關鍵
以科學方法有效提升
體能成果

PEAK

THE NEW SCIENCE OF
ATHLETIC PERFORMANCE
THAT IS
REVOLUTIONIZING SPORTS

打造強健身體、供給充足營養、安排妥善修復、建立正確心態
北美四大運動顧問親自傳授，登上運動巔峰的不二法門！

Marc Bubbs

運動健護 4 大法則、30 關鍵

基礎

穩定睡眠品質
規律晝夜作息
培養微生物群落
鞏固腸道健康
食物多樣化
持續血糖監控
維持長壽秘訣

復原

適當訓練負荷
追蹤生物標記
補充足夠營養
維持免疫力
減輕壓力源
重視身體症狀
自覺運動強度
運動員監測

燃料

營養學
維繫能量平衡
評估身體組成
週期化補給
確立體能目標
評估攝取時機
有效補給策略

超動力

保護腦部健康
腦震盪後遺症
妥善情緒控管
培養正確心態
建立正向思考
跳脫自我框架
養成自動自發
良好指導方針

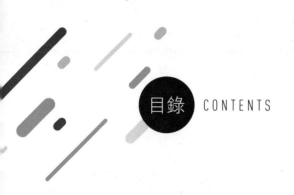

目錄 CONTENTS

PART TWO

燃料

CHAPTER 4　體態營養學

CHAPTER 5　耐力營養學

CHAPTER 6　球隊運動營養學

--- PART THREE ---

復原

CHAPTER 7　週期化復原

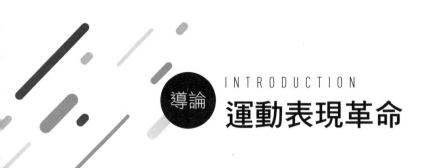

導論

INTRODUCTION
運動表現革命

　　有一場革命正在運動界發生。職業體壇在過去十年來景氣欣欣向榮，因此有大量資金投入關於運動員健康、營養、訓練、復原和心態的研究，希望提高在賽場上獲勝的機率。斥資百萬、千萬美元建造球隊體育館、跟大專院校合作、運用科技最新的進展（如睡眠艙、GPS、穿戴式裝置等）……，為了追求優良表現，好像什麼都派上了用場。遺憾的是，實證基礎、博士的專業療程、學術機構的支持、員工使用的職業表現標準流程等，卻跟許多運動員實際上的做法形成極大落差。社群媒體的雜音、舊學派的傳統、健身成功人士無根據的說法，都讓人很難區別事實和假象。

　　《運動健護全書》帶你走到幕後，揭示影響頂尖運動員的專家所提出的建議。你會在書中找到什麼？大力強調基礎（而非各種僅僅紅極一時的風潮）的哲學、一致的重要性（而非極端過分的努力）以及寶貴的耐心（而非立刻見效的轉變）。這些東西乍看之下或許不太吸引人，但是那些令人拍案叫絕的體育特技、突破紀錄的運動表現等不斷在電視節目上重播的時刻，都是源自這種行事準則。我會向你介紹運動界最優秀的專家，讓你看看他們是怎麼抵達世界級的成功境界。無論你是想要加強自己的體格、提升耐力表現或是改善球隊運動的致勝機率，《運動健護全書》都可以傳授運動科學家、表現營養師和體育教練解鎖運動員潛能的方法給你。

　　本書也會試圖澄清一些廣受歡迎的主題中常見的迷思。例如，生酮飲食現在超級流行，但是適應高脂飲食真的是加強耐力表現的最佳策略嗎？傳奇自行車手克里斯・弗魯姆（Chris Froome）贏過許多環法自行車賽的獎項，社群媒體上有很多人都相信他遵循的是低碳飲食。這是真的嗎？還是弗魯姆的方法其實沒這麼簡單，而是經過精心計劃的刻意安排？我會介紹帶他走向勝利的專家給你。那麼，持續不斷尋求最佳化的表現呢？你的營養、復原和補給策略是否符合最佳化這個目標？又得付出什麼代價？世界頂尖的專家指出，最佳化會帶來後果，而且有些後果是很嚴重的。這就又帶到了關於發炎的問題：真正的敵人是發炎嗎？世界第一的網球明星諾瓦克・喬科維奇（Novak Djokovic）幾年前開始戒麩質，然後便創下一連串名留青史的驚人佳績。無麩質飲食是否改善了他比賽和復原的能力？這種飲食是單純創造了一個環境，讓他能夠選擇更好的食物，或者只是改變了他的心態而已？我們會在書中探討發炎、營養與情緒之間的複雜關係。發炎絕對是擁有適應力的強大指標之一，若沒有「發炎」，你就無法適應。但是如果身體不健康，或者營養、補給和訓練策略，淹沒了這個不可或缺的訊號，會發生什麼事？永遠都要清楚整個脈絡，明白箇中的細微差異。四分衛湯姆・布雷迪（Tom Brady）近日跟訓練師艾力克斯・格雷洛（Alex Guerrero）一同發表自己的新書《TB12法》（*The TB12 Method*），宣稱「肌肉塑性」是他成功的關鍵。但，這句話是有證據支持的嗎？那麼，布雷迪聲稱自己會成功的一部分原因，是他不吃牛肉和鮭魚等會使血液變酸的酸性食物，這個說法又如何？前線的專家同意這些理論嗎？你在書中可以從全世界最優秀的實證專家找到答案。

市面上有很多非常好的書，都跟營養、心態或體育表現與復原有關。然而，這些書很多都太鑽研理論，要不就是實證性不足，無法滿足當今運動員的需求。市面上沒有一本結合深度營養和巔峰表現（這兩件事應該放在一起考量）的書，把眾多專家所凸顯的個別重點凝聚成可實行的指導方針。《運動健護全書》涵蓋四大支柱——基礎、燃料、復原、超動力，要塑造最強壯、健康、堅韌的現代運動員。這本書要化不可能為可能、延長運動員生涯、好好利用經過時間考驗以及還在實驗階段的科技。這本書談的是如何成為顧好基礎的專家。這本書要教你辨別一時的風潮和真正的科學，教你判斷研究品質、區分不同的數據。這本書相信，頂尖的運動員不是只靠天生，也靠後天培養。

如果你是一位業餘運動員，想要改善樣貌、感受或表現，你就要看這本書；如果你比較屬於職業運動員，想要找到表現優勢，助你突破瓶頸，你就要看這本書；如果你是個人訓練師或肌力教練，想要尋找以實證為基礎的健康、營養、復原和心態策略，幫助客戶達成目標，你就要看這本書；如果你是一位相關從業人員或醫生，想要深入研究這些核心領域，了解這些領域如何每天對你的病患造成直接影響，你就要看這本書。

本書章節架構

在第一部「基礎」，你會了解運動員的健康是成功的要素，經常生病將達不到極致表現。睡眠品質不好，就很有可能生病；消化方面出了問題，健康就會跟著受苦；血糖高高低低，健康就會受到影響。近年來，「以人為本」（Human First）的概念開始在表現圈興起，強調運動員必須先讓身體健康，才能發揮表現潛能。不久前，運動員的表現和運動員的健康都還被認為是幾乎互相排斥的兩個概念，反正只要運動員夠健壯，可以上場比賽就好。今天，研究顯示，沒辦法完成八成訓練計劃的運動員，就無法實現表現目標。換句話說，假如你因為生病太嚴重或太勞累疲憊，而沒辦法參加訓練，那你永遠也不能達到菁英的表現。此外，健康的運動員也比較長壽，可以連續多個賽季、在整個職業生涯中維持菁英表現。

在第二部「燃料」，你會學到所有的運動員常會使用的營養策略及其背後的基本原理。這些基本原理組成了每一位菁英運動員的標準程序。你將會發現，專家會為菁英運動員擬定個別的營養計畫，同時你也將探討，運動營養與健康在過去幾十年來的演變。雖然如此，許多從業人員在還沒使用穩固的營養學原則來加強運動員基礎之前，就要求好心切，動用高級的補給品和深度檢測。你會發現，這最終會導致失敗。鍛鍊瘦肌肉、為比賽增重、贏得鐵人三項、打職業籃球，這些完全不同的目標，會需要不一樣的營養策略。我會介紹每一個領域的專家。你不能盲目地把各種策略加諸在運動員身上，而是要不斷重新評估，擁有適時改變的彈性。

在第三部「復原」，你會探索復原的新科學，明白「復原過度」就跟缺乏適度休息一樣會造成問題。你會知道表現團隊用在運動員身上的那些最新血液檢查、生物標記和基準評估有哪些，了解菁英教練總是把營養、睡眠和壓力管理放在第一順位。你會學到運動員免疫系統的重要性、營養免疫學這個新興領域，並了解洗手這種簡單的小動作可以帶來多大的差異。你也會得知，監測運動員有時候很有幫助（但有時卻會帶來不好的影響），並明白主觀數據的價值和實證的週期性復原策略，利用這些來獲取運動員站上領獎檯所需的最後一點優勢。

在第四部「超動力」，你會學到大腦和心情是如何受到營養很大的影響、腦震盪的後果以及支持認知功能的策略。你會知道優秀的心理學家怎麼培養情緒商數、自信過頭的缺點以及養成堅韌心理的方法。你也會一窺菁英領導者的心理素質、簡易捷思法的價值、智力是否勝過智慧、球隊文化的真義，還有若要獲得菁英成就，始終一致有多重要。

我的成長歷程

　　我從有記憶以來就在玩運動了。我從小就是個運動員，會打籃球、棒球、排球、高爾夫球等等。我熱愛運動的每一個面向：挑戰性、隊友情誼、訓練和競賽。我曾懷抱打入NBA的夢想，就像閱讀本書的許多讀者一樣，成為職業運動員曾是我的終極目標。我房間的牆上曾掛滿加拿大籍的NBA全明星球員史蒂夫・奈許（Steve Nash），還有羅溫・巴瑞特（Rowan Barrett）和葛雷格・法蘭西斯（Greg Francis）等加拿大本地傳奇球員的照片。當然，隨著時間過去，我發現自己沒有辦法打進NBA。所以，下一步該怎麼走？高中時期面臨的健康問題將我導到新的方向。

　　高三那年，我為了變得結實、增加肌肉，造成長期的消化和免疫問題。我老是在生病，表現因此受到阻礙。最後，讓我重回正軌的不是什麼藥物，也不是什麼侵入性的治療手段，而是營養。我體會到，飲食與健康跟表現之間有著緊密的關聯，所以我開始對營養、健康和醫學產生興趣。可惜，營養學和醫學在當時似乎不太融洽（聽起來很瘋狂吧，因為這兩個領域分明關係密切）。在唸學士學位時，我發現營養學在慢性疾病中扮演的角色似乎完全遭到了忽視。不確定接下來該怎麼辦，我就做了當時的同輩人都在做的事——背起背包旅行！在世界各地旅行，使我接觸到新環境、新朋友、新語言，還有看世界的新觀點。我一路上擔任個人訓練師，而這段經歷更堅定了我的信念，相信營養、運動和生活型態因素（如睡眠品質和壓力管理）是健康與減重的絕對重要因子。當時，有超過三分之二的人口過重或肥胖，再加上涓滴效應造成的各種慢性退化病症，讓我認為飲食、運動與生活型態是改善健康的關鍵。今天的研究顯示，十個慢性病症有九個確實跟生活型態有關。

我回到加拿大鑽研自然療法，發現健康問題也會影響高水平運動員。我在知名的肌力教練查爾斯‧波利金（Charles Poliquin）於多倫多開設的高度表現中心工作，得以親眼看見健康狀況不佳是如何導致表現不佳。看著菁英運動員為了賽季做準備，日復一日進行高強度訓練，也讓我大開眼界。因為我的自然療法背景，有免疫或消化方面的問題，或者會莫名疲勞的運動員，就會轉到我這裡。回歸根本——獲得適當能量、解決菌叢失衡的消化系統問題、攝取適當的巨量和微量營養素等——通常就可以解決他們的問題了。再加上血液檢查的客觀數據和運動員的主觀經驗，也可以讓一切重上軌道。這是個很重要的體悟：這些運動員在體育館和賽場上雖然是超級英雄，卻也跟常人一樣會生病。事實上，這些健康因素可能就是阻擋在他們與成功之間的主要障礙。這就是《運動健護全書》背後的根本觀念：要解鎖你的運動潛能，你必須先當個健康的人。

當然，身體健康不是讓你成為菁英的唯一因素。你也需要天賦、有紀律的工作倫理、願景，還有支持。訓練師和教練也是一樣。這是我在加拿大國家男子籃球隊跟他們的整合支持球隊領導人（即表現負責人）兼運動治療師山姆‧吉布斯（Sam Gibbs）共事時學到的一課。山姆對於高度表現的想法叫人耳目一新：最首要的是運動員的健康，接著是身體的產出，最後才是菁英技能的發展，同時這在每一個層面點出，身體和大腦是如何經由體內的無數系統不斷溝通交流。加拿大國家男子籃球隊的肌力與體能訓練教練、身兼知名物理治療師的查理‧溫格洛夫（Charlie Weingroff）也抱持著類似的觀點，同是運動界的深度思想家。查理總是會把不同領域的點連起來，試圖用這種方法找到妨礙運動員成功的真正問題。特定領域的專家跨足多個領域、透過不同專業的從業人員的視角，來理解表現問題——這些概念啟發了我，讓我明白複雜的問題是能有效解決的，而且也應該被解決。這樣的環境可以激發創意思考和獨立自主，最終帶來非常正面的結果。世界各地菁英運動圈的高度表現團隊都擁有這樣的環境。革命已經開始了。

什麼是巔峰表現？

要成為菁英，得花很長一段時間。你必須細心計畫，採取週期化策略，以目的為導向。你必須天天報到，付出努力。啟發和動力可以幫助你展開旅程，但是早在你抵達終點線之前，這些東西就會消退了。在跟運動員合作的過程中，在近距離觀察最優秀的博士和教練時，我曾一而再、再而三親眼證實這一點。觀察和環境是很強大的學習工具。這本書會帶你認識世界級的專家，以及他們為幫助運動員獲得世界級成就所採用（或者更重要的是，「沒有」採用）的那些研究、洞見與方法。

然而，你不可能成為每一個領域的專家。關於營養、訓練、復原、健康和認知功能的資訊實在太多，你不可能全部讀完。俗話說得好：「樣樣都通，樣樣不精。」可是，這句話真的一定是對的嗎？如果是像提升運動表現或扭轉慢性疾病這樣的複雜問題呢？複雜來自互動。擅長研究複雜度和系統思維的悉德尼・戴克（Sidney Dekker）教授說：「不要把一個複雜的系統縮小到它的其中一個部分，因為這樣做的話，你將過度簡化一切。」當你採取某一觀點，某些東西就會變得模糊、某些東西高度可見。一個系統的結果絕對不會只是其中一個部分造就的，而是所有的部分互動之後產生的。本書會告訴你，不同學科之間的相互關聯才是解鎖我們真正潛能的關鍵所在。我們再也不能將運動和營養分開看待。我們再也不能覺得壓力和心態跟表現無關。睡眠很重要。中場休息時間吃的東西很重要。這一切都很重要。

通才專家的崛起

　　一般的普遍認知是，如果同時學習多個學科或參與多個領域，就只能學到皮毛，永遠無法深入研究，到達真正精通的境界。「專家」一詞通常只適用於擁有非常特定學識的人，跟學問比較廣博、基本的通才恰恰相反。要成為專家，需要非常高的智力，而專家也為現代生活帶來了許多變革。

　　舉凡汽車、飛機、火箭技術、核能、抗生素、電視廣播、個人電腦、網際網路等，過去一世紀以來出現的重大科技進展全是天才專家的功勞。在1940年代，亞歷山大・弗萊明（Alexander Fleming）發現盤尼西林——世界上第一個真正的抗生素，並引進醫學實踐，成為該世紀最偉大的醫學進展。這項進展開啟了抗生素的時代，跟疫苗的發展同步，共同治療感染性疾病，促成手術方面的快速科技進步，挽救了無數生命。革新與進步需要專家，無論是在醫學或體育表現方面。我們永遠都會需要專家。可是，過度專精也會產生問題。

　　科學研究的數量每九年就會增加一倍，學科的數量也是呈指數增長；這是科學計量學這門研究科學知識演進的學科，所發現的兩件大事。這個狀況為我們帶來巨大的挑戰。每個學科都有自己的風氣和用語，隨著科學領域不斷成長，看似差不多的學門又再分化，使得某一個子領域的專家對另一個子領域的了解非常少，甚至一無所知。比方說，許多遺傳學家對於表觀遺傳學的應用所知有限。同樣，醫生幾乎沒有受過什麼營養、運動和生活型態轉變的訓練，但是現代慢性病偏偏就是源自營養、運動和生活型態的轉變。這個局面有什麼問題？在人類史上，因肥胖、第二型糖尿病、心血管疾病、失智症等慢性病症死亡的人數，頭一次超越了感染疾病殺死的人數。面對目前這樣的事態發展，我們做了什麼回應？很遺憾，答案是我們持續分化更多專業，希望這樣做可以帶來突破性的成果。在某些領域或許是如此，可是不同專業「之間」具有的龐大可能性還是被錯過了。誰能消弭不同學科的隔閡，就能啟動下一波的革新與解決方案。這就是《運動健護全書》的宗旨：消滅曾被認為毫不相干的學科之間的屏障，尋找其中的連結點。

在過度專精的浪潮下，何不讓我們考慮「通才專家」這個選項。這個詞是由貝恩公司（Bain & Company）的董事長奧里特・加迪斯（Orit Gadiesh）所提出，用來形容「有能力、也有好奇心可以掌握、蒐集許多不同學科、產業、技藝、能力和主題之專業的人」。蒐集不同領域的專業能力為什麼很重要？加迪斯指出，通才專家可以運用十分多元的知識，找出其中的模式、連結多個領域的點。通才專家不會深入鑽研某一科目，而是會撒下一張跨越多學科的大網，以擴展知識的廣度，不會一頭栽進無底深淵（見圖0.1）。

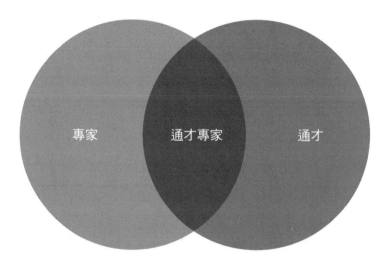

圖 0.1・ 通才專家

研究許多不同的學科、找出較為深層的原則，再回頭把這些原則應用在個別學科的核心領域，正是通才專家的主要優勢。他們通常可以更準確地找到問題，因為他們不會受限於某一特定領域先入為主的偏見。此外，通才專家也會結交各種背景的人。認識多領域的人使他們可以透過多種觀點更透徹地了解問題，也更有可能從他人的視角看待問題。通才專家通常也比較能夠與他人產生連結，而且最重要的是，與「不同」團體的人產生連結。這叫作擁有「開放的人脈」，一直被認為是職涯成功的第一預測因子。[1]運動員和教練要實施這種開放人脈模型，就必須欣然接受通才專家這個角色。

跨領域學習可帶來資訊方面的優勢，因為大多數人只會專注在自己的領域。這種多領域的學習型態就稱作「學習遷移」，也就是在一個脈絡學到一個知識，然後再應用到另一個脈絡。例如，假如你是一個很少閱讀運動文獻的醫生，你可能完全不知道握力、腿力和瘦肌肉質量，是跟壽命很有關聯的三大實證預測因子。知識基礎較廣的醫生就能建立起這些連結，使病患獲得更好的結果。還是不信？《美國醫學院校協會期刊》（*Journal of the Association of American Medical Colleges*）近日發表了一篇文章〈通才專家這個矛盾類型的時代已經來臨〉（"The Expert-Generalist: A Contradiction Whose Time Has Come"），下了一個結論：「通才專家既能得到病患的親身經歷，也能維持住底線。」[2]《英國醫學期刊》（*British Medical Journal*）也表示贊同，在最近的一篇評論〈讚揚通才專家〉（"Celebrating the Expert Generalist"）中做出以下總結：「通才不會因為技能和價值不只侷限在一個器官系統或手術方法就比較不專業。」[3]通才專家看來或許是醫療體系為了解決慢性病流行現象，一直在尋找的那個靈丹妙藥。這非常關鍵，因為肥胖、第二型糖尿病和心臟病已經達到流行病的標準，十個慢性病有九個跟飲食、運動及生活型態因素有關。

專家若能提升自己的通才專家技能，會獲得很多好處。賓夕法尼亞大學近期的一項研究調查了二十世紀最優秀的歌劇作曲家，是如何精通自己的領域。跟一般大眾的認知不同，他們並沒有花一萬個小時刻意練習，高度專精在自己的領域，而是將自己的知識範疇擴及到其他風格與類型。研究發現，大師級的作曲家「透過跨領域訓練，得以避開太過專精造成的拘泥」。[4]擴展音樂方面的廣度、而非深度，讓他們得以出類拔萃。

這時，你可能想問，這跟運動有什麼關係？就拿大學肌力教練或個人訓練師為例，這些人把所有的時間花在學習跟肌力和訓練有關的各種基礎和深層細節，因此很少有時間去學營養、睡眠、健康或行為改變的基本概念。此外，因為他們的技能只跟訓練有關，所以遇到什麼問題，很有可能會認為運動就是解答。他們可能以為客戶表現不佳，是因為肌力不夠或者有氧能力差，因為這就是他們（有意識或無意識）專注的焦點，可是實際的原因或許是睡眠品質不好、營養不足或是有慢性病。若對營養、睡眠或心理表現有通泛基本的認識，肌力教練就能幫助運動員重回正軌，維持進步與表現。十年前，這個概念大體上都還是被忽視的：訓練師負責訓練運動員，營養師只談營養，醫生負責開藥，以此類推。但是，我們現在也尚未完全實踐通才專家。就算你有飲食專家、醫生、肌力教練、運動治療師、心理學家在同一個屋簷下工作，也不表示他們沒有孤立在自己的領域中做事。

巔峰表現的革命

革命的定義是「狀況、態度或做事方法出現了劇烈且影響廣遠的改變」。高度表現的圈子出現的革命是，重新強調以實證為基礎，重視個別運動員的健康、營養、訓練、復原和心理。科技造就的革新與做法不是這場革命唯一的重點，人們分析、詮釋數據的方式也是。Google的凱文·哈特曼（Kevin Hartman）說得最好：「將預算的百分之十花在科技，剩下的百分之九十花在分析。」重點不只是大數據；在面對複雜的問題時，教練的眼光以及知道何時應該相信直覺的能力更是重要。

本書只是冰山一角，坊間有很多教科書是根據書中各個章節的內容寫成的，因此要把所有的資訊寫進這本書是不可能的。想深入鑽研任何一個領域，你可以尋找書中提及的主題專家所寫的著作，或是閱讀我所列出的六百多筆參考文獻。我的目的是要介紹世界上各領域的權威專家、運動科學家和體育教練給你，讓你學到他們成功經驗的根本，再加以自行應用。你會從一輩子都跟高度表現運動員一起奮戰的表現專家那裡，直接獲得見解，他們的Instagram雖然沒有十萬個追蹤者，但他們才是真正在披荊斬棘、創造改變的人。

《運動健護全書》談的就是這些基礎。可是，你不會在字裡行間找到食譜或有關食物品質、來源等等的長篇大論。話雖如此，關於表現營養學，我會以食物為優先。運動員的飲食應該要以完整無加工的食物為主，如高品質的肉類（牛肉、魚肉、海鮮、雞肉等）、大量的蔬菜（十字花科、葉菜類等）、新鮮的水果（各種顏色）、複合碳水化合物以及取自草飼肉品的健康脂肪和天然油品。飲食可以非常講究、複雜，也可以非常簡單，只要吃「真正」的食物、減少加工食品的攝取量即可。以全食物為基礎的健康飲食是做得到的。地中海的飲食策略就是個很棒的例子：在西班牙、法國、義大利這三個地中海國家，加工食品占家庭收入的百分之20.3、14.2、13.4；相較之下，美國、英國和加拿大的人民卻會花費家庭收入的百分之五十以上購買加工食品。不意外，前者的慢性病發生率很低，後者卻深受病痛之苦。話雖如此，「表現」的營養學跟為了健康而吃的營養學是不一樣的，雖然健康的身體的確是表現優良的關鍵。差別在於，表現營養學注重的是「獲勝」。運動員可能會需要吃比較多加工食品，才能在訓練和一日兩次練習的期間，或者想增重的時候，得到所需的能量攝取。運動員可能會需要補給品、營養攝取時間點，以及特定的燃料補充策略（甚至是一些乍看之下很極端或不健康的策略），才能熬過困難關卡。然而，這不代表他們應該忽視以食物為優先的營養策略，只是表示在高度表現運動的領域，想要打入菁英等級的競賽，就必須實施某些策略。本書會告訴你什麼才是最優先的：運動員該攝取的總卡路里、每天該攝取的蛋白質、脂肪和碳水化合物公克數，以及補給品的劑量。身為運動員或體育專業人員，你有責任攝取完整的飲食，選擇有品質的補給品。如果想要更多資源，可以到我的網站DrBubbs.com看看，或是等我出版下一本書！

未來的偉大成就

通才專家從古至今所獲得的成功很令人驚嘆：愛因斯坦（Albert Einstein）雖然是物理學出身，但要制定出廣義相對論，他得自學跟他的專業大不相同的一個數學領域；羅莎琳・富蘭克林（Rosalind Franklin）、詹姆斯・華生（James Watson）和弗朗西斯・克里克（Francis Crick）必須結合X光繞射科技、化學、演化論和運算等領域的發現，才能解開DNA雙螺旋的謎團；賈伯斯（Steve Jobs）運用自己對書法的研究和設計的了解，創造了新一類的電子裝置。同時身兼專業系統理論家、發明家與建築師的傳奇通才專家巴克敏斯特・富勒（Buckminster Fuller，1895年生）很久以前說了這段話，清楚點出通才專業的重要性：「我們這個時代相信，愈來愈狹隘的專業化趨勢是合理、自然、應該追求的。……但同一時間，人類也被剝奪獲取通盤知識的權利。……這導致人人都把思考和社會行動的責任丟給他人。」

在高度表現的圈子裡，大部分的專家都同意，下一波革命不太可能來自傳統的管道，人們一定要擁有開放的心胸，接納新機會和變遷中的環境才行。知名的表現專家費格斯・康諾利博士（Fergus Connolly）說：「不同模組之間互相接觸的交會點，將會是接下來出現最大獲益的地方。」讓人們有能力擔起自己的健康、營養、訓練、復原和心態，是最終極的目標。這就是我幫助病患、幫助運動員、幫助體育團隊的原因：參與比我個人更偉大的事物。所有個人訓練師和教練在跟客戶合作，幫助他們克服挑戰、達成目標時，都會出現這種感受。但是請別誤會，真正實際做到這一切的，是客戶本人。中國哲學家老子說得最貼切：「太上，不知有之。功成事遂，百姓謂我自然。」

PART ONE

基礎

「健康是人類最大的福祉。」

——希波克拉底（Hippocrates）

睡眠與晝夜節律

　　網球名將羅傑・費德勒（Roger Federer）在2013年因為慢性背傷之故，十五年來頭一次未能成功打進大型賽事決賽。對這位史上最偉大的網球選手來說，這只是一連串挫敗的開始。2016年，他再次遭逢挫折。好不容易慢慢重返球場、表現漸佳，他卻因為膝蓋受傷動手術，沒辦法繼續打下去。費德勒往後還有可能在大型賽事中奪冠嗎？費德勒是不是玩完了？這些問題在網球界傳得沸沸揚揚。在網壇稱霸十幾年，以前所未有的速度贏得一個又一個大型賽事的費德勒，似乎終究敵不過時間的考驗。更何況，網壇對年過三十的選手向來殘酷。想不到，後來發生一件驚人的事：在2017年，三十五歲的費德勒成功反轉光陰，他彷彿找到了青春之泉，在澳網中獲勝，拿下五年來第一個大型賽事的冠軍獎盃。這會不會只是暫時的勝利？但，費德勒緊接著又在同年以一面倒的姿態贏得溫網。2018年，他再度贏得澳網，保住冠軍頭銜的同時，也重新確立自己世界第一的地位。當同輩都在觀眾席叫陣，沒有在場上揮汗時，三十六歲的他是怎麼做到這點的？謠傳，費德勒發現了一個祕密武器，可以讓他保有活力、加速復原、強化速度、維持敏捷思路。謠傳，這項祕密武器在費德勒養精蓄銳的那幾年，對他後來的復出產生極大的影響，但他拒絕談論之。這項祕密武器究竟是什麼？我們最後找到了答案：所謂的祕密武器，就是毫不懈怠地專注在「睡眠」這件事。今天，睡眠在高水平運動的領域中普遍受到重視，但運動員真的有身體力行，花更多時間睡覺嗎？高強度訓練是否會影響睡眠品質？另外，每日訓練的時間點是否會影響表現？在這一章，我們將深入探討睡眠、晝夜節律與表現的科學。

首先，有一個重點要記住：睡眠是普世的現象，這個星球上所有的生物都會睡覺。睡眠是生命不可或缺的根本。所有物種都共有的特點非常少，但睡眠就是其中之一。諷刺的是，現今的文化卻把不睡覺這件事當成一種榮譽。如果你工作一整天不怎麼睡，就會被當成強者。幾乎在所有的領域都能看到這種不眠文化。住院醫生就是出了名地缺乏睡眠，彷彿這是醫生的必經之路。可是，研究顯示，睡眠不足有可能造成住院醫生無法照顧好病患。體育教練一天的工作時數極長，每天晚上通常睡不到五小時，因為他們必須觀看比賽影片，不能落於人後。但，這樣做對他們的健康會有很大的傷害。必須平衡訓練和學校或工作的運動員，會拿睡眠交換更多讀書或上班的時間。今天，成人一天平均睡6.5個小時左右，不到美國國家睡眠基金會（National Sleep Foundation）建議的七到九小時。[1]大約百分之三十的人睡不到六小時，而且更驚人的是，約百分之十睡不到五小時。[2]

喜愛瀏覽社群網站到成癮的地步，無疑是在火上加油。導致睡眠不足的原因不只有訓練、學校或工作行程這種無法控制的因素，更是因為「忙碌」似乎成了新的社會地位象徵。介於十八到二十四歲的年輕人一天會查看手機七十四次；二十五到三十四歲的成年人一天查看五十次；三十五到四十四歲的人則是一天三十五次。平均來說，我們每十二分鐘就一定要看一下手機。美國人和英國人一年下來會查看手機一萬次。

社群網站成癮不僅是一種社會現象，還會對健康和睡眠帶來重大後果。睡眠不足現在已經是全球問題，世界衛生組織宣布，這是所有工業化國家都有的新型流行病。睡眠不足很可能造成糖尿病（第二型）、心血管疾病、癌症、失智症、焦慮抑鬱及死亡率的增加。[3]睡眠不足每天都在慢慢損害你的健康，使免疫系統變弱，讓罹患重感冒或流感的機率大增，甚至還會導致血糖失控，吃東西後（即使是吃健康的食物）出現嚴重的高低起伏。假如闔眼睡覺的時間不夠，刺激食慾的激素（如飢餓肽）就會暴增，讓你非常想吃甜食或加工食品，同時飽足激素（如瘦素）則會減弱。睡眠不足也會影響到認知、決策、解決問題及強化記憶的能力。簡言之，健康的每一個層面，都會因為睡眠不足而受到影響。睡眠需求在兩百萬年的演化過程中都沒有發生任何改變，因為睡眠對人體健康就是這麼重要。

　　如果睡眠是健康的根本，對於我們的思考、活動和表現都很重要，那麼睡眠不足會為運動員帶來什麼後果？就像我在本書所說的一樣，運動員要做出最佳的表現，真正達到並維持住表現的潛能，首先身體必須要健康。在運動界，這個概念稱作「以人為本」。睡眠不足大概是限制人體健康的最大因素，因此自然也有可能是限制運動員表現的最大因素之一。在這一章，你會從世界頂尖的專家身上了解到，改善運動員的睡眠品質、長度和時間點，可以提升健康、表現、復原與認知。

睡眠、表現、二十一世紀的運動員

　　過去十年來，有關睡眠和運動表現的研究出現爆炸性的成長。睡眠科學家發現，總計睡眠時間和睡眠品質幾乎跟運動員的每一項特質都高度相關：速度、耐力、肌力、功率、傷害風險、免疫力、專注力、決策、學習等。[4]這或許就是輸贏之間的差別。你花了這麼多時間在運動館、田徑場、影片室，想要成為最棒的自己，難道真的願意放棄睡眠各種垂手可得的好處？加州大學舊金山分校人類表現中心（Human Performance Center）的醫學博士謝莉‧馬（Cheri Mah）是美國四大體育協會NBA（國家籃球協會）、NFL（國家橄欖球聯盟）、NHL（國家冰球聯盟）和MLB（職棒大聯盟）的睡眠諮詢專家，約十年前將睡眠不足對運動表現造成的影響量化，成為第一位這麼做的研究者。她跟史丹佛的大學籃球選手合作，發現延長睡眠時間對運動員的表現影響巨大。馬博士的研究發現，將每晚的睡眠時間從6.6小時延長到8.5小時，在短短兩個月內就能帶來具有顯著差異的進步：速度增加百分之五、罰球命中率增加百分之九、三分球命中率增加百分之9.2。不是只有籃球員如此，所有種類的運動員都表現得更好。橄欖球選手的反應時間較佳；網球選手的第一發球率較高；游泳選手的衝刺時間較快；棒球的選手的反應時間較佳……。每一個延長睡眠時間的運動員似乎都能表現得更好。

馬博士的研究焦點最初不是放在運動員的表現，而是想要評估延長睡眠時間對運動員認知造成的影響。有趣的是，回到實驗室報告結果的運動員都說，他們有的在練習時出現顯著的進步，有的在比賽時創下個人佳績。因此，馬博士把研究焦點轉移到表現上。根據她的研究，運動員應該努力做到每晚睡八到十小時。睡眠對復原和表現造成的影響實在太大了，所以馬博士說：「睡眠應該是不可妥協的。」從那時起，在表現方面，睡眠便獲得很大的關注。然而，運動員和教練雖然都知道睡眠對表現非常重要，但問題是：運動員的睡眠時間實際上究竟有多長？

成年和年少的業餘運動員都一致表示，自己每晚的睡眠時間不足八小時，男女皆然。[6]但，菁英運動員應該不一樣吧？很可惜，事情並非如此。他們的狀況甚至比業餘運動員還糟。近日，一項針對南非逾八百名的菁英運動員所做的研究顯示，有百分之七十五的人每晚睡不到八小時，[7]

而且更驚人的是，有百分之十一每晚連六個小時都不到！每晚不到六小時的睡眠時間，會讓健康和表現都開始直直落下，但令人難以置信的是，十個運動員當中有一個即使如此，還是可以有最高水平的表現。奧運選手的狀況也差不多；他們也是人，也同樣睡得不夠久。跟同年齡、同性別的對照組相比，奧運選手的睡眠品質較差，也比較斷斷續續。[8]此外，如果是從事體操等美學運動的女性運動員，更有可能出現這個問題。我們都以為奧運等級的運動員（世界上最優秀的菁英）掌握了訓練和復原的所有層面。然而，事實是他們也是人，有時候生活也會成為阻礙。如果你不把睡眠當成一個問題，把睡覺排在第一位，很容易就不會察覺到問題所在。許多奧運選手都要兼顧訓練時程和工作（為了支付訓練費用，他們常常從事多份工作）、家庭與社會責任，負擔非常大。但，他們依然可以做出世界級的表現，這也證實了他們的韌性。不過，驚人的是，只要多休息一點，他們就有可能提升百分之二到五的表現。

要讓運動員發揮最大的表現，有四大關鍵領域：生理能力（速度、肌力）、技術能力（盤球、舉重技巧）、策略能力（比賽期間）和心理素質（心態、動力等），而缺乏睡眠可以影響這所有的層面（速度可能比其他因子還快）。睡覺大概是提升表現的終極方法，但是雖然有這麼多相關研究，大多數人也都有意識到，運動員卻沒有充分利用這項資源。在談到世界頂尖的專家提出的各種解方之前，我們先來看看睡眠為何如此重要。

睡眠的歷史

睡眠存在多久了？非常非常久。地球大約存在三十八億年，而地球最古老的生物——一種稱作原核生物的單細胞細菌——也擁有一種睡眠型態。牠們的細胞週期有明確的「開」和「關」這兩種階段，模擬睡眠。五億年前，在最早的脊椎動物都還沒出現時，蠕蟲便已存在，而且牠們也會睡覺。假如剝奪蠕蟲一天的睡眠，牠們隔天就會睡比較久。加州大學柏克萊分校神經科學的教授兼睡眠專家馬修・沃克（Matthew Walker）博士在他的精彩著作《為什麼要睡覺？》（*Why We Sleep*）中說到，人類也會出現同樣的現象，睡眠若遭到剝奪，就會自然延長睡覺時間，因為這是演化而來的。[9]沃克博士也點出，我們跟黑猩猩等其他靈長類的DNA有百分之九十九的相似度，但是跟牠們相比，我們卻只需要睡差不多一半的時間。為什麼呢？沃克發現，黑猩猩雖然比人類早五百萬年就存在了，牠們卻沒有演化出跟人類一樣的推理和解決問題能力，或創造同樣高等的社會。此外，牠們的腦容量也沒有跟我們一樣大。今天的黑猩猩還是跟數百萬年前一樣，依循同一套運作規則。沃克博士主張，睡眠是使人類之所以為人類的最重要因子之一，並相信快速眼動睡眠是塑造人腦的根本要素。

　　快速眼動睡眠是做夢的狀態，我們的身體在這期間會整個放鬆，大腦則陷入瘋狂的偶發活動之中。快速眼動睡眠可以促進理性控制、情感連結、認知與聰明決策。此外，快速眼動睡眠也能啟發創造力，將大腦的所有網絡連結起來，形成新的點子和想法。簡單來說，快速眼動睡眠有助提升情緒商數，也就是人類演化的一塊關鍵拼圖。人類有百分之二十到二十五的睡眠時間屬於快速眼動睡眠，跟其他靈長類的百分之九形成驚人對比。[10]人類是怎麼演化出增加快速眼動睡眠的能力的呢？沃克博士相信這跟我們的遠古祖先開始用火有關。直立人是最先從樹上爬到地面睡覺的人科動物（由紅毛猩猩、大猩猩、黑猩猩和人類組成的靈長類家族）。睡在樹上的話，快速眼動睡眠時期不能太長，因為在這個階段，身體是完全放鬆的，要是晚上不小心從樹上掉下來，可對生存沒有幫助。改到地上睡覺之後，我們祖先的睡眠就變得較短也較深層（在營火旁睡覺，還可能讓掉食動物敬而遠之）。沃克認為，睡在地上使我們的快速眼動睡眠時間大增，進而使人腦的神經迴路和複雜度跟著遽增。總而言之，快速眼動睡眠對健康和運動表現都是非常重要的。

突破極限：睡眠品質與長度的影響

要成為人中之龍，你必須頻繁且努力地訓練，這就是高水平運動的現實。運動員總是不停地突破極限，希望引發訓練適應，讓自己更龐大、快速、強壯等。但，劇烈訓練是否會影響睡眠？例如，橄欖球和足球選手若劇烈增加訓練負荷，睡眠長度就會顯著下降。[11]把自己逼得太緊，似乎得付出「睡眠代價」。如果不靠適當的復原平衡這個代價，你就注定會遭殃。證據十分清楚：在非常劇烈的訓練區塊把自己逼得太緊的運動員，容易出現睡眠總長度減少的狀況。[12]若不納入考量，睡眠減少可能會影響復原和適應能力。此外，運動類型也有可能讓睡眠債變多。游泳和划船等運動項目傳統上是在一大清早的時候練習，而研究也顯示，游泳和划船選手睡得較少，在清晨訓練之前也會感覺比較累。[13]清晨訓練也會對晚間的練習或比賽造成負面效應。[14]如果你是跟少年或大學運動員，或者晚上比賽之前得早起練習的高水平運動員一起工作，那就要特別考慮到這點。睡眠不足導致表現不佳，看來是免不了的。

耐力運動員需要的睡眠，可能比球隊或肌力運動的選手還要多。卡加利加拿大運動研究所（Canadian Sport Institute in Calgary）的睡眠專家艾咪・本德（Amy Bender）博士指出，耐力運動的訓練時間通常較長、時常會在清晨鍛鍊，再加上高訓練量對耐力運動員的神經系統，會造成較多負擔，這些可能都是他們需要較多睡眠的原因。睡眠不足損及耐力表現的實際機制是什麼，我們並不清楚，但是有些研究推論，可能是由於自覺運動強度增加，抑制了運動能力。[15]

　　睡眠剝奪對好幾項主觀健康測量值都會造成負面影響，包括疲勞、心情、疼痛、抑鬱和困惑。缺乏睡眠的影響是會不斷累積的，假使一星期都沒有充足的睡眠，就會影響週末的表現，因為研究發現，平日累積的睡眠債跟週末反應時間變差有關。[16]在重大比賽之前，睡眠債也會顯露無遺。有七成的運動員說自己在比賽前一晚會睡得不好（主要是因為比賽引起的焦慮）。所以，假如你在比賽之前就已經累積了睡眠債，最後一晚又睡不好，那麼比賽當天的表現就會受到影響。睡眠專家和研究者伊恩・杜尼肯（Ian Dunican）博士說，比賽過後，睡眠時間也會比較少。運動員常常會努力逃離連續兩晚睡不好所累積的睡眠債，且通常要花兩至三天才能完全復原。

睡眠品質很重要

　　睡眠不只總長度是一個重點，品質也很重要。整體而言，運動員跟同年齡久坐的人相比，睡眠品質似乎較好，但是同樣地，突破訓練量和訓練強度的極限，也會影響睡眠品質。[17]約六百位有男有女的巴西菁英運動員，在一項研究中被要求給自己在全國或國際性的比賽之前的睡眠品質和心情評分，結果研究者發現，大部分的人雖然都說自己的睡眠品質正常或良好，但在比賽過後，睡得相對不好的運動員比賽時表現較差。[18]較差的睡眠品質是輸掉比賽的獨立預測因子（即使把憤怒、精力和緊繃這些因素都算進去）。因為睡不好，就得付出這麼大的代價！

　　運動員的年紀和運動類型可能也可以用來預測睡眠品質。睡眠專家發現，個人運動項目的選手——跑步、自行車、舉重、網球等——出現睡眠問題的機率會隨著年齡增長，而球隊運動項目的選手則是隨著年齡降低。

在較年輕的運動員身上，課業壓力也是影響睡眠品質（及睡眠長度）的主因之一。[19]想要獲得優質的睡眠，運動員面臨的阻礙跟其他人很不一樣。完成訓練時程、因為需要前往受訓或參賽地點，而頻繁經歷舟車勞頓、必須平衡訓練、工作、學業與家庭，比賽前還會出現焦慮，這種種因素都會影響睡眠。但對一般人而言，體能活動通常有助改善睡眠。如果一天動得不夠多，大部分時間都坐在書桌前，那麼多運動會是改善睡眠的好方法。

涓滴效應：疼痛、受傷與感染

令人震驚的是，運動員非常不會評估自己的睡眠長度和品質！不過，了解睡眠會對表現造成什麼樣的涓滴效應，是很重要的。首先，在菁英運動界，你必須要能忍耐疼痛，而且是劇烈的疼痛。任何讓你無法熬過不適的因素，都會限制訓練的強度（或頻率），進而限制適應能力。睡眠不足會打擊你忍耐疼痛的能力，把對疼痛的耐受度降低將近百分之十。[20]如果你的運動需要你付出極辛勞的努力（如鐵人訓練、CrossFit每日健身或劇烈肢體接觸的運動項目），那麼這一點絕對是你必須考量的。跟每晚至少睡八小時的人相比，沒有睡足八小時的人受傷的風險多了1.7倍。[21]專家並不清楚這中間的機制，但他們認為原因是反應時間與認知功能降低。年輕的運動員（其實一般年輕人也是）較有可能發生因為想睡覺，所造成的意外事故。[22]近期一項研究調查了從事十六種個人和球隊運動的四百九十六位青年運動員，發現訓練負荷增加，以及自述睡眠長度減少這兩項獨立因子，都跟受傷風險增加有關。當這兩項因子同時發生，也就是訓練負荷增加且睡眠長度減少，受傷的整體風險最高。[23]受傷事件最常發生在前往比賽地點的途中，和類似訓練營的環境，因此在上述這些時機點，應特別加強睡眠和復原。

如果你是一位沒有獲得充分睡眠的運動員，也會比較容易感冒。睡眠總長度不足會抑制免疫系統，增加上呼吸道感染的風險。[24]假使在整個訓練區塊期間你都得應付惱人的感冒，錯過多次訓練，就會很難維持競爭力。卡內基梅隆大學壓力、免疫與疾病研究實驗室（Laboratory for the Study of Stress, Immunity and Disease at Carnegie Mellon University）的主任謝爾登・寇恩（Sheldon Cohen）教授和他的團隊，便證實了睡眠對於維持健全的免疫系統有多重要。寇恩以一群運動員為研究對象，刻意給他們接種感冒病毒，接著根據不同的睡眠長度分組，看看哪一組病的人數最多，藉此評估睡眠不足對免疫力造成的影響。結果，每晚睡不到七小時的組別，感冒的機率是每晚至少睡七小時的組別的三倍；每晚睡不到六小時的組別更慘，罹患感染的風險增加了4.5倍。[25]如果你的客戶是青少年運動員，那你一定要記住這點，因為研究數據顯然證實了，較長的睡眠時間會讓得病的機率小很多。最後，體育團隊的醫生不可忘了，睡眠不足可能會使疫苗的效力減弱，運動員在為了出國或預防感染而注射疫苗之前，務必考量到這點。[26]在我討論妨礙睡眠的常見因素，以及專家提出的解決方案前，先讓我們來看看睡眠的生理機制和晝夜節律所扮演的角色。

認識睡眠結構

睡眠有兩個明確的階段：非快速眼動和快速眼動睡眠。非快速眼動睡眠先發生，並可再分為四個階段，從第一到第四階段變得愈來愈深層。完成非快速眼動睡眠的四個階段之後，大腦就會進入做夢的快速眼動睡眠。這就是一個完整的睡眠週期。大腦會一整晚不斷重複這個週期，在非快速眼動和快速眼動的睡眠階段之間交替，直到你早上醒來。這就是睡眠結構。睡眠時間的前半段是以非快速眼動睡眠為主，進入後半段之後，快速眼動睡眠的階段就會愈變愈長（非快速眼動睡眠則愈來愈短）。因此，醒來前的最後一個睡眠週期是以快速眼動睡眠為主，如果太晚睡或太早起，就不會經歷最後這一個快速眼動占據絕大時間的睡眠週期。這會讓你無法強化前一天獲得的所有資訊。

　　睡眠科學家相信，剛入睡時以非快速眼動睡眠為主，是為了剔除不必要或者比較沒有用的神經連結。大腦的記憶空間沒辦法儲存所有的訊息，因此需要靠睡眠來強化、組織有意義的數據。大腦就像一位雕刻家，在雕塑一件藝術品時，會把沒有用的部分削切掉，同時反覆添加細節。醒著的時候，一切都不一樣，腦波快速又混亂；睡著的時候，腦波速度急遽下降，變得比較同步一致，彷彿神經元全都靜靜地跟著同樣的拍子活動。這時，你就處於深層睡眠之中。

　　腦部一個稱作視丘的小構造可以阻隔感官，讓你達到深層睡眠的狀態。視丘位於大腦中心深處（就在腦幹上方），負責防止所有的聽覺、視覺、觸覺等感知進入大腦的外皮質。皮質是大腦負責思考的部位，當視丘關閉它的功能，你就會放鬆並失去意識。腦波在深層睡眠期間慢下來之後，你就比較能跟腦部遙遠區域的資訊交流，將短期記憶轉換成長期記憶。非快速眼動睡眠階段經過了一段時間之後，就會進入做夢的快速眼動睡眠時期。在快速眼動睡眠時期，身體是完全癱瘓的，視丘打開回到外皮質的大門，讓情感、記憶和內在驅動釋放出來。快速眼動睡眠的主要任務是強化、鞏固既有的神經連結。如果你正在學習新的資訊、技能或技術，缺乏快速眼動睡眠將會讓你難以進步。快速眼動睡眠也是培養情緒商數的關鍵；第四部「超動力」就會談到，情緒商數也能幫助你在運動場上（以及人生中）取得成功。

只有一夜睡不好

僅僅只有一夜沒睡好，有可能影響你的睡眠結構，以及比賽和表現的能力嗎？答案是肯定的。自行車手完成一次艱苦的訓練後一夜難眠，隔天早上的計時表現就會變差，顯示睡眠不足可能阻礙兩次繁重訓練之間的復原狀況。[27]排球選手也出現類似的情況，在部分喪失睡眠之後進行逐步測試，會發現他們沒辦法維持做功能力。[28]那如果乾脆熬夜通宵呢？不意外地，這樣做會讓運動員在耐力計時測試中無法完成相同的距離。然而，這為肌力運動帶來的影響似乎就不一樣了。[29]大學舉重選手在完全喪失一夜的睡眠之後，除了感覺疲累想睡，表現並沒有變差（二十歲出頭的年輕人就是有這種好處！）。[30]運動科學家相信，睡眠不足之所以會影響生理機能，是因為這讓心跳速率、耗氧量和乳酸值增加了。這些升高的數值都表示，身體在睡眠缺失的情況下必須比在正常情況下更努力。[31]肌肉的肝醣數值也會因睡眠喪失而受到影響，改變訓練過程中的燃料利用率，進而造成耐力表現變差。[32]

可是，一個晚上睡不好不只會影響周圍神經系統，還會影響中樞神經系統。換句話說，腦力也會出現問題。無數研究顯示，睡眠不足會損害神經認知功能，特別是專注、學習與執行能力（即應用策略、進行決策、維持注意力等對運動員來說，也很重要的高層次思考功能）。[33]這些領域都是菁英運動表現的重心。假如整夜熬夜或睡眠遭到剝奪，抑制控制就會降低，也就是你更有可能做出有風險的行為（難怪拉斯維加斯的賭場都是二十四小時開放！）。[34]此外，睡眠不足也會讓你在比賽時決策能力變差，或是無法做出瞬間必須做出的決定。光是一個晚上沒睡好，也會讓人難以執行需要技巧的事情。例如，睡不到五小時的網球選手，第一發球的準確率會大幅降低。[35]同樣地，跟一整晚獲得充分休息的選手相比，只睡五小時的職業飛鏢選手（他們也算運動員，不是嗎？）也會出現準確度顯著下降的狀況。[36]此外，即使後來補眠了，要完全恢復認知表現卻沒這麼快。[37]這是重大比賽前應該考量的一點，因為大部分的運動員都以為，自己只要把前幾天沒睡飽的時間補回來就好了，但研究顯示的結果卻不是這樣。[38]杜尼肯博士說，他的研究對象得花兩到三天，才能逆轉幾天沒睡飽和沒睡好所造成的影響。

睡眠壓力與晝夜節律

現在，你對睡眠時間短、睡眠品質差、僅一晚沒睡好等狀況，會對表現帶來的負面影響有了更多認識，就讓我們回到睡眠的生理機制，探討引發入眠的兩大因素：晝夜節律和睡眠壓力。睡眠壓力是一個很簡單的現象：清醒的時間愈久，你就會愈睏，尋求睡眠的壓力也就會愈大。大腦裡有一種稱作腺苷的化合物，累積多了會讓人想睡覺，為睡眠和復原做準備。簡單來說，醒著的時間愈久，腺苷累積得愈多，你就會愈想睡。你有沒有想過，咖啡為什麼能讓你保持清醒？因為咖啡裡有咖啡因，會抑制腺苷跟大腦受器結合的作用，延遲想睡的感覺。這是很重要的考量點，因為咖啡因顯然可以支持卓越的運動表現，卻也可能要運動員付出代價（根據攝取的時機、劑量和個人基因對咖啡因的反應而定）。如果沒有審慎使用咖啡因，並且根據個人體質調整使用的頻率和劑量，很快就會損及睡眠品質、健康、復原和表現。

會影響清醒程度的不只有睡眠壓力，晝夜節律——以二十四小時左右為一個週期的體內生理時鐘——也扮演很重要的角色。經過數十億年的演化，唯一可以給大腦準確預測的提示就是日昇日落，因為這每天都會發

安眠藥、酒精與健康

　　如果你曾經有睡眠方面的困擾，那麼你有可能吃過處方藥。急性用藥雖然不成問題，慢性使用卻會對健康與表現造成嚴重影響。令人驚訝的是，許多運動員（和教練）經過一天忙碌的訓練之後睡不著時，為了補充睡眠，常常會使用唑吡坦等處方安眠藥物解決。這種策略很危險。加州大學柏克萊分校神經科學的馬修‧沃克教授在總結目前的實證研究時說到：「當今沒有任何藥物可幫助患者睡眠。」另一個常見的迷思是，酒精是很好的助眠飲品。酒精雖然短時間內可以讓你感到疲累，同時發揮神經鎮定劑的效果，在充滿壓力的一天過後放鬆神經系統，卻也會直接損害睡眠品質。攝取酒精之後，肝臟必須加以處理，使得你的體溫升高，影響睡眠品質，導致晚上更容易醒來。當你年紀漸長，晚間飲酒的習慣所造成的睡眠品質低落，很有可能導致罹患神經退化失調、心血管疾病和癌症的風險增加。事實上，安眠藥和酒精常常會一起使用，造成災難後果。傳奇大學橄欖球教練厄本‧邁耶（Urban Meyer）就有過親身經歷。他在2005到2010年間為佛羅里達大學贏得兩次全國冠軍，整個人卻還是十分悲慘，健康一團糟。邁耶承認自己每晚睡不到四小時，必須嚴重依賴安眠藥物才有辦法闔眼。他時常忘了吃東西、瘦了二十公斤，甚至完全沒健身了。他已經走在通往災難的路上，後來才向妻子、醫生求助。現在，他會公開暢談照顧好自己的重要性。這就是巔峰表現的關鍵：健康。

生，從不例外。白晝與黑夜的週期深植在我們的大腦最深處。位於眼睛後方視神經交會處的視交叉上核，會檢查進入每一個眼睛的光線，送往大腦後方判讀。視交叉上核就像橄欖球隊的進攻協調員，將資訊從一個輸入點傳到另一個輸入點。視交叉上核將白晝與黑夜週期送進來的資訊傳到大腦，靠的是褪黑激素這位信使。太陽西下沒多久，視交叉上核就會安排位於大腦深處松果腺的褪黑激素開始釋放，提醒身體該放輕鬆、準備睡覺了。褪黑激素會協調睡眠時機，告訴大腦黑夜已降臨。晚間，褪黑激素的量會漸漸消退。當早晨第一道陽光射進你的眼皮，褪黑激素就會被抑制，松果腺會關閉褪黑激素的開關。這就是在告訴大腦新的一天要開始了。

日光是讓生理時鐘準確運轉的主要依據，但卻不是唯一的外在晝夜提示。視交叉上核很厲害，可以執行多重任務，因此還能協調一天之中起伏不定的體溫。晚上，體溫會下降，睡著後幾小時降到最低點，早上再次升高，並在日正當中時達到最高點。這是同步發生的，會隨著白天與黑夜變化，即使你熬通宵、整夜沒眨眼，依然會發生。睡眠專家丹‧帕迪（Dan Pardi）博士在近日的訪談中說到，研究員相信，指尖的溫度變化可能是大腦開始設定清醒模式的第一個外在刺激。一天的第一餐、咖啡因攝取、活動，甚至是與朋友往來，這些也都是外在依據，統稱為「校時器」。日光雖然是所有校時器當中最強大的，但是你可以操控其他變因，算好發生的時間點，藉此維持健康的晝夜節律或適應新的時區。

最後，每個人天生醒來和睡著的時間都不太一樣，這稱作「時型」。我很多客戶喜歡在凌晨四點半運動，或開始一天的工作，比多數人起床的時間要早得多。很多CEO和高階主管都是屬於這種人，他們不會等到酒吧的最後點餐時間到了才離開，而是晚上九點或十點就早早上床睡覺了。在相關研究中，喜歡早起的人被稱作「早鳥時型」，大約占了百分之四十。

然而，不是所有人都屬於這種類型。青少年的基因傾向晚睡晚起，稱作「夜貓時型」，大約占了百分之三十（剩下的百分之三十介於中間）。夜貓子時常出現「社交時差」，因為他們喜歡晚睡的作息型態，跟社會上典型的朝九晚五工作時程不相符。這可能對認知造成重大的問題。大腦的前額葉皮質區域位於眼睛的正上方，有點像是大腦的四分衛，負責協調高層次的思考、邏輯與情感控制。如果你經常晚睡，卻又必須要早起，前額葉皮質就會很慢才來到攻防線喊暗號，得經過一段時間方能恢復正常狀態。因此，睡眠債對夜貓子造成的問題，比早起的鳥兒還大，研究顯示前者出現焦慮、抑鬱、糖尿病、心臟病和中風的機率較高。[39]幸好，時型雖然跟基因有強烈的關聯，但前面提到的校時器策略，卻能幫你改變作息型態。

晝夜時機與運動表現

從科學的角度來看，晝夜節律是很有趣的現象，但身為一名運動員，你可能很想知道這會如何影響你的表現能力。其實，晝夜節律在運動表現這方面扮演的角色很重要，因為一天當中的時間點似乎會大大影響成功與否。有關奧運選手的研究顯示，午後不久是打破奧運紀錄機率最高的時間點，而這也是人類晝夜節律天生的巔峰時刻。[40]還是不相信嗎？過去四十年以來，研究者分析了NFL西岸隊伍前往東岸打晚間賽事的表現，想了解晝夜節律發揮的影響。運動科學家收錄了一百零六場在東岸時間晚間八點（由前往東岸的西岸隊伍）進行的比賽，希望評估較早的晝夜「本地生理時鐘」對表現造成的影響。結果十分驚人，西岸隊伍在百分之六十六的晚間賽事中打敗了點差！[41]專家相信，這是因為西岸隊伍存在三小時的時差，他們的生理時鐘其實還停留在午後的西岸時間，而午後通常跟優越的表現有關。那麼，白天的賽事呢？很有趣，前往東岸的西岸隊伍在白天的賽事中，就沒有這些優勢。這些結果點出了，在午後接近傍晚，和晚間日落不久等時段，晝夜節律對體能表現具有強烈的影響。

睡眠專家米歇爾‧拉史戴拉（Michele Lastella）博士提出了更多晝夜節律影響表現的證據。他特別點出一些關於運動員時型的早期研究，發現早鳥在白天賽事的打擊率，比晚間賽事高。[42]職業飛鏢選手在一天當中的哪一個時間點比賽，也會對他們的表現造成顯著影響，因為投擲準確率跟比賽時間點之間，具有強烈的關聯。研究人員相信，晝夜時機可以好好用來提升表現，盡量在表現最佳的晝夜時機比賽，或許會比在其他時機比賽的選手更有優勢。事實上，已有研究證實，分別在早上和下午時段使用腳踏車測功器進行有氧和無氧訓練，男性和女性都是在下午時段表現較佳，分別有百分之5.1和百分之5.6的進步。[43]拉史戴拉博士也指出，時型還會影響教練這方的決策，像是訓練時間要訂在何時，或者哪幾位運動員要安排在同一個房間。將夜貓和早鳥安排為室友，會對睡眠品質造成負面效果；如果隊員是以夜貓子為主的年輕人組成，就不能安排一大早的練習，否則很可能造成適應不良，阻礙復原。在棒球春季訓練的早晨開始時間，最近已經延後，為的就是讓運動員睡得更好，配合較佳的晝夜時機。

阻礙睡眠最佳化的因子

現在，我們很清楚地知道，在實證研究中，獲得充足睡眠時間與品質、維持健康晝夜節律的運動員，可以改善其健康與表現。當然，難就難在實際應用。即使讀過相關數據，運動員還是沒得到足夠的睡眠，也很不會評估自己的睡眠。就讓我們回顧最主要的睡眠與晝夜節律阻礙因子吧。

咖啡因

晚上攝取太多咖啡因會延遲入睡時間，進而減少睡眠長度與品質。咖啡因會延遲睡眠壓力，因為它能抑制腺苷，阻止大腦中腺苷受器的結合。在午後接近傍晚或晚間攝取過多咖啡因、依賴含有大量咖啡因的訓練前補給品（一天超過六毫克／公斤），或是先天基因代謝咖啡因的速度就較慢的那些運動員，攝取咖啡因將弊多於利（第二部「燃料」會提到更多）。如果有睡眠方面的問題，請在中午之前攝取咖啡因。

酒精

跟一般大眾所想的不同，運動員攝取的酒精比普通人還多。若在晚上很晚的時候，或太靠近睡覺的時間喝酒，體溫會上升，因為肝臟會開始代謝酒精。體溫改變會影響睡眠結構和休息品質。此外，酒精也對寶貴的快速眼動睡眠特別不好；快速眼動睡眠是大腦合成、強化新資訊的關鍵時段。科學家已證實，酒精是快速眼動睡眠最強大的抑制物。

藍光

睡前使用平板或手機，也會大大影響快速眼動睡眠。眼睛的光線受器對藍光光頻的短波長光線極為敏感，且藍光阻擋褪黑激素輸出的能力是白熾燈的兩倍。睡前使用兩小時的筆電或平板，會使褪黑激素的輸出量減少百分之二十三這麼多。[44]使用這些裝置不僅會抑制快速眼動睡眠和褪黑激素輸出，也會讓你隔天感覺休息得不夠。青少年的風險特別高。睡眠專家艾咪·本德博士建議，睡前至少一到兩小時就不要再使用裝置比較好。如果你非得使用這些裝置工作到很晚，她建議使用濾藍光眼鏡來減少藍光造成的傷害。

時差

長途飛機航程和時差，跟疲勞、定向力障礙、睡眠品質受損以及全身不適感有強烈的關聯。[45]如果你經常為了比賽或工作奔波，這些全都會威脅到你的表現潛能。有趣的是，比起從西岸移動到東岸，從東岸移動到西岸，通常較能讓晝夜節律系統適應良好。這是因為，內在的晝夜時鐘大約（但不是剛好）為二十四小時，當你往西岸移動，你會需要延長你的一天，比平常晚睡一點，而這比起往東岸移動、生理時鐘還沒準備要休息，就必須上床睡覺還要容易適應。更棘手的是，住在西岸的人隔天早上在東岸這個新時區醒來時，會比平常在家鄉醒來的時間還早許多。大腦在新環境大

冬季晝夜節律維護：光箱療法

暴露在光線下是讓晝夜時鐘保持健康的關鍵。冬天的白晝較短、較不明亮，早上起床出門天還沒亮，下班回家太陽又已下山，是很艱難的一段時期。此外，大部分的人白天都待在室內，更加重了內在時鐘的壓力。光箱療法是在冬天這個日照短，又冷、又昏暗的時節，支撐晝夜時鐘的專業手法。光療與生物節律協會（Society for Light Treatment and Biological Rhythms）集合了世界上頂尖的專家，他們都支持冬天使用光箱療法維持健全的晝夜節律。早上暴露在光線下，可增加警覺度，同時維持睡眠與清醒的週期。有無數名運動員證實，早上吃早餐或喝咖啡時進行十五分鐘的光箱療法，可以提升一整天的活力與心情。[47]

約可以一天調整一個小時的時差。比方說，從紐約飛四小時到洛杉磯，你大約需要四個全天才能完全適應；從紐約飛七小時到英國倫敦，則需要花整整一星期的時間，才能使晝夜節律重新正常運作。從各方面來看，時差對身體都是會造成沉重的負擔。針對經常要搭乘長途航班的駕駛員和空服員所做的研究顯示，他們的大腦中跟學習和記憶有關的區域縮小了，顯示腦部有輕微損傷，此外也有出現短期記憶缺失的狀況。[46]更可怕的是，他們罹患第二型糖尿病和癌症的機率也比一般人高上許多。為降低時差的負面影響，杜尼肯博士提出了飛行前、飛行中和飛行後的策略（見表1.1）。

阿得拉與尼古丁

阿得拉是治療注意力不足過動症（成人有百分之4.4罹患此病）的處方藥物。令人震驚的是，MLB每十位選手就有將近一位成功申請治療豁免，獲准使用阿得拉或其他注意力不足過動症的藥物，是一般大眾的兩倍。[48]身為醫生和多倫多大學運動醫學教授的道格·理查茲（Doug Richards）說：「他們非常有可能診斷過度，或是假裝自己有病，以便使用這些藥物。」無論如何，像阿得拉或尼古丁這類的興奮劑都不應該在午後服用，因為這些產品會影響睡眠。當然，這也是不該抽菸或咀嚼菸草的眾多原因之一。其他會干擾快速眼動睡眠的藥物還有：去鼻塞劑、阿斯匹靈和頭痛藥、含有咖啡因的止痛劑、含有抗組織胺的感冒和過敏藥、抗憂鬱藥以及減肥藥。如果你發現有運動員經常在晚間服用這些藥物，應該要有所警覺。

睡眠呼吸中止症與不寧腿症候群

檢查運動員是否有各種病症是很重要的。睡眠呼吸中止症雖然只出現在百分之四的人口身上，但是卻有百分之十四的美國職業橄欖球選手受到這種導致睡眠呼吸紊亂的疾病所影響（英式橄欖球選手可能也差不多）。研究顯示，身體質量指數或脖圍的數值愈大，罹患睡眠呼吸中止症的風險愈高。[49]不寧腿症候群是另一種可能影響睡眠的病症，出現在百分之十三的馬拉松選手身上。[50]當然，別忘了自己的專業是什麼，如果懷疑運動員可能患有影響睡眠品質的疾病，請諮詢專業的醫護人員。

陌生環境

我們都曾經有過旅途中睡不好的情況。不是只有你這樣，研究證實，當我們身處陌生環境時，半邊的大腦會經歷較輕微的快速眼動睡眠。有趣的是，在新的環境待上幾天後，這個現象就會消失，大腦兩邊恢復同步一致的快速眼動睡眠。睡眠專家相信，這是一種演化證據，因為我們的大腦在陌生環境依然會警戒掠食者或潛在威脅。這點出了運動員應該提前幾天抵達比賽場地或飯店的重要性。假如，躺在陌生床上的第一晚注定睡不好，那最好是保險一點，在新的下榻地點盡可能多睡幾晚。若再考量長途旅行可能會造成的情緒、壓力和焦慮等心理負擔，就會發現這樣做，真的可以帶來很大的差別。[51]

睡眠解決方案：聽聽專家怎麼說

睡眠是人類健康的根本，而這一章也有談到，睡眠對復原和菁英表現至關重要。睡眠專家表示，百分之五十的運動員睡眠仍嫌不足，顯示睡眠應該被視為必要的考慮因素，沒得商量。現在，讓我們回顧睡眠的基礎重點——有些可能不像你以為的這麼明顯。

睡眠的基礎要點

　　睡眠專家謝莉・馬博士強調，要改善運動員的睡眠，有三個根本的睡眠層次要注意：睡眠長度、睡眠品質和睡覺的時間點（見圖1.1）。如果一天睡不到七小時，馬博士建議應該每週增加三十分鐘的睡眠，一直增加到運動員每天八到十小時的理想睡眠長度。至於睡覺的時間點，應該先固定醒來的時間，讓整個星期的清醒時間維持一致。研究證實，保持相同的清醒和上床時間，有助於設定健康的晝夜節律，讓你的生理時鐘準確運轉。[52]最理想的狀況是，三個層次同時處理，馬博士也指出，漸進緩慢地改變是很重要的。

　　接著，理想的睡眠環境應該跟洞穴一樣，涼爽、黑暗、安靜、舒適。假使環境太過明亮、溫熱、吵雜，就有可能打亂晝夜時鐘，影響睡眠品

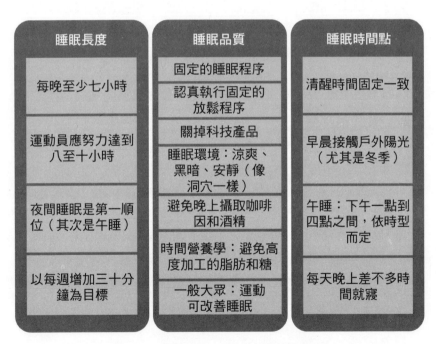

睡眠長度	睡眠品質	睡眠時間點
每晚至少七小時	固定的睡眠程序	清醒時間固定一致
運動員應努力達到八至十小時	認真執行固定的放鬆程序	早晨接觸戶外陽光（尤其是冬季）
夜間睡眠是第一順位（其次是午睡）	關掉科技產品	午睡：下午一點到四點之間，依時型而定
以每週增加三十分鐘為目標	睡眠環境：涼爽、黑暗、安靜（像洞穴一樣）	每天晚上差不多時間就寢
	避免晚上攝取咖啡因和酒精	
	時間營養學：避免高度加工的脂肪和糖	
	一般大眾：運動可改善睡眠	

圖 1.1・睡眠長度、品質與時間點策略

質。[53]然而，對很多人來說，這樣的環境難以實現。如果沒辦法控制環境，馬博士建議購買品質優良的眼罩擋光、好的耳塞，以及可淡化背景聲音的白噪音應用程式。

最後，睡眠長度和睡眠環境都處理好之後，要實行固定的睡眠程序。就好比職業高爾夫球選手在擊球前會有固定的預備動作，使用同樣次數的踏步、搖擺、看向洞口，來控制、放鬆自己處於壓力之下的神經系統，你也可以運用類似的預備程序讓大腦和身體減壓，準備好好睡上一覺。設定睡前六十分鐘的鬧鐘，在這段期間進行放鬆身心的活動，像是稍微拉拉筋、讀本書、泡個澡、冥想或禱告等。很晚了還吃東西，尤其是含有太多糖或飽和脂肪的食物（通常是加工食品），也會對睡眠造成不好的影響。

運動員睡眠檢查問卷

現在你已經知道，運動員很不擅長評估自己的睡眠長度和品質。因此，讓運動員了解自己潛在的睡眠問題，會帶來很大的益處。問題是，運動員不會主動前往睡眠實驗室做評估，而睡眠問卷向來又只有針對一般大眾——直到現在。近期，艾咪・本德博士與她的團隊在過去五年來進行的卓越研究，終於有了成果——運動員睡眠檢查問卷（Athlete Sleep Screening Questionnaire）。[54]這個工具對運動員和教練來說，是完美的全壘打，因為不需要為運動員帶來很大的麻煩，就能使用以科學為基礎的方法一窺他們的睡眠狀況。

小睡充電

　　睡眠專家強調，在晚上擁有安穩的睡眠應該是每一個人的首要目標。然而，如果你需要充電一下，或者需要增加每日或每週的睡眠總長度，那麼小睡是個很棒的策略。在下午一點到四點之間（依早上起床的時間而定）小睡二十到三十分鐘。如果你屬於早鳥時型，差不多在下午一點或兩點時小睡是最好的；夜貓時型的人最好在下午兩點半或三點半的時候小睡。本德博士說，在比賽或練習日小睡很有幫助，因為這會對大腦和神經系統產生復原效果，而且也能降低睡眠遲惰造成醒來後昏昏沉沉的風險。研究顯示，在出現部分睡眠喪失之後小睡一下，可改善衝刺時間。[55]在休息日，本德建議運動員午睡兩小時，特別是那些訓練量比較龐大的耐力運動員。這樣的午睡長度會讓你經歷完整的睡眠週期，因此最好是睡在平常的睡眠環境之中。當然，本德也警告，額外午睡並不能抵銷完全睡眠喪失造成的影響。如果你每天總是睡不到六小時，就一定會減弱發揮最大速度、速度耐力及準確度等技巧的能力。午睡後感覺懶散或昏昏沉沉，就表示你睡太久了，出現睡眠遲惰。[56]本德博士告誡，無論哪一種時型都不可在下午四點過後午睡，以免出現睡眠遲惰，妨礙表現。有些運動員會採取「午睡咖啡」策略，在午睡前喝咖啡，讓自己休息之後可以真正清醒。然而，這招要在「高度」睡眠剝奪的情況下（亦即五分鐘內就睡著）才會有效。本德警告，這樣做會對睡眠結構造成不好的影響，也會延遲晚上的睡眠壓力。總之，午睡就好，不要另外喝咖啡。

時差策略

　　睡眠專家伊恩・杜尼肯博士很了解時差。他曾經在澳洲伯斯的職業英式橄欖球隊「西方勢力」（Western Force）工作，而這支球隊可是全世界所有職業運動隊伍當中飛行里程最多的。所以,若要說有誰最懂時差策略,那一定是杜尼肯博士。在特定的時間接觸光線、用餐時間點、改變訓練時程、補充褪黑激素等針對晝夜節律所擬定的策略,都能幫助運動員度過旅途帶來的時差轉換期。[57]下面這份清單列出了杜尼肯博士針對飛行前、飛行中和飛行後克服時差的策略,讓運動員可以在場上發揮最大的表現(見表1.1)。

表1.1 │ 預防時差的策略

飛行前	飛行中	飛行後
旅途開始前,確保自己獲得充足睡眠(不要喪失睡眠)	控制白天與夜晚週期:休息時戴墨鏡,清醒時增加藍光刺激,幫助自己適應新的時區。	咖啡:咖啡因是一種天然的校時器。在新時區起床後喝一杯咖啡會有所助益。
旅程前幾天就開始轉換生理時鐘,每天早睡三十分鐘、早起三十分鐘。	不要午睡:如果從西岸飛到東岸(例如,從洛杉磯飛到紐約),就不要在飛行期間午睡,這樣登陸東岸之後睡眠壓力才會高。	用餐時間:根據新時區的時間來吃早餐。如果很晚下飛機,到了新時區已經是睡覺時間,那就不要再進食。
為了預防時差早起時,可使用光箱模擬陽光,晚上則使用濾藍光眼鏡,讓身體以為已經晚上了。	補充水分:適當攝取水分,因為機艙內非常乾燥,容易脫水。避開酒精:酒精會影響登陸後的快速眼動睡眠,而且也會讓身體脫水。	體能活動:在新時區起床後可以運動運動,這是很棒的校時器,可幫助你適應。到戶外接觸天然的光線刺激。
	藥物:鎮靜安眠藥品替馬西泮的半衰期很短(四個小時),運動隊伍有時候會使用這種藥,有助在旅途中入睡。服用前請先諮詢醫生。	

睡眠與晝夜節律相關科技

現在有愈來愈多新的睡眠與晝夜節律科技，讓人們更容易評估自己的睡眠，或是維持晝夜節律。科技公司Oura研發了一種戒指，聲稱可以準確評估睡眠與睡眠階段，目前沒有其他穿戴式科技產品做得到。Oura的睡眠戒指獲得跟這間公司無合作關係的哈佛研究者所認可，能準確測量睡眠與睡眠階段，還有體溫、心跳和心跳變異性。大部分的睡眠專家應該還是會爭論這些數據的準確度，因為評估睡眠的標準科學方法，會需要多項生理睡眠檢查，也必須測量腦波、眼動和肌肉活動。解讀穿戴式科技的數據時，雖然應該小心謹慎，但是這些科技確實可以讓你大致了解營養、訓練、壓力等因素是否影響了你的睡眠。利用Oura戒指這樣的睡眠科技產品來調整自己的行為，可以為你帶來好結果。然而，假如你認為這些產品打的分數，反而會使你感到壓力，那這可能就不適合你。最好跟訓練師和教練一起分析數據，以免反應過度或詮釋錯誤。如果你認為自己有睡眠方面的疾病，請諮詢醫生。

晝夜節律科技也正在興起。假如我告訴你，下次從舊金山飛倫敦時，你可以控制與光線接觸的程度，那會發生什麼事？市面上有一種新的光療裝置「HumanCharger」，可能有助於長程旅客或冬天日照很短的國家的人民恢復晝夜節律。芬蘭奧盧大學（University of Oulu）的研究者發現，將跨顱亮光從耳道打入腦中的特定感光蛋白，可刺激腦部，模擬白晝與黑夜的週期。這些科技仍需要更多研究加以驗證，但是它們或許能夠對已經顧好睡眠基礎的運動員帶來一點助益。

* * *

了解睡眠基礎和晝夜節律，對運動員健康與表現的影響是很重要的。讀完本章後，希望你能夠明白延長睡眠時間、改善睡眠品質和顧好晝夜節律，對提升表現、促進運動員壽命的重要性。就像傳奇選手羅傑‧費德勒證實的一樣，許多研究也都顯示，好的睡眠對任何年紀的運動員都有正面的影響。現在，讓我們把焦點轉移到另一個關鍵領域：運動員的微生物群落。

CHAPTER 2

運動員微生物群落

約三十八億年前，地球形成了，有大氣層與海洋。沒多久，最早的生命出現了，它們是藍綠藻細菌，極有韌性，能在高毒性的環境中存活。細菌是我們今天能夠活在這世上的原因，因為它們能行光合作用製造氧氣，最終讓「人屬」成功演化出來。人類從古至今都與細菌有著緊密的關係。拿你的腸道為例，腸道裡有超過一百兆個微生物，統稱為微生物相，包括細菌、病毒、真菌等一百六十種以上的物種和九百萬組基因。[1]相形之下，人類的基因體只有約兩萬四千組基因。有趣的是，你跟其他人的DNA有高達百分之99.5的相似度，但是你們的腸道微生物相物種卻只有百分之十的相似度。

腸道的微生物群落──也就是整個腸道的微生物相及其基因──對健康至關重要。加州大學聖地牙哥分校的科學家、同時也是美國腸道計畫（American Gut Project，一個旨在繪製人類腸道圖譜的科學計畫）的創始者羅伯・奈特（Rob Knight）博士，把這個微生物群落稱作「微生物器官」，因為它對人體的所有系統都有深遠的影響。在整個演化史中，我們經常把關鍵任務外包給腸道微生物相，因為遇到改變時，它們的反應速度比要花好幾個世代才會適應的人類基因體快。微生物群落就像電腦的作業系統，在身體的作業系統中扮演根本的角色。沒有它們，你的健康與表現在面臨新環境的挑戰和新的壓力源時，就會徹底崩壞。

腸道微生物相會執行各式各樣的必須功能，讓我們保持健康，像是設立免疫系統、分解與吸收食物、中和藥物與致癌物、合成維他命（如膽鹼、葉酸和維他命K2）、短鏈脂肪酸與次級膽酸等對健康和表現至關重要的傳訊化合物。腸道細菌會把強大的訊號傳到身體各處，支持免疫力、抵禦外來入侵者的威脅，並調節氧化壓力。[2]不同的身體部位（如皮膚、口腔、腸道、陰道、結腸等）住著不同種類的細菌。大腸裡的細菌密度最大，擁有約1.5公斤的細菌生物量，且細菌種類也最多元。細菌多樣性高，是健康的腸道最好的標記之一。最新的研究把這視為整體健康可能的一項生物標記，因此細菌也是以人為本法則的核心之一。[3]

在2000年代中期，史丹佛大學的研究者做出開創性發現，促成微生物群落研究領域的蓬勃發展。在研究精瘦和肥胖這兩種老鼠的腸道微生物相時，研究者觀察到兩者的微生物相差異很大。於是，他們提出一個關鍵問題：腸道微生物群落是增重的因還是果？為回答這個問題，他們決定把肥胖老鼠的腸道微生物相，轉移到健康正常的老鼠體內，看看細菌是否會使宿主增重。結果令人大開眼界：肥胖老鼠的腸道微生物相讓精瘦的老鼠變胖了。[4]這是第一次有研究顯示，腸道的微生物相竟會影響腸道以外的複雜生理機能。今天，專家光憑你的腸道微生物相，就能預測你會變瘦或變胖，準確率高達百分之九十，比DNA還要準。有關微生物群落，以及基因體、微生物群落和環境之間，複雜交互作用的相關研究成長迅速，把各種慢性病也連結起來，包括：乳糜瀉和發炎性腸道疾病、類風濕關節炎、第二型糖尿病、焦慮與抑鬱。研究人員正加快腳步，希望找出每一種病症特定的微生物群落標記。

每個人的微生物群落都非常不一樣，同一個人也有可能因為隨著時間過去，體內的微生物群落出現很大的變化。假如把基因體（DNA）比喻成吉他，微生物群落就是這把吉他彈奏出來的音樂。五十位不同的吉他手（代表各種環境因子）彈奏同一把吉他，彈出的旋律都會不一樣。這就是微生物群落的威力和影響力。今天，腸道細菌的多樣性少了很多，專家相信這是高度加工的飲食、缺乏運動、壓力變大和現代環境造成的。腸道微生物相大大影響我們（和我們的基因）吃下食物後會出現的反應，這就稱作表觀遺傳規劃。[5]表觀遺傳學研究的是修改基因表現（而非改變遺傳密碼本身）後會對生物造成的轉變。科學家喜歡這樣比喻：「基因負責上膛，環境負責開槍。」

人類是極其複雜的。現代生物學提出一個重要觀念：基因會參與十分複雜、互相連結的網絡，而不是簡單又線性的路徑。[6]舉例來說，開飛機和動手術都是非常繁瑣的動作，但是並不複雜，可以使用數學和一連串的演算法完成；換言之，電腦也做得到。然而，你不能用同樣的方法解決複雜的問題。微生物群落快速轉變適應的能力，讓人類可以把自己做不好的事情（例如，消化纖維）外包給腸道裡的細菌夥伴，解決複雜的問題，進而快速演化。

近期一項突破性的研究使用新科技「連續血糖監測儀」，來評估受試者進食後的血糖反應，點出過去的理論已不適用於今日。傳統的營養教條告訴我們，食物可分為低、中和高升糖指數，代表食物進入血液的速度快慢。通常，低升糖指數的食物比較好，因為這種食物可以緩慢而穩定地，把血糖釋放到血液中。理論上，吃了相同升糖指數的食物（無論是低升糖或高升糖指數），受試者的血糖反應會差不多。例如，如果你吃了一顆蘋果，我也吃了一顆蘋果，我們兩個應該都會出現低升糖反應；如果你吃了一塊餅乾，我也吃了一塊餅乾，我們兩個應該都會出現高升糖反應。在這個為期一週的研究，八百位受試者的皮下都植入了連續血糖監測儀，用來分析超過四萬六千頓飯的血糖反應。結果讓整個研究圈大為震驚。[7]研究者發現，吃了一模一樣食物的受試者，竟然出現了極為不一樣的血糖反應。[8]有些人吃了蘋果，血糖卻飆高到好似吃了餅乾般；有些人吃了高升糖的餅乾，血糖反應卻是緩慢穩定。可是，一模一樣的食物怎麼可能會造成截然不同的血糖反應呢？研究者最後的結論是，每個人的腸道微生物相標記是大大影響血糖反應的原因，就像一個界面，會放大或削弱他們營養選擇的升糖效果。

假使，腸道微生物群落會大大影響我們對食物的血糖反應，而專家又能根據個人的微生物群落標記來預測他是否會增重，那麼另一個研究問題是：菁英運動員有沒有獨特的微生物群落標記，使他們跟一般大眾有所區別？在我們回顧證據以前，先定義一下何謂「健康的」腸道微生物群落吧。

演化與現代腸道

何謂健康的腸道？專家相信，研究早期人類的微生物群落，就能更好地設立今天腸道健康的標準。我們的人屬祖先在地球上直立行走，已經有兩百萬年左右。最接近我們的物種*Homo sapiens sapiens*大約在二十萬年前出現在東非地區，他們是雜食性動物，在西元前一萬年左右農業出現之前，都靠狩獵採集維生。這段時期占了我們在這世上百分之99.5的時間，因此我們的基因體和微生物群落（還有永久留在腦子裡的印記），受到當時的自然環境和食物選擇非常大的影響。今天，我們的腸道微生物相仍殘存這些演化證據。厲害的科學家已經找到方法讓時光倒流，研究早期祖先的微生物群落。這個方法是：分析世界上多處考古地點所挖掘出來的早期人類糞化石。最古老的糞化石就來自1990年代初期，於義大利－奧地利阿爾卑斯山脈出土的冰人奧茲（Ötzi the Iceman）。五千年來，高海拔的嚴寒冬季使他的遺體形成完美無缺的木乃伊。分析他的糞化石後，研究人員發現他的腸道微生物相，跟靈長類的腸道有百分之六十六的相似度，證實我們過去確實是靈長類。[9]把時間從五千年前快轉到一千四百年前，墨西哥出土的另一個化石顯示：百分之三十三跟靈長類腸道類似；百分之三十三跟現代狩獵採集者的腸道類似；百分之三十三屬於未知物種。[10]可以看得出來，腸道微生物相標記會隨著時間不斷改變，以適應新的環境。最後，研究團隊檢視凍結在冰河裡的一次世界大戰士兵遺骸，發現他也混合了靈長類和狩獵採集者的腸道微生物相標記。但，最有趣的發現其實是他「沒有」擁有的東西。一次世界大戰的士兵完全沒有二十一世紀現代腸道的跡象。研究者最後下的結論是，現代的腸道微生物相在過去短短一百年內發生了劇烈的改變。

當然，這還是沒有回答前面的問題：「何謂健康的腸道？」科學家相信，現代那些跟我們的早期祖先比較相近的狩獵採集部落，或許可以提供一些線索。今天，坦尚尼亞的哈扎族（Hadza）狩獵採集部落，被認為是最接近我們早期祖先的人類。哈扎族完全沒有栽種或飼養任何動植物，他們每天狩獵和採集食物，飲食主要是由肉類、蜂蜜、猴麵包果、漿果及富含纖維的塊莖所組成。研究者分析他們的微生物群落，發現主要有兩大門的細菌：厚壁菌門（百分之七十二）和擬桿菌門（百分之十七）。[11]哈扎族的高纖飲食以植物為主，而他們的腸道確實也存在數種分解纖維很出名的厚壁菌門細菌：羅斯氏菌、布勞特氏菌、普拉梭菌，以及擬桿菌門底下的普雷沃氏菌。普雷沃氏菌特別能夠分解粗硬的高纖維澱粉，是健康腸道的特徵之一。專家認為，這比較接近我們的腸道微生物群落在整個演化史上的模樣（當然，部落的地理位置、環境與主食會造成一些差異）。

　　在過去一百年來，情況有了很大的轉變。就像地球上發生過的大規模滅絕事件一樣，我們的腸道生態系在過去一百年來，也出現微生物多樣性的集體大滅絕，可能對我們的健康帶來嚴重後果。專家相信，重塑腸道生態系的主因有：跟土壤的接觸變少（無論是經由食物或我們與大自然的接觸）；發酵食物變少（因為冷藏技術問世）；糖和加工食品的攝取量暴增；因看病的緣故或飼養的牲畜本身，長期攝取過多抗生素。[12]史丹佛大學的研究者點出了這些到了現代由優轉劣的做法。近年來，關於世界各地傳統狩獵採集聚落，他們的腸道微生物群落標記的數據愈來愈多——布吉納法索、馬拉威、蒙古、喀麥隆、坦尚尼亞、委內瑞拉、中非共和國、祕魯和巴布亞紐幾內亞等，發現這些聚落全都有類似的模式。最重要的是，他們的腸道細菌多樣性很高。相較之下，住在近郊和都市地區的西方人口的整體微生物多樣性和穩定性，則是大幅減少。[13]專家常常會用雨林來比喻，點出這對健康會造成什麼樣的影響。雨林龐大的動植物多樣性，是其得以健全永續的關鍵，但現代的皆伐策略讓多樣性降低，傷害了生態系。看來，現代的工業生活型態，已經嚴重影響我們跟腸道裡那些老朋友之間的互惠關係。

腸道有辦法回歸原始嗎？

　　愈來愈多證據顯示，腸道裡的細菌族群愈多元，你的身體愈健康，也愈不會罹患慢性病。這對運動員有很重要的意涵。專家也認為，飲食是腸道微生物相健全多元與否的最大因素。近日一項有關消費者支出的民調發現，在美國和英國，超過百分之五十的家用飲食支出是花在過度加工食品上。[14]這會讓人忍不住想：這對腸道會造成什麼樣的涓滴效應？倫敦國王學院的遺傳流行病學教授提姆・斯佩克特（Tim Spector）博士還在念大學時，就問過自己類似的問題。斯佩克特決定檢驗他的假說：攝取加工食品會降低腸道細菌的多樣性。他的方法是，每天只吃麥當勞的速食吃十天。斯佩克特檢測了自己體內在實驗前後的腸道微生物相標記，評估加工食品的影響。後來呢？出現十分驚人的結果。腸道微生物相的物種多樣性在短短十天的速食飲食之後便驟降了。[15]想想這對年輕的高中和大學運動員（常常吃高度加工食品）以及一般的減重客戶（總是在車上吃東西，體重掉不下來）來說，代表什麼意義。

　　假如說，吃速食一週多的時間就能完全改變微生物群落，那麼跟現代的狩獵採集部落一起生活飲食，是不是可以重新讓自己健康起來？腸道有辦法回歸原始嗎？斯佩克特也檢驗了這個假說。享譽國際的微生物群落研究者傑夫・利奇（Jeff Leach）博士跟他的國王學院研究團隊，帶斯佩克特到坦尚尼亞，看看跟當地的狩獵採集部落哈扎族一起生活、飲食、上山下海三天的時間，會如何影響他的微生物群落。跟哈扎族一起生活的期間，斯佩克特早餐吃猴麵包果（富含纖維、以果糖為主的碳水化合物和維他命）、零食吃「Kongorobi」這種漿果（多酚含量是西方莓果的二十倍）、晚餐吃高纖維的塊莖，和豪豬等當地野生動物的肉。他甚至還品嘗了甜點：蜂巢取出的金黃蜂蜜，充滿脂肪和天然糖分。

　　哈扎人的腸道微生物相標記是地球上最多元的，代表他們的身體非常健康。所以，斯佩克特在偏遠的非洲大草原跟哈扎人相處了三天過後，腸道多樣性是否出現了變化？驚人的是，才經過三天，斯佩克特的腸道多樣性就增加了百分之二十，這對原本就很健康的斯佩克特來說，是很巨大的進步。[16]這項實驗顯示，腸道細菌很能夠適應食物和環境（還有消失的現代生活壓力源）。當然，利奇博士和他的團隊想要知道的其中一件事是，斯佩克特回到英國後，他的腸道微生物相多樣性是否能維持住。可惜，回到倫敦僅一個星期後，利奇醫生的腸道測試便顯示，斯佩克特的腸道微生物相已經幾乎完全回到原點。看來，專家雖然仍舊同意飲食是所有我們能夠控制的因子中，最能培養多樣腸道微生物相的，但環境還是戰勝一切。對運動員和教練來說，真正的問題是這是否會直接影響運動表現或復原。

微生物群落與粒線體之間的相聲表演

微生物群落和粒線體之間有著密切的連結；粒線體在三十五億年前從 α-變形菌演化出來，是最早出現的原核細胞。[17]這些古老的 α-變形菌基因雖然絕大部分都已經不存在於粒線體的基因體，但是從它們的有氧能量系統所使用的分子裝置，還是可以看出兩者的傳承關係。[18]細菌跟製造能量的粒線體之間，有這層深刻的連結，引起了學術界的濃厚興趣，因為這或許可以為運動員解開潛在的好處。

你可能還記得前面所說的，你的DNA跟其他人的DNA只有不到百分之一的差異，但你們的腸道細菌物種多樣性卻相差高達百分之三十。[19]研究者把人類形容成「超級生物」，因為我們是由比自己的細胞數量還多的好幾兆個微生物所組成。不過，真正有趣的是這一點：我們的微生物群落跟粒線體，是靠細胞訊號傳送溝通的。這個特別的語言是一種跨界溝通系統，讓細菌、真菌、酵母和其他細胞可以彼此交談。[20]微生物群落藉由多種機制使用這種語言，對健康造成正面影響。接下來要談談跟這場「相聲」有關的三個重要面向。

支持能量製造

健康的腸道會製造大量的丁酸鹽（一種短鏈脂肪酸），丁酸鹽會在腸道細胞的粒線體中燃燒，產生腺苷三磷酸能量。[21]此外，丁酸鹽也會透過肌肉和棕色脂肪（含有大量粒線體的脂肪細胞，可以燃燒能量產熱）的PGC-1 α 基因表現來調節粒線體機能，經由單磷酸腺苷活化蛋白質激酶（細胞內的一種酶，可激發能量運用）的路徑支持脂肪酸氧化。[22]簡言之，丁酸鹽可增進燃料效率，而這對所有運動員都是很重要的。腸道微生物相會製造的短鏈脂肪酸種類和數量，跟腸道微生物相原本的組成和多樣性有關，也跟腸道細菌與飲食之間的免疫互動有所關聯。[23]運動員如果吃太多單糖、加工食品或促進發炎的omega-6脂肪，就有可能損害這個系統。

減緩過度發炎

密集訓練會啟動交感神經系統，讓腎上腺素和血液中的皮質醇濃度升高，出現急性發炎反應，讓免疫系統釋放出大量嗜中性球，展開防衛。劇烈訓練跟輕微運動的效果大不相同，會導致促進發炎的細胞激素——如腫瘤壞死因子-α、白介素-1、白介素-6等——以類似劑量和效應呈正比的方式大幅增加。[24]訓練得愈拚，對你的腸道微生物相和免疫系統造成的影響愈大。其中，白介素-6細胞激素的升高，跟運動引起的肌肉傷害及腸道的通透性有關。[25]這對耐力運動員來說問題特別大，因為馬拉松跑者的白介素-6可能升到一百倍之多。[26]

強化腸道屏障

健康的腸道微生物相會製造丙酸鹽這種短鏈脂肪酸，對腸壁整合十分有益，因為它能增加緊密連接蛋白的數量，調降結腸細胞中促進發炎的腫瘤壞死因子-α。多元的腸道微生物相對運動員很重要，因為這能強化腸道屏障，進而防止有害的脂多醣（內毒素）進入血液，引發嚴重的發炎免疫反應。腸漏症會讓消化系統變成發炎的微環境，讓大腸桿菌、克雷伯氏菌、變形桿菌等致病菌（西方人發炎腸道中常見的孳生細菌）有機可趁，大量繁殖。[27]慢性腸道發炎也會增加腸道管腔內的氧氣，加快血流速度、提高血紅素濃度，導致更多腸道致病菌孳生，更加損害粒線體機能。健康的腸道多樣性可以強化腸道屏障，是因為這能促進SIRT1活動，進而刺激腸道守門員解連蛋白（以及腸道幹細胞）封好腸道，不讓致病菌滲透。[28]

不是只有腸道微生物相跟粒線體之間的交流會影響腸道健康；粒線體也會跟腸道和免疫系統溝通。這就是為何一般大眾必須運動，因為改善粒線體能夠維持健全的腸道屏障，和多樣的細菌族群，兩者都是多元強韌的腸道必備的要素。粒線體就像免疫系統的偵探，會偵測出可能滲透到腸道內，找尋細胞損傷跡象的感染性外來入侵者，並把訊號傳遞給第一線的免疫系統，讓士兵準備保衛身體（這就是為何肌力運動員，也應該維持最低限度的有氧健身）。[29]粒線體也可以維護腸子的保護黏膜層，讓腸道微生物相維持高多樣性。[30]這對運動員來說十分重要，因為密集訓練會給腸壁帶來沉重的壓力。其他可能損害腸道健全的因素還包括：高糖飲食；加工食品；習慣性攝取高脂肪的咖啡飲品或零食；長期服用止痛藥等。腸道的屏障功能對健康和運動表現都至關重要。

運動員微生物群落標記

這些對運動員來說有什麼意涵？有沒有所謂的「運動員微生物群落標記」可改善健康、表現或復原？這是一個極其複雜的問題，研究人員正加快腳步找出答案。澳洲格里菲斯大學（Griffith University）的知名運動免疫學家尼克・威斯特（Nic West）博士，已經研究業餘和菁英奧運選手的腸道微生物相許多年了。近日，威斯特和他的團隊，比較了業餘和菁英運動員（以及健康對照組）的腸道微生物群落標記，想找出是否有顯著差異。[31]他們的發現如下：菁英運動員的長雙歧桿菌濃度非常高，幾乎是業餘運動員和健康對照組的兩倍。雙歧桿菌在喝母乳的健康嬰幼兒腸胃道內很普遍，而成人體內的雙歧桿菌濃度則較低，但相對穩定。從孩童時期到老年時期，我們的體內會存在不同種類的雙歧桿菌，長雙歧桿菌是成人體內最常見的。如果你不食用乳製品，現在有愈來愈多證據顯示，攝取補給品對健康和表現也是很有益的（不吃乳製品的話，長雙歧桿菌的濃度很可能會較低）。動物雙歧桿菌這個種類在菁英運動員體內濃度也偏高，是一種在發酵乳製品當中非常普遍的品系。

業餘和菁英運動員體內的擬桿菌屬濃度也相當高。擬桿菌屬的細菌厭氧、抗膽汁，跟腸道微生物相之間，有著複雜且通常十分友好的關係。高脂、高蛋白的飲食會使擬桿菌屬的濃度升高，而這正是運動員常遵守的飲食規則。母親會透過陰道分娩將擬桿菌屬的細菌傳給寶寶，在生命之初就成為微生物相的一部分。

艾克曼氏菌在菁英和業餘運動員，以及健康對照組體內的濃度都很高。富含纖維果寡糖的食物（蒜頭、洋蔥、香蕉等）可以餵養腸道裡的艾克曼氏菌。低碳飲食、空腹時期、富含多酚（各種莓果和漿果以及咖啡等）的飲食，也會讓艾克曼氏菌濃度增加。運動員的腸道還有大量普拉梭菌。這是非常有趣的，因為這種細菌在腸道生態系扮演了很特別的角色。它就位於腸膜上，會跟身體和其他腸道微生物相進行非常密切的作用。普拉梭菌的專長是發酵膳食纖維、刺激健康的黏膜製造，並且發揮強大的消炎效果。最後，跟業餘運動員和健康對照組相比，菁英運動員體內濃度較高的著名細菌種類還有：酵素乳桿菌，會針對腸道致病菌，做出抗微生物活動，此外也有高度的抗氧化效果；普雷沃氏菌，高度擅長分解碳水化合物，是健康腸道微生物群落的基礎細菌之一。

曾在知名的傑克遜實驗室（Jackson Laboratory）工作的蘿倫·皮特森（Lauren Petersen）博士也是微生物群落學的主要研究者之一，目前正努力鑽研耐力運動員的微生物群落標記。皮特森博士發現，一般大眾的腸道微生物群落最主要的細菌種類為擬桿菌屬，能夠分解飲食中所有的食物。這跟她研究的高水平菁英自行車手截然不同：這些運動員的微生物群落是以普雷沃氏菌為主。[32] 有趣的是，皮特森博士也發現，運動員的微生物群落跟他們的運動類型有關。她的研究指出，無論他們會吃肉、是素食主義者、會喝酒或不吃麩質，只要比賽類型相似（有氧或無氧），就會有比較相近的腸道微生物群落標記。她還發現，細菌濃度跟訓練強度之間具有劑量反應關係，訓練強度愈高，普雷沃氏菌濃度愈高。皮特森光憑腸道裡的普雷沃氏菌，就能有效預測一位運動員是否能名列第一四分位數的下坡自行車手（也就是說，沒有普雷沃氏菌的選手若能排名居中就很幸運了）。這些菁英選手的飲食內容有哪些？跟業餘選手和對照組相比，他們吃了很多蔬菜、水果和堅果，也吃比較少白吐司，偏好全麥吐司（蛋白質和脂肪的攝取量相較之下則差不多）。當然，皮特森也說，要成為世界盃選手不是非得要有普雷沃氏菌，並警告運動員不可落入簡化思維的陷阱，嘗試某種特定食物吃比較多，以便增加某種細菌，因為這樣做不太可能會帶來什麼好處。

這些針對耐力運動員所做的調查，跟以肌力或球隊為取向的運動有什麼差異呢？愛爾蘭的歐拉·歐蘇利文（Orla O'Sullivan）博士便比較了愛爾蘭英式橄欖球國家隊的頂尖英式橄欖球選手、業餘運動員，和久坐對照組的腸道微生物群落。歐蘇利文和她的團隊發現，國手的腸道微生物相多樣性是健康對照組的兩倍。[33]此外，他們的肌酸激酶（劇烈運動的公認生物標記）也很高，但是發炎狀況還是相當低。有趣的是，研究者也注意到，蛋白質攝取和運動強度之間有很強烈的關聯，是造就健康運動員微生物群落的關鍵。歐蘇利文博士的團隊甚至認為，微生物多樣性可以作為菁英運動員健康狀態的生物標記。

有關運動員微生物群落標記的研究非常有意思，但這還是沒有回答價值連城的問題：究竟是細菌驅使這些改變，還是它們只是剛好搭了一趟順風車？在回答這個問題之前，先讓我們回顧一下阻礙運動員腸道多樣性的因素有哪些。

阻礙運動員微生物群落最佳化的因子

如果說，運動員的腸道多樣性比一般大眾還要高，那麼多樣性較低的運動員可能就表示健康狀況不佳。耐力運動員在比賽期間，發生腸道相關問題的機率特別高，可能無法盡情發揮表現。然而，即使不是鐵人或馬拉松跑者，也有可能出現腸胃障礙。肌力和球隊運動員也很容易出現排氣、脹氣、便秘等腸道問題。所以，最常傷害運動員健康腸道的因子有哪些？讓我們複習一下。

過度訓練

訓練會產生一種正面的毒物興奮效應，使活性含氧物增加、刺激粒線體生合成、促進脂肪酸氧化。[34]然而，假如訓練計畫規劃得不好，因訓練量或訓練強度過大，而造成有害的過度努力，或過度訓練症候群，就會依據劑量反應關係使得腫瘤壞死因子-α、白介素-1、白介素-6等促炎細胞激素，以及巨噬細胞大量遽增。[35]從更深層的基因層次來看，基因體會不斷累積突變，最終影響有氧能量的製造效率。[36]有害的過度努力或過度訓練，已經證實與迅速發生疲勞，以及無法維持速度和強度有強烈的關聯。[37]有關鐵人三項菁英的研究顯示，過度訓練四週的時間就足以高度破壞細胞膜，損害依靠麩胺基硫的抗氧化防衛機制。[38]短短三十分鐘劇烈、高強度的無氧訓練，也會導致這個現象。這是不是表示，你不應該進行激烈訓練？當然不是，只是你最好擬定正確的訓練計畫（第三部「復原」會談到更多）。想增加壽命的菁英運動員應該記住，過度訓練引起的氧化傷害同時也會減少端粒長度。端粒長度可能會影響壽命；較長的端粒是已獲認可的健康老化生物標記。[39]

劇烈運動時間過長

人體組織對氧氣的需求量非常大。劇烈運動的時間如果太長，會釋放出過多的壓力激素，在腸道內產生極大量的活性含氧物，和氧化壓力。血液流向運作中的肌肉、遠離消化器官，會造成腸道細胞組織局部缺血，引起腸道高度通透（腸漏症）。[40]驚人的是，最大耗氧量僅百分之七十就會減少腸道至少百分之五十的供血。最近一項有關超馬跑者的研究發現，有百分之八十七的人在比賽後出現糞便潛血。[41]這樣看來，劇烈運動的時間過長，確實會大大傷害你的腸道。耐力運動員和教練應注意，每週訓練二十到三十小時的運動員，製造的活性含氧物較低，也有更好的抗氧化防衛機制。

過多運動飲料

耐力運動員在訓練過程或比賽期間，通常會攝取大量單糖，但是長期下來，這種做法會對腸道造成很大的負擔。太多單糖會餵食不好的腸道細菌，造成發炎與腸膜含氧量升高，進而孳生大腸桿菌、克雷伯氏菌、變形桿菌等致病菌。[42]大腸桿菌等壞菌會分解含硫胺基酸，在結腸內製造硫化氫，對粒線體和能量代謝造成負面的涓滴效應。大量的硫化氫會穿透細胞膜，抑制能量製造與消炎活動，損害粒線體有氧能量系統的關鍵要素。總之，太多單糖對腸道很不好。

過多非細胞碳水化合物

非細胞碳水化合物指的是細胞壁遭到粉碎破裂的穀物。加拿大皇后大學的伊恩・史普貝瑞（Ian Spreadbury）博士研究發現，包裝和加工食品所含的非細胞碳水化合物會引起發炎反應，改變腸道微生物相訊號、增加內臟脂肪、損害瘦素（飽足激素）與胰島素訊號，並且有可能增加慢性發炎負擔。[43]這對運動員腸道來說是個很糟糕的消息。如果你早餐吃的是加工過的麥片、午餐吃的是加工過的吐司做成的三明治、點心吃的是加工過的穀物棒、晚餐吃的是加工過的義大利麵（這些都是高中和大學運動員常見的一日菜單），而且又出現腸胃不適的話，那麼少攝取非細胞碳水化合物，會是個很好的起點。毫不間斷地攝取加工食品，及其內含的非細胞碳水化合物，會很難改善不健康的腸道。食品工業化時代以前的傳統飲食，每一百公克很少會有超過二十公克的非細胞碳水化合物，反觀今天的加工飲食，則是每一百公克就含八十公克的非細胞碳水化合物。不吃加工食品、大幅減少非細胞碳水化合物的攝取，是個明智的做法。

脂肪炸彈

假如你是實行生酮或低碳飲食的運動員，可能偶爾（或常常）會在早上喝的咖啡或下午吃的點心裡享受大量脂肪。這對某些人來說或許不成問題，但是對其他人卻可能帶來嚴重的問題。牛津大學的湯米‧伍德（Tommy Wood）博士提出證據，證實高脂肪飲食會增加腸壁的通透性，而且更糟糕的是，還會導致有害的脂多醣從腸道轉移到血液裡。動物研究顯示，脂多醣升高會導致粒線體氧化磷酸化（即有氧能量系統）局部解偶聯，同時減少百分之四十的消炎環氧合酶活動。[44]這會引發一系列負面效應，可能影響健康、復原和表現。簡單來說，不要瘋狂攝取脂肪。

慢性壓力

腸道健康最常被忽略的一個層面就是壓力程度。大部分的運動員都說自己的壓力程度偏低，但也形容自己是A型人格，也就是腦袋總是處於活躍狀態。所謂的生活壓力靜靜地在表面下日積月累，是消化機能異常的重要元凶之一。科羅拉多大學的莫妮卡‧弗勒許納（Monika Fleshner）博士所做的研究顯示，壓力會改變動物模型的腸道細菌訊號，導致習得無助行為，例如，誇大恐懼和社交厭惡。[45]令人驚訝的是，她的研究證實早期運動可提升心境轉換，並增加製造丁酸鹽的細菌，快速且持久地改變腸道微生物相。在人類受試者身上，焦慮和抑鬱患者體內的乳酸菌和雙歧桿菌通常較少，補充這兩種菌也證實可減緩焦慮和壓力的負面影響。我有很多客戶多年來遵守嚴格的飲食和補給品計畫，最後在生活中加入放鬆身心的活動後，終於改善慢性腸道機能不良。這些活動包括：調息、輕微的伸展運動、冥想、漂浮箱等，只要是能增加副交感神經活動的，都有助於解決交感神經占據優勢的情況，為機能不良的腸道帶來驚人的效果。

抗生素

為了成為第一而不斷操自己的身體，肯定會有感冒的時候。蘿倫‧皮特森博士研究那些常常服用抗生素的運動員，並分析抗生素對他們腸道的影響。她說：「服用阿莫西林的運動員改變最驚人，腸道菌種被消滅百分之九十五。」皮特森也提到，每吃一輪抗生素，腸道的微生物相就會愈來愈不可能回復到健康狀態。飲食習慣差且經常久坐的人在吃完抗生素一年後，腸道微生物相依然不會恢復正常。另一方面，有一個好消息是，服用抗生素的運動員若吃發酵食品，或實行富含纖維的飲食，有望在數週內恢復。皮特森也發現，運動員如果使用用途廣泛的強效抗生素氯林絲菌素，腸道內會存在許多導致菌叢失衡的梭菌綱致病菌，短鏈脂肪酸的濃度也較低。培養多樣性高的運動員微生物群落可增強腸道韌性，降低吃藥的需求，且即使真的需要服藥，也能更快恢復，繼續完成訓練。

非類固醇消炎藥和氫離子幫浦抑制劑

非類固醇消炎藥對腸道健康會造成很大的負面影響。如果你常常在運動後使用這種藥來緩解疼痛和肌肉不適，長期下來可能會給自己帶來更大的問題。已有研究顯示，非類固醇消炎藥會傷害腸膜，因而破壞健全腸道，導致腸漏症。這會造成全身性慢性發炎，使關節疼痛惡化、增加罹患自體免疫疾病的可能性、削弱復原能力。最後，氫離子幫浦抑制劑這類胃灼熱藥物，也對微生物群落帶有重大的負面影響。梅奧診所（Mayo Clinic）近期完成的一項研究顯示，經常服用胃灼熱藥物的人腸道多樣性明顯較低，使他們更有可能出現困難梭狀桿菌感染、肺炎、維他命缺乏和骨折等症狀。[46]

長途旅行

長途旅行是影響腸道微生物群落的壓力源當中，最容易受到忽視的。

改變時區對腸道微生物群落的影響深遠，無論是前往比賽地點的長程飛機或公車之旅，或是賽季期間每天的舟車勞頓，都是一樣的。長程航班已經證實會造成血糖失調、菌叢失衡以及後續的腸道通透。[47]雖然你沒辦法改變交通行程，但是改善自己的運動員微生物群落是個很好的辦法，可確保這項阻礙因子不會打亂訓練、表現或復原。

消化解決方案：如何培養運動員微生物群落

我在這本書裡強調的觀念是，你必須先成為一個健康的人，才能真正發揮出最好的表現，並長期維持之。很多運動員都有消化問題，有些人會尋求協助，有些人只是默默忍受，也有很多人根本沒察覺到這是問題。如果你出現便秘、排氣或脹氣、經常感冒、運動期間感到不適，或有消化方面的病症，這些都有可能損害你的健康與表現。無論如何，腸道微生物相就像你、食物和外在世界之間的界面，最終都一定會影響你的身心健康。要怎麼做，才能擁有健康的運動員腸道？讓我們回顧一下重點。

健康運動員微生物群落的基礎要點

你的首要目標是要讓腸道微生物相愈多樣愈好，才能培養出健實強韌的運動員微生物群落。要怎麼樣才能做到？首先，根據研究，要培養多元的腸道微生物相，最好的方法就是吃得多元。西班牙的腸道專家米格・托里比奧－馬塔斯（Miguel Toribio-Mateas）博士提出「五十食物挑戰」，鼓勵客戶多吃各式各樣不同種類與顏色的食物，無論是碳水化合物、蔬菜、水果、豆類或動物性蛋白質都好，支持廣大的腸道微生物相多樣性。他的動機是要讓客戶運用這簡單又無負擔的策略，讓自己每天吃的食物出現變化。土壤也是很重要的因素，食物在哪裡種植的，也會影響腸道微生物群落。遺憾的是,現代的工業化農業使土壤少了許多有益的微生物,最後讓我們的健康付出代價。想多吃一點「土」,你可以在當地的農夫市集買菜,或在自家後院種菜更棒。

接著,適當攝取益菌生和纖維。標準美式飲食(standard American Diet)每天只含十五公克的纖維,不足美國政府建議的攝取量一天二十五到三十五公克,跟我們祖先傳統飲食的八十到一百五十公克纖維相比,更是天差地遠。這並不是說,你要跟哈扎人吃一樣多的纖維,但你確實得好好保護一下你的運動員腸道。要增加纖維的攝取量,最簡單的方法就是多吃「真正的食物」,而非包裝或加工食品。要吃多少纖維才夠?排便頻率是個很好的指標,基本上一天至少要一次。如果好幾天沒上了,就把纖維攝取量提高到腸道可忍受的程度。假使腸道運動還是不順暢,要知道脫水和菌叢失衡也是很常見的主因。你可以增加水分攝取量,並考慮食用益生菌補充品(短期)來解決問題。如果你實行低碳或生酮飲食,有可能不自覺減少纖維攝取量,把好菌(不只壞菌)也一起餓死。這會產生很嚴重的問題,因為壞菌沒有食物可吃,會改吃腸膜——具有保護作用、負責維持強健腸道的黏膜層。黏膜層變薄會破壞腸道屏障,增加腸道高度通透的可能。腸漏症可能導致高度活躍的免疫反應和慢性發炎,而持續不斷的發炎會使你無法復原、擊敗感冒,並在整個訓練期間保持健康。

努力讓食物多樣化,最後通常都能吃到不少纖維和益菌生;益菌生就是蔬果和澱粉含量高的碳水化合物當中,無法被消化的部分,可刺激真桿菌和羅斯氏菌這兩類好菌的增長。果寡糖和菊糖是食物和補給品中常見的益菌生,有助培養健康的腸道微生物群落。表2.1列出了富含益菌生的食物,可以多多攝取。

表2.1 │ 富含益菌生的食物

食物類型	富含益菌生的食物
蔬菜	洋蔥、韭蔥、蒲公英葉、豌豆、菊芋
水果	蘋果、香蕉、奇異果
澱粉含量高的碳水化合物	扁豆、燕麥
種子和香草類	蒜頭、菊苣、海帶、牛蒡

發酵食品與抗性澱粉

發酵食品本身就富含天然的桿菌。這類厭氧細菌會使食物發酵，從中吸收無法消化的纖維和抗性澱粉的能量，產生以下這些短鏈脂肪酸：提供能量的醋酸鹽；促進代謝健康的丁酸鹽；最佳化腸道訊號的丙酸鹽。[48]短鏈脂肪酸為什麼對健康的腸道這麼重要？它們可刺激一氧化氮、白介素-6、白介素-12的活動，活化免疫系統的巨噬細胞，因此是強大的發炎抑制物。短鏈脂肪酸也能調節單磷酸腺苷活化蛋白質激酶，這種細胞能量訊號分子（我會在第二部「燃料」更詳細地討論），並減弱脂多醣對腸道造成的傷害。健康的腸道會自行製造短鏈脂肪酸，所以你不需要減少椰子油等中鏈三酸甘油酯的攝取量，也能獲得這些好處。桿菌也可刺激熱休克蛋白、抑制致病菌，進而促進腸道細胞健全。常見的發酵食品有優格、克菲爾發酵乳（kefir）、德式酸菜（或任何一種發酵蔬菜）、韓式泡菜、納豆、味噌、紅茶菌（kombucha）等。醫生和運動員常犯的一個錯誤是，認為發酵食品吃愈多愈好。不管是纖維或發酵食物，都不是吃愈多愈好，而是找到適合自己的攝取量。你可能一天只要吃一小撮德式酸菜，或者每週吃幾份發酵蔬菜，就能讓腸道頭好壯壯。請注意，如果吃了發酵食品後立刻出現不適，那就不應該再吃了。這很可能是好菌轉壞菌造成的菌叢失衡，你應該先請醫生解決這個問題，再吃發酵食品。

抗性澱粉對腸道健康也很重要。抗性澱粉會「抵抗」腸道的消化作用，進而為好菌提供糧食，接著增加有益的短鏈脂肪酸。許多抗性澱粉在烹煮的過程中會被消滅，但是食物放涼後，抗性澱粉的效用又會回來。富含抗性澱粉的常見食材有白肉馬鈴薯、燕麥、扁豆和米飯，烹煮後要放涼。這些食材都很容易調理，可以輕輕鬆鬆加在生食或熟食中，隔天再食用。如果你在遵循低碳或生酮飲食，固定加一點這些食物，可以讓你的運動員微生物群落健康快樂。

腸道檢驗及解決機能不良

腸道檢驗爭議性大，因為它可以是個很強大的工具，幫助你了解運動員的整體健康，但也很容易被誤判（即使是醫生）。根據研究，專家唯一能一致贊同的事情是，腸道多樣性是腸道健康（也可能是整體健康）最可靠的生物標記。你可以使用何種檢驗法來確定多樣性高低？目前，uBiome檢測提供了三萬呎的快照，讓你一窺腸道裡的生態系。要注意，別想要使用簡化思維來「修正」失衡或機能不良。你只是要蒐集資訊，看清運動員健康的全貌。例如，經常生病或吃很多高度加工食品的運動員，可能多樣性就很低。這些檢驗有許多侷限，但整體而言還是可以讓人看到腸道微生物相多樣性，和運動員微生物群落的基本概貌。假如運動員有慢性腸道問題，那麼像全面糞便分析（Comprehensive Stool Analysis, CSA）這種比較全面的腸道檢測可能就很適合。這些檢測可辨識出菌叢失衡的細菌和酵母、慢性發炎、免疫系統抑制或過度活躍，以及如丁酸鹽等代表良好腸道健康的短鏈脂肪酸標記。話雖如此，腸道依然像個黑盒子般，因此檢測結果必須謹慎解讀。

解決腸道問題

專家常給的建議是，多吃纖維和益菌生便能治好消化病症。可是，如果你有慢性消化問題，多吃纖維通常會造成更嚴重的脹氣、更多疼痛，以及更惡化的症狀（初期）。情況沒有那麼簡單，特別是當你有腸躁症候群或自體免疫疾病的話。讓我們來看看該如何處理有問題的腸道，重塑健康的運動員微生物群落。

益生菌：為運動員微生物群落提供個人化支持

益生菌真的可以有益於運動員的表現嗎？運動員需不需要補充益生菌，削弱密集訓練造成的影響？益生菌補充品是一個熱門的研究主題，許多專家和公司都有自己的說詞。澳洲格里菲斯大學的尼克・威斯特博士和坎培拉大學的大衛・派恩（David Pyne）博士這兩位運動免疫學家表示，目前的證據顯示益生菌補充品對運動員可能有兩個好處：預防或逆轉慢性上呼吸道感染，如感冒。[49]威斯特與派恩博士認為，益生菌能帶來這兩項好處，是因為它改變了運動員的腸道微生物相，並提升腸道屏障的機能。同領域的專家也認同這個觀點。以下是他們對於運動員使用益生菌補給品的建議：

如何使用益生菌

· 應該在季前階段或賽季的初期到中期之間，試用益生菌補給品，運動員才會習慣服用。

· 益生菌應該在海外旅行、密集訓練區塊，或比賽的十四天前開始服用，讓細菌有時間在腸道內生長。

· 注意：運動員可能會經歷短期的排便狀態或頻率改變（肚子咕嚕咕嚕叫、脹氣嚴重等），因此應該告知運動員，出現幾天的輕微副作用是正常的。

　　這並不表示每一位運動員都需要補充益生菌。容易感冒、經常受到上呼吸道感染所苦，或常常感到疲憊的運動員，才需要在密集的訓練區塊、長途旅行或比賽期間嘗試益生菌。請使用含有鼠李糖乳桿菌、酵素乳桿菌、乾酪乳桿菌和／或雙歧桿菌的多重配方。研究建議使用每顆膠囊10^{50}的劑量，但是各種不同的劑量也證實具有益處。也就是說，不要以為劑量多就是比劑量少好，重點是裡面含有哪一些細菌。

步驟一：限制飲食

　　飲食是對腸道微生物相造成最大影響的因素。在臨床實踐上，減少飲食中的纖維攝取量是短期內最好的策略，可以幫助有腸躁症候群等消化問題的客戶重新步上正軌。最高等級的實證研究（隨機對照試驗的統合分析）顯示，限制纖維會比高纖、高益生菌的飲食還要能夠改善菌叢失衡的腸道。最實用的辦法是，「減少」碳水化合物、纖維與益菌生的攝取量（別擔心，不是永遠這樣）。低FODMAP（fermentable oligo-, di-, monosaccharides, and polyols，發酵性寡糖、雙糖、單糖及多元醇）飲食、排除飲食、低碳飲食等營養建議，短期內對持久性的腸道問題都很有助益。遵循這些策略可以讓你餓死壞菌、降低慢性發炎程度、恢復腸道屏障健全。這個做法可快速改善腸胃症狀，減少排氣、脹氣、不適感、便秘或軟便。別忘了，微生物群落只是你和環境之間的界面，可放大或減緩身體的反應。

步驟二：肅清壞菌

一個複雜的生態系需要多重面向的方法，才能恢復平衡與秩序。同時影響多個系統的全身性治療是最強大的。因此，限制飲食是成功的關鍵。然而，前面已經說過，有些致病菌十分頑強，很難趕出生態系。致病的細菌和酵母可以形成生物薄膜，就像一座堡壘，讓它們躲避免疫系統大軍的攻擊。抗微生物的植物具有抗細菌、抗病毒、抗寄生蟲、抗真菌與抗生物薄膜的特性，可有效消除導致菌叢失衡的致病菌，卻不像抗生素那樣會摧毀整個生態系。回想一下皮特森博士的發現：服用愈多抗生素，微生物群落就愈難恢復原狀。抗微生物補充品含有多種抗微生物的植物，可以趕走致病菌，重拾腸道健康，如小蘗鹼、印度乳香、北美黃連、苦艾、北美靛藍、黃芩、蒜頭等。研究顯示，服用草本抗微生物劑四週，效果就跟一般的抗生素一樣好。

步驟三：加強腸道系統

致病菌是機會主義者。它們會趁生態系失衡時進駐，以自己的生存為第一優先，不顧你的健康。你可以用公車上的座位，比喻好菌和壞菌之間的平衡，致病菌一旦找到一個座位，就很難趕下車，所以才需要限制飲食法與抗微生物的肅清作用。把它們趕走後，必須確保好菌的存在，讓它們準備好占滿座位。短期來說，益生菌補給品可以提供這額外的支持。不像一般的認知所說，益生菌補給品不會永久占據你的腸道，而是會發出訊號，刺激原本只會短暫通過腸道的好菌成長。遇到患有慢性腸道機能不良的客戶，要使用好菌加強系統，以恢復腸道多樣性。請找含有長雙歧桿菌、嬰兒雙歧桿菌和鼠李糖乳桿菌這幾個重要品系的益生菌。長雙歧桿菌可以維持免疫系統的兩大支柱：提高分泌性A型免疫球蛋白，保護「第一線防禦」的先天性免疫；消滅大腸桿菌和梭菌，保護「找到並摧毀敵人」的後天性免疫。此外，長雙歧桿菌也能降低破壞腸壁健全的慢性消炎反應。身體較差或是沒有經常攝取乳製品的運動員，這些重要細菌的濃度常常會比較低。注意，假如腸道檢驗顯示有幽門桿菌感染，請跟醫生討論是否使用布拉酵母菌，來消滅有害的壞菌孳生。

　　成功逆轉腸胃症狀後，請根據本章所寫的方式實行健康運動員微生物群落的基礎要點，讓腸道生態系可以長期保持健康。這時，你可以放寬飲食限制，測試自己新建立的腸道生態系，可以忍受什麼樣的飲食。此外，你也可以開始增加來自真正食物的纖維、益菌生和抗性澱粉，餵養腸道好菌，讓消化系統健全運作。

學會放鬆，改善腸道健康

　　思慮和心理狀態會對腸道微生物群落造成很大的影響。本章提過，腸道會跟大腦溝通，大腦也會跟腸道溝通，是雙向的。腸道微生物群落專家米格・托里比奧－馬塔斯博士點出了腸道和大腦之間的多種溝通路徑，包括迷走神經、免疫系統、短鏈脂肪酸和色胺酸。[51]大腦和腸道之間的溝通管道會受到許多因素影響：腸道微生物相的多樣性、激素、神經傳導物質、腸道內的免疫和神經肽，以及腸壁的健全。許多運動員都屬於典型的A型人格，天生擁有強烈的交感驅動，尤其是耐力運動員。在艱難的訓練區塊和緊張激烈的比賽期間，交感神經獲得優勢是很有益的，但是這對腸道微生物相的多樣性、短鏈脂肪酸的輸出，以及腸壁健全也會造成很沉重的負擔。降低交感驅動（暫停運動）可以自然恢復較健康的腸道生態系。增加一些放鬆身心的活動可以達到這個目標，如調息、冥想、輕微的伸展、在自然環境中散步、漂浮箱等。這些活動對老是奮力工作和訓練的人來說很難做到，但是如果你有慢性消化問題，雖然可稍微改善，卻從未真正完全解決的話，學會放鬆或許就是關鍵所在。

CHAPTER

3

血糖與壽命

今天，美國和英國家庭所購買的食物中，有超過百分之五十被歸類為「過度加工食品」。過去四十年以來，加工食品製造量大爆發，現在終於來到臨界點。現在，加工食品已成常態。相較之下，地中海國家的飲食型態常被吹捧為世界上最健康的，家庭購買過度加工食品的比例很低，西班牙為百分之20.3、法國為百分之14.2、義大利為百分之13.4。[1]儘管有地中海國家的這些數據，典型的西方飲食仍以加工食品為主，對人體十分不健康──不意外地，人們的健康現在確實急遽下滑，肥胖症、第二型糖尿病和心血管疾病成了流行病，隨處可見。罹患這些病症的人口比例從1970年代開始飆高，跟加工食品前所未見的增長同時發生。驚人的是，全世界有超過四億五千萬人曾被診斷出第二型糖尿病，而世界衛生組織也預測，在2050年以前，全球將有三分之一的人口罹患糖尿病前期或糖尿病。更叫人擔憂的或許是，糖尿病前期和糖尿病，跟其他所有的生活型態慢性疾病之間，有著強烈的關聯。這是人類史上頭一遭，慢性的生活型態疾病害死的人比傳染病還多。我們的後代將無法活得像我們一樣久。難怪，全球各地的醫療體系都快被慢性病控管的沉重負擔（和成本）給壓垮了。

巴西聖保羅大學的營養與公衛教授卡洛斯・蒙泰羅（Carlos Monteiro）和他的團隊將過度加工食品定義為：「大部分或完全由食物或添加劑衍生

出來的物質，所製成的公式化混合食品。」他們構思的NOVA分類系統將食物分成四類：未經處理或僅有輕度加工的食物（如水果、種子、蛋、牛奶）；加工過的烹飪食材（如油和奶油）；加工食品（如蔬菜和魚肉的罐頭食品、乳酪等）；過度加工食品（如麥片、包裝吐司、薯條、汽水、披薩等）。過度加工食品雖然才存在不到五十年——僅僅是人類在地球上百分之0.004到0.008的時間，這些極度美味、充滿卡路里卻缺乏營養的食品，跟我們經過長久演化、總是想尋覓卡路里讓自己生存下去的大腦，兩者卻錯誤地結合在一起，成了慢性病大爆發的完美配方。在過去的八萬四千個世代，我們都是靠狩獵、採集和撿拾廢物來獲得食物。卡路里很難取得，你必須很辛苦才能得到，為了吃要耗費很多能量。我們最早期的祖先在季節變遷、衝突或戰爭，或者是純粹尋覓下一餐的期間，會經歷長時間沒有東西可吃的狀況。就在這種時候，我們的大腦演化出尋找富含卡路里食物的本能，以確保生存，進而達到所有物種的終極目標：將基因傳給下一代。這個時期占據了我們在地球上百分之99.5以上的時間。一萬年前，農業革命展開。耕作土地提供了穩定可靠的食物來源，因此造就了小型社區的形成。一直到幾百年前，基本上這就是我們獲得食物的方式。十九世紀中葉展開的工業革命提倡要每天吃早餐，這樣生產線上的勞工才會一整天都有活力，進而維持生產量。第一台商業生產的冰箱在1920年代左右問世（冰箱只有一百年的歷史！），之後食品加工產業飛快進展，出現有效期限更長的食品，讓位於偏遠地區的人更容易獲得食物。起初，食品加工對科學和健康都是好的，但到了1970年代，伴隨著食物供給工業化，人工調味品成為可能，消費者有更多可支配收入，情況開始出現急遽變化。這些因素催生加工食品熱潮，在過去五十年來大量增長，成為今天陳列在超市和便利商店架上的五萬種商品。加工食品熱潮持續延燒到1980和90年代，電視廣播也開始出現各種廣告宣傳。媒體和廣告行銷業者把吃零食，當作維持一整天能量的健康策略來宣傳。不到半個世紀的時間，我們的食物環境變完全改頭換面。

所以，加工食品的發展史和現今流行的慢性病，跟運動員的表現有什麼關係？記住，運動員必須先讓身體健康，才能發揮潛力，做出最好的表現。如果你希望在你的運動項目中保持領先愈久愈好，健康是很有利的（甚至是真的有「利」，可以幫你成功續約，或簽下更好的合約！）。假如你是年紀比較大的運動員，你也能夠在黃金歲月中做出更好的表現。可是，周遭環境都在努力使你生病，你要怎麼健康？如果隨波逐流，你就會吃下讓血糖惡化、引起過度發炎、破壞腸道多樣性、干擾睡眠品質、傷害整體健康的食物。

血糖控制是維持人體健康的關鍵。如果你是教練或訓練師，你應該要了解，健康的血糖跟良好的睡眠品質，與健康的腸道密切相關，而這些因素最終都會大大影響運動員訓練、復原和表現的能力。運動員在年輕時吃得不營養好像沒關係，但是仔細看，就會發現他們的身體裡暗藏各種疾病。如果你是運動員，隨著年紀漸長卻無法調整好飲食，那麼你很有可能會出現慢性關節疼痛和僵硬、體脂肪過高、惱人的發炎、愈來愈容易發生的感冒、疲勞、心情低落和睡眠干擾。在這一章，我會證明健康的血糖有可能就是改善運動員健康、使他長壽的關鍵所在。

壽命、血糖與慢性生活型態疾病

關於壽命的科學研究很有意思。科學家依物種的體型大小預期其壽命長短，若能活到至少兩倍的時間，就屬於長壽物種。根據這個定義，蝙蝠、裸隱鼠和人類都屬於極為長壽的物種。為什麼人類可以這麼長壽？要了解壽命（和健康），我們必須先認識老化的過程。1950年代，內布拉斯加大學醫學中心（University of Nebraska Medical Center）的榮譽教授鄧南姆・哈曼（Denham Harman）博士成為第一位探討老化的研究者。他提出一個假說，認為氧化壓力是老化的主要推手。這個主流觀點存在了數十年。然而，經過多年的觀察，證據跟理論並沒有完全相符。許多長壽的物種氧化壓力都很高，尤其是爬蟲類、蝙蝠和鳥類。即使氧化傷害高，牠們還是很長壽。專家雖然依然同意氧化壓力在老化過程中，扮演了某種角色（特別是在某些慢性病狀態中），但這並非全部的原因。由於氧化壓力的絕對程度不是重點，科學家便開始探索其他觀點，包括細胞的韌性。結果，他們發現在許多動物身上，物種的壽命跟細胞對氧化壓力的抗性，有強烈的關聯。倘若某些物種能夠提升細胞對氧化壓力的抗性，進而延長壽命，那麼問題就在於，該怎麼做到這點？在深入這個主題之前，先讓我們來探索血糖控制不佳與健康惡化之間的關係。

今天，久坐與過度攝取高度加工食品的生活型態，已經導致三分之二的美國人過重或肥胖（大部分的西方國家數據也都差不多）。這對健康具有重大的漣漪效應。美國人到了中年，有百分九十會出現高血壓、百分之四十會出現代謝症候群；代謝症候群的症狀包括高血壓、高血糖、腹部體脂肪過高，以及不正常的膽固醇和三酸甘油酯指數。[2]年過六十，代謝症候群的比例更會提高到百分之五十！肥胖與第二型糖尿病密切相關，因此當美國人的腰圍快速增長，第二型糖尿病的比例也隨之上升。據估計，有半數的美國人不是來到糖尿病前期，就是患有糖尿病（第二型），而糖尿病又跟心臟病發和中風的風險提高之間，具有強烈的關聯。[3]心臟病目前是排名第一的死因，百分之四十一的死亡人口都是死於此。血糖控制愈差，罹患心血管疾病的風險愈大。[4]如果你既沒有過重，也沒有肥胖，這對你會造成影響嗎？驚人的是，無論你是否罹患第二型糖尿病，只要進食後血糖總是會飆高，你就很可能出現心血管疾病，甚至是死亡。當你開始老化，血糖會變得更重要，因為血糖、血壓、靜止心率、膽固醇和三酸甘油酯通常會因為年紀增長而上升。

這層關係最初是在一項為期二十二年的研究發現的。該研究顯示，空腹血糖如果超過八十五毫克／公合（4.3微莫耳／公升），罹患心血管疾病的風險就會增加百分之四十（這是已經修正所有變因之後得到的數字，否則不只有這樣）。[5]白廳研究（Whitehall Study）調查的也是空腹血糖與健康之間的關係，結果也發現，最高的空腹血糖值會出現心血管疾病風險增加的狀況，且會隨著空腹血糖的惡化而逐步增加（四十到四十九歲的男性具有最強烈的關聯）。[6]其他研究者複製了這些結果，在修正年齡、膽固醇、收縮壓、肥胖和吸菸等變因後，發現這層關係依然存在。[7]將近百分之七十的人口過重、百分之五十具有糖尿病前期或糖尿病，也難怪在未來五十年內，心臟病的比例預期會增加兩倍。藥品、手術和科技雖然日新月異，這個問題卻愈來愈嚴重。

有一點要記住：血糖機能不良是一條光譜，一端是最佳的健康狀況，另一端是胰島素抗性。胰島素抗性會導致第二型糖尿病，並極有可能增加心血管疾病和高血壓、中風、冠狀動脈心臟病、癌症、認知衰退、失智症和死亡的風險。在2000年代初，史丹佛醫學院的榮譽教授杰拉德·瑞文（Gerald Reaven）博士做出開創性研究。他跟他的團隊直接測量身材勻稱和過重（但未得到糖尿病或心血管疾病）的人，他們的胰島素敏感度，試圖預測他們罹患慢性病的風險。在後續的五年，他們觀察哪一些人比較容易（或不容易）出現臨床狀況。結果，他們發現什麼？胰島素最敏感（血糖控制最佳）的組別，沒有人出現慢性病或死亡，而胰島素最不敏感（血糖控制最差）的組別，卻有百分之三十六出現或死於冠狀動脈心臟病、高血壓、中風、第二型糖尿病和癌症等慢性病。[8]瑞文博士說道：「胰島素抗性基準點三分位中，第一分位的健康個體每三人約有一人出現跟年齡相關的臨床事件……這一點應該大力促使我們把胰島素抗性，列為年齡相關疾病發生的因素之一。」這個驚人的發現點出，血糖控制不佳跟現代慢性病的關聯很大。胰島素最敏感的人的共通特性，也是很有趣、值得注意的一點。讓我們快速總結一下：這些人通常體脂肪較低、運動較頻繁、血壓較低、具有保護作用的高密度膽固醇較高。瑞文在研究中下的結論是：「只有胰島素抗性是年齡相關臨床事件的獨立預測因子。」一言以蔽之，血糖控制是壽命和對抗慢性生活型態疾病的關鍵。

要獲得理想的血糖控制，有一個很大的阻礙，那就是我們目前將健康血糖的標準，定得很差又「沒什麼根據」，像是糖尿病前期只有寬鬆地定義為：空腹血糖值超過一百到一百一十毫克／公合。[9]《糖尿病照護》（Diabetes Care）近期發表了一份前瞻性世代研究，對象包括一千兩百八十萬人，試圖檢視空腹血糖與死亡之間的關係。結果顯示，介於八十到九十四毫克／公合的空腹血糖值死亡率最低，無論年齡與性別。[10]他們也發現，一百毫克／公合或以上的血糖值，跟高死亡率之間有明確的關聯。看來，空腹血糖應該蠻適合用來判斷健康狀態和壽命。

然而，我們目前的食物環境似乎跟健康的血糖控制背道而馳。演化促使我們的大腦渴望攝取富含卡路里的食物以確保生存，恰好跟過度加工食品不謀而合，再加上現代文化常見的久坐，以及充滿壓力的生活型態，共同創造出持續嘴饞、體重增加、血糖機能不良和健康不佳的絕配組合。在整個人類史上，進食（攝取卡路里）和狩獵、採集、撿拾廢物等覓食活動（消耗卡路里）之間一直都是互有關聯的。生物學有所謂的最適覓食理論，可用來預測動物的覓食行為。動物在狩獵和撿拾的時候，傾向耗費最低的成本（消耗的能量）來獲得最大的利益（食物），使生存機率最大化。你不會花好幾個小時追逐一隻無法提供多少能量的松鼠，而是會選擇靜靜等待更大隻的動物出現，為你帶來更多收益。在整個演化史上，如果不想動，就沒得吃。今天，狀況卻是完全顛倒，你根本不需要動，只要使用外送應用程式，就會有人把食物送上門，你想吃多少卡路里都沒問題！我們的食物環境充斥著加工便利零食，與富含卡路里的食品。便利的現代社會固然好處多多（別誤會，我跟任何人一樣喜歡Netflix！），但是我們的健康卻因此淪陷，因為我們完全切斷了能量耗損與食物取得之間的連結。便利很棒，但是現在卻讓我們的健康付出沉重代價。在現代環境中，糖分極高的加工零食會觸發大腦的多巴胺報償機制，讓我們愈吃愈多（演化遺毒），造成吃個不停的習慣、卡路里過量與健康下滑。這跟意志力無關，因為意志力有限，但是加工食品的環境似乎毫無限度。

另一個問題是，加工食品到處都有。你去學校、醫院、體育館、辦公室等，都一定會碰到加工食品。美國國家糖尿病與消化和腎臟疾病研究所（National Institute of Diabetes and Digestive and Kidney Diseases）的資深研究員凱文・霍爾（Kevin Hall）博士，目前正在調查加工食品如何影響健康、肥胖症和第二型糖尿病的機率。這真的是個很有意思的問題：食物環境是否造成了肥胖症流行？霍爾博士從許多不同的角度解析這個難題。肥胖症流行是不是某些巨量營養素造成的？真的都跟碳水化合物有關嗎？霍爾博士說，應該不是。他點出，過去幾十年來，美國每人可獲得的食物量增加了兩到三倍（充分說明肥胖症流行的原因），且今日的食物環境造成可獲得的能量增加，這個現象跟食物來源的工業化——使用廉價材料大量生產便利又高度加工的食品——同步發生。[11]過度加工食品含有恰到好處的鹽、糖、脂肪、調味添加劑，會讓大腦陷入瘋狂，使我們嘴饞。這並不是意外。食品公司會雇用科學團隊，確保他們的產品極度美味，更有可能一而再、再而三地受到消費者的青睞。此外，加工食品非常便宜又容易取得，導致愈來愈多人出現隨時吃零嘴（有些人可能會下意識這麼做）和外食的習慣。這是個還算新鮮的現象，因為四十年前幾乎每一餐都是在家裡吃的。許多人已經不再自己做菜，或在家吃飯了。對霍爾博士這樣的科學家而言，要將以整個人口為對象的複雜研究的變因，獨立出來並加以控制，以便確立肥胖症的真正原因，是非常困難的。排除各種解釋就簡單多了，例如，碳水化合物是現今肥胖症危機的唯一凶手。

　　糖是另一個意見兩極的主題。大部分人都會同意，過度攝取加工食品裡的糖分，是肥胖症和第二型糖尿病流行的原因之一。這雖然無疑是個強烈的因素，但是「糖造成肥胖」這個論點的漏洞在於，過去五年來，人們的糖分攝取量一直在減少，可是肥胖症的發生率還是繼續加速上升。人們已經沒有吃很多糖了，卻依然變得更胖。把眼光放遠一點，就會發現能量平衡等式顯示這些人還是吃太多卡路里了。可是，若不是來自糖，這些卡路里是從哪來的？美國國家衛生研究院（National Institues of Health）的艾瑪・斯廷森（Emma Stinson）和她的同事近日所做的一項調查，發現高脂兼高糖的食品是暴食和增重的獨立預測因子。[12]簡單來說，攝取加工食品會預測過量的卡路里攝取和增重。脂肪和糖分的組合在自然界中從未出現過，因此會讓大腦產生急遽的反應，想要找到更多這樣的卡路里萬靈丹。食品科學家利用專業，設計出極度美味的加工食品，糖、脂肪和酥脆口感都添加得恰到好處，藉此引起我們的食慾和渴望。科學研究人員大概不會覺得這有什麼驚奇的，因為養胖實驗室白老鼠最好的方法就是「超市飲食」，也就是餵老鼠吃麥片、餅乾、蛋糕等加工食品。我們本能就知道這件事：垃圾食物會讓你想吃更多垃圾食物。

好啦，我知道你可能在想這跟運動員或教練有什麼關係。假如你是一位訓練師，客戶為一般大眾，那麼改善血糖就是改善健康的根本之道。血糖也是減重的基礎，而運動和營養是改善血糖的兩大支柱。簡言之，維持運動員的身體健康對表現很有幫助。然而，大部分的運動員都以為自己運動量很大，所以血糖應該很好。這雖然常常是對的，但你可能會很驚訝地得知，許多運動員早上起床的空腹血糖值都超過一百毫克／公合（5.5微莫耳／公升）的閾值，來到「不怎麼理想」的糖尿病前期範圍內。怎麼會這樣？我會在本章探討這個現象。新科技「連續血糖監測儀」的應用，對高水平運動員來說也是一個很有趣的面向，可以二十四小時監測血糖，讓你得以一窺你個人對特定食物的血糖反應，進而了解自己的營養選擇。在我深入這些領域之前，先讓我們繼續談談壽命。慢性高血糖雖然會增加慢性病的風險，但是改善血糖是否就能延長運動員的壽命？我們來看看。

老化、單磷酸腺苷活化蛋白質激酶和歐丁香

老化是預測血糖惡化的唯一重要因子。不意外，老化也是各種慢性病最大的風險因子，包括：第二型糖尿病、阿茲海默症和帕金森氏症等神經退化疾病、癌症、心臟病與中風。[13]老化跟抽菸或飲食習慣不良不一樣，是無法修正的（你不能逆轉老化過程）。可是，你有可能減少細胞和組織累積跟老化有關的損害。[14]更重要的應該是如何延長「健康壽命」──健健康康活著的年數，而不是單純增加壽命──真正活著的總年數。令人遺憾的是，大部分人在生命的最後十年裡，大多都在身體不好和慢性疼痛中度過，需要醫療協助。撇開老化，第二型糖尿病或許是大部分跟老化有關的疾病最大的風險因子，像是心血管、神經退化、癌症或腎臟疾病。[15]事

實上，快速老化常見的特性就是代謝機能不良，跟血糖和粒線體功能受損有關。因此，把血糖控制好，或許便能減緩老化過程，延長健康壽命。如果是這樣，可以改善血糖的藥物肯定很有幫助，對吧？我們先來了解胰島素和二甲雙胍這兩種最常開給糖尿病患者的藥物。高血糖通常是胰島素製造不足和／或組織的胰島素抗性增加所造成的。[16]第二型糖尿病患者會被施打胰島素，來應付升高的血糖，但是固定使用胰島素會出現一個副作用，那就是增重，且患者之後會需要愈來愈多胰島素。加拿大的糖尿病專家傑森·方（Jason Fung）博士說：「要讓我的病患增重，愈簡單的方法就是注射胰島素；……這很快就會導致體重愈來愈上升。」胰島素會抵抗分解代謝，使得肝臟無法燃燒三酸甘油酯（肝臟蓄積的脂肪）產生能量，進而使體重一直增加下去，讓健康惡化。因此，請把胰島素從長壽清單上劃掉。

第二型糖尿病患者最常用來控制血糖的藥物是二甲雙胍。這種雙胍類是用歐丁香所含的植物性化合物，製造出來的合成衍生藥品，由於能夠減少肝醣的產生、改善胰島素敏感度，因此歐洲從1960年代（美國從1990年代）便開始將它作為抗糖尿病的第一線藥物。[17]二甲雙胍降血糖的機制，是透過活化細胞內促發能量運用的一種酶「單磷酸腺苷活化蛋白質激酶」。單磷酸腺苷活化蛋白質激酶不只會降低血糖，也對氧化壓力值和活性含氧物值非常敏感。所以，假如改善血糖跟減緩老化過程有關，那麼肯定有證據顯示二甲雙胍和長壽之間的關聯，對吧？確實，活性含氧物、粒線體不健康、DNA損傷和慢性發炎，全都證實與老化過程有所關聯，而二甲雙胍的確有辦法改善這些方面。[18]難怪二甲雙胍被吹捧為史上第一種抗老化藥物。動物實驗也是前景樂觀：蛔蟲服用二甲雙胍後，單磷酸腺苷活化蛋白質激酶的活動增加了，而且壽命延長百分之二十，而服用二甲雙胍的老鼠也比對照組多了百分之六的壽命。[19]那人類呢？目前最佳的證據或許是，服用二甲雙胍的第二型糖尿病患者，比年齡相仿的普通人多了百分之十五的壽命。[20]所以，我們應該開始吃二甲雙胍嗎？事情沒這麼簡單，有幾個重要因素該考慮。首先，二甲雙胍的包裝上標有美國藥物食品管理局（Food and Drug Administration, FDA）發布的最高級別警示，警告患者服用二甲雙胍可能會出現一種非常少見，但相當危險的副作用——乳酸中毒。二甲雙胍會抑制粒線體的呼吸作用，增加血漿乳酸鹽值（主要是肝臟）。乳酸在血液裡累積過多時，會演變成一種危險的醫學事件，讓百分之五十出現此狀況的人喪命。乳酸中毒的症狀包括：不尋常的肌肉痠痛、呼吸困難、特別想睡覺、緩慢或不規律的心跳、疲勞虛弱。服用二甲雙胍的客戶通常還會需要一個影響他們清除血漿乳酸能力的次要因子，例如，肝臟疾病、輕度到重度的腎臟功能異常，或習慣性酒精攝取。雖然每十萬人當中，只有不到十人會出現這個副作用，可是一旦出現了，百分之三十到五十的人會死亡。[21]其他常見但沒那麼嚴重的副作用還有胃痛、腹瀉、噁心、胃灼熱和排氣。經常服用二甲雙胍也有可能產生藥物和營養之間的互動，造成某些營養成分缺乏，像是維他命B12減少，因為它會需要在胃部進行活化（經由內在因子）。服用二甲雙胍的人常常會有維他命B12不足，和貧血的現象。服用二甲雙胍也會造成鈣缺失，病患經常需要搭配服用一千兩百毫克的鈣，來避免這個狀況。最後，醫生也常開二甲雙胍給診斷出多囊性卵巢症候群的女性，因此患者應該知道，此藥對葉酸亦會產生影響。

　　總結而言，二甲雙胍有助延長血糖機能嚴重不良者（如第二型糖尿病患者）的壽命，降低他們生病的機率。然而，二甲雙胍對健康的人，或想要長壽的運動員來說就不適合了。倘若我們回頭看看二甲雙胍的運作機制──透過單磷酸腺苷活化蛋白質激酶，這種細胞能量感測器的活動，來發揮上述的正面效果，我們或許就能找到長壽的答案。例如，還有什麼會活化單磷酸腺苷活化蛋白質激酶？很多東西都會，如缺氧（即在高海拔運動或訓練）、環境毒素，和耗竭的細胞能量值（如卡路里赤字或空腹的時候）。[22]

升糖指數：假象還是現實？

　　減少卡路里是最基本、有證據支持的減重原則之一（因此也能改善健康）。過去幾十年來，最受歡迎（特別是在醫學界）的營養策略就是低升糖飲食。升糖指數是一種相對性的數值，指的是碳水化合物吸收進入血液的速度快慢。高升糖食物很快就會流入血液，低升糖食物緩慢穩定，而中升糖食物則介於中間（升糖負荷除了碳水化合物的量，也有考量到質）。醫護和營養從業人員會根據升糖指數和升糖負荷來選擇食物，幫客戶維持健康的血糖值。理論上，這意味著更好的食物選擇、口腹之欲降低、大吃大喝的用餐方式減少，進而成功減重，變得更健康。可是，研究是否能為這些理論背書？我們來看看。

　　第一個要回答的問題是，低升糖飲食是否真的有助於減重？《加拿大糖尿病期刊》（*Canadian Journal of Diabetes*）近期發表了一篇統合分析，調查超過一千五百位遵循低升糖指數／升糖負荷飲食的過重和肥胖者，結果發現實行這種飲食方針六個月之後，達到的減重效果並沒有比高升糖指數／升糖負荷飲食還要高。[23]那麼，低升糖飲食和心臟病風險的關聯呢？考科藍審查（Cochrane Review）近期發表的一項統合分析，檢視了二十一個隨機對照試驗，結論是目前沒有證據顯示低升糖飲食對心血管疾病有何影響。[24]那對抗慢性發炎的說法呢？另一個檢視了二十八個隨機對照試驗的大型統合分析發現，低升糖指數／升糖負荷飲食對發炎細胞激素沒有任何顯著影響。[25]因此，低升糖飲食聽起來好像很棒，或許也能啟發人們朝全食物的方向靠近，但是它本身並沒有實質效果。然而，在現實世界中，情況比這複雜多了。這個理論的問題在於，一旦你把其他食物加進飲食裡（我們正常來說都會這樣做），添加的蛋白質、纖維和其他營養素，會讓你難以計算真正的升糖指數／升糖負荷是多少。[26]有一個研究發現，一顆大顆馬鈴薯（嚴格來說屬於高升糖指數、高升糖負荷）和一碗義大利麵條（低升糖指數、高升糖負荷）只是碳水化合物相差一倍而已，造成的升糖反應並無不同。[27]這是因為，組成食物的營養素和其他成分實在是太複雜了。所謂的低升糖指數／升糖負荷飲食最大的問題是，這類食物有可能含有非常密實的能量，像是造成血糖反應下降的大量糖或脂肪。研究人員做出這樣的結論：「單是低升糖反應一項，不見得代表健康。」

血糖反應不見得會使你增胖，但確實會導致血糖高高低低，讓你更有可能渴望甜食和零嘴（也就是增加卡路里攝取）。對我來說健康的食物，和對你來說健康的食物，兩者之間似乎有很大的差異。別忘了那個運用連續血糖監測儀所進行的突破性研究，在評估受試者進食的血糖反應後，研究者發現每個人的差異很大。[28]這樣的研究或許可以解釋，為什麼很多人即使實行了所謂的健康飲食，體重還是減不了。倘若血糖控制是人體健康的關鍵，這對運動員的燃料策略會又有什麼影響？新的連續血糖監測儀技術讓我們可以更仔細地觀察、評估，個別運動員對不同營養燃料策略所做出的反應。

感測器、連續血糖監測儀和二十一世紀的監測技術

血糖監測技術正為一些過去無法測量的領域點亮新道路，可能也會徹

底轉變運動營養的面貌。例如，連續血糖監測儀便讓研究者得以二十四小時監控血糖數值，完全不用抽血或刺手指。連續血糖監測儀會植入手臂背側，透過測量皮下組織的濃度，每一到五分鐘收集一次血糖數據。這個裝置是設計來評估第一型和第二型糖尿病患者的血糖控制，但是今天也有愈來愈多研究者、運動科學家和業餘運動員，會用它來評估個人對食物的反應。[29]壓力也會影響血糖，而連續血糖監測儀不僅能告知你對自己的燃料策略有什麼反應，也能透露其他因子如何影響你的血糖，像是心理情感上的壓力、睡眠不足、發炎、舟車勞頓等。除此之外，能在運動員平常的生活狀態下進行檢測，也可以提供最真實的數據。換句話說，運動員再也不必完全依靠實驗室，那種常跟現實生活脫節的檢測手法。

那麼，何謂正常的血糖反應？根據定義，空腹血糖值低於6.1微莫耳／公升即達到健康的血糖標準。這個標準其實蠻寬鬆的，因為相關研究指出，早晨空腹血糖和總死亡率之間的關聯，會在超過一百毫克／公合（5.5微莫耳／公升）這個數字之後開始增強。當然，不是只有空腹測量的數值才重要。吃東西後，你的血糖會出現什麼反應？世界衛生組織建議，假使在口服耐糖試驗中服用七十五公克的葡萄糖，兩小時後血糖應降至一百四十毫克／公合（7.8微莫耳／公升）以下。如果血糖值超過這道閾值，美國糖尿病協會（Amercian Diabetes Association, ADA）將認定你罹患第二型糖尿病的風險為偏高的。[30]

這對運動員有什麼意義？在菁英運動中，碳水化合物在比賽當天非常重要。因此，運動員總是受到鼓勵要多攝取碳水化合物，以支持訓練、肝醣貯存量，進而提升表現。[31]近期一項研究發現，十位次優秀運動員對碳水化合物和運動的血糖反應非常不一樣。在這十位受試者中，有四位在整個監測期間百分之七十的時間，都處於血糖高於一百零八毫克／公合（6.0

微莫耳／公升）的狀態。而且更驚人的是，他們的血糖數據一直都落在美國糖尿病協會所定義的糖尿病前期標準值以內。[32]我們一般人不會認為運動員在血糖方面會出問題，但是為了提升表現所做的密集訓練和補給，其實有可能對身體造成很大的壓力。當經過長時間的休息，血糖應該要恢復到基準點，卻依然很高時，特別令人擔憂。

身為教授和生理學專家的保羅·勞爾森（Paul Laursen）博士在菁英奧運體育圈工作將近二十年後，開始在自己和菁英運動員身上，發現早晨空腹血糖偏高的現象。勞爾森博士近期跟知名的耐力教練菲爾·馬費頓（Phil Maffetone）共同發表一篇論文〈有體能卻不健康的運動員〉（"Athletes: Fit but Unhealthy"），指出：「從事耐力運動正常來說不會出現生理、生物化學和心理情感方面的傷害，但是運動員出現這些傷害的發生率卻高得驚人。」[33]這感覺很弔詭：如果運動對身體這麼好，運動員怎麼會不健康？勞爾森解釋，「體能」和「健康」這兩個詞雖然時常互換，卻不是同一件事。體能的定義是「完成某件體力活動的能力」，而健康的定義則是「生理系統和諧運作的良好狀態」。勞爾森說，這兩者的區別很重要，他在實踐上也常看見兩者出現不一致的狀況。高水平運動員總把自己逼到極限，超過了健康與表現分道揚鑣的點，讓身體所有的系統都承受極大壓力。過度訓練純粹只是不健康的運動員會出現的結果嗎？我在第五章會進一步探索勞爾森的觀點。

影響空腹血糖的不只有食物，運動強度也扮演了一定的角色，會提高腎上腺素和去甲腎上腺素等兒茶酚胺，造成運動後出現高血糖症和高胰島素血症。[34]遺傳和年齡也扮演了關鍵角色。簡言之，如果你是一位運動員，在燃料策略方面遇到了困難，那麼你有可能是因為遵守「通用不分」的營養建議，而在損害自己的健康（進而影響表現）。連在人數這麼少的研究中，血糖對食物出現的反應都有這麼大的差異，表示每個人耐受碳水化合物的能力是很不一樣的。至於健康應用方面，連續血糖監測儀用在糖尿病患者身上，被發現跟體重減輕、體能活動增加、卡路里攝取減少，以及糖化血色素（三個月的平均血糖值）良好反應有關。[35]平時久坐的第二型糖尿病患者，在連續有氧運動期間使用連續血糖監測儀，在接下來的二十四小時裡，血糖出現改善。這些裝置也讓我們知道，糖尿病前期的人就算只是在健身房完成一次舉重訓練，也能顯著改善血糖。[36]此外，觀察研究顯示，使用連續血糖監測儀檢查血糖狀態的次數，跟成功控制血糖（以糖化血色素為依據）之間有著清楚的關聯。就像營養師給的建議一樣，願意順從是連續血糖監測儀能否成功的重要決定因素之一。使用連續血糖監測儀超過四十八天的第二型糖尿病患者，跟沒有使用這麼多天的患者相比，前者糖化血色素改善的程度是後者的兩倍。[37]運動基本上是改善胰島素敏感度（無論是在活動中或活動後）的絕佳策略，而且對血糖造成的正面影響可維持五天左右，之後才開始消退，顯示多動確實是健康生活型態的核心。[38]

高強度間歇訓練、健康與連續血糖監測儀

　　加拿大漢米頓麥克馬斯特大學（McMaster University in Hamilton, Canada）的人體運動學家馬丁・吉巴拉（Martin Gibala）博士在研究中發現，進行高強度間歇訓練對於久坐的人來說，是個比穩定狀態訓練還節省時間的替代選項，且兩種訓練方式帶來的好處是一樣的，都能降低心臟病風險、改善血管健康

與代謝能力。十五到二十分鐘就能獲得同樣的成果，何必訓練一個小時？大部分的人不運動的第一大理由就是沒時間，可見高強度間歇訓練確實是個不錯的方法。高強度間歇運動會對血糖有什麼影響？近期有個使用連續血糖監測儀進行的研究，將運動換算成總功，結果發現比起中強度穩定狀態有氧運動，過重和肥胖的受試者進行高強度間歇訓練，所出現的優良血糖數值維持得較久（延續到隔天）。[39]更令人驚豔的是，只做一次高強度間歇訓練就會出現這個效果。專家認為，肌肉徵召的提升與肌肉肝醣耗竭的速度變快，或許是導致受試者血糖反應優良的關鍵因素。其他研究發現，高強度間歇訓練也能降低過高的三酸甘油酯——心臟病和第二型糖尿病高風險人口常見的狀況。這些研究證實高強度間歇訓練，或許是一般大眾改善體能和整體健康的寶貴工具。

連續血糖監測儀會對運動員造成什麼影響？

現在，應該有很多運動員和教練在想，連續血糖監測儀究竟可以透露什麼有用的訊息給他們？日本的研究者便在超馬運動員身上，使用連續血糖監測儀，想要了解在一場一百公里的競賽中，血糖報告、跑步速度與表現之間有什麼關係。有兩位擁有超馬經驗的跑者參與這項研究，一位是專業運動員，另一位是高水平的業餘運動員。他們在開跑前進行了一連串的測驗，檢測最大耗氧量和乳酸閾值等，以判定賽前的基準體能。研究人員沒有指示他們該怎麼吃，他們可以在比賽過程中，遵循自己慣常的營養燃料策略。連續血糖監測儀發現了什麼？專業的跑者甲憑著乳酸閾值百分之89.9的相對強度，花了六小時五十一分鐘，跑完一百公里，並在期間攝取兩百四十九公克的碳水化合物；相較之下，高水平業餘跑者乙的相對強度是百分之78.4，他以八小時五十六分鐘的時間，完成一百公里競賽，期間攝取了三百六十六公克的碳水化合物[40]（見圖3.1）。專業的跑者速度較

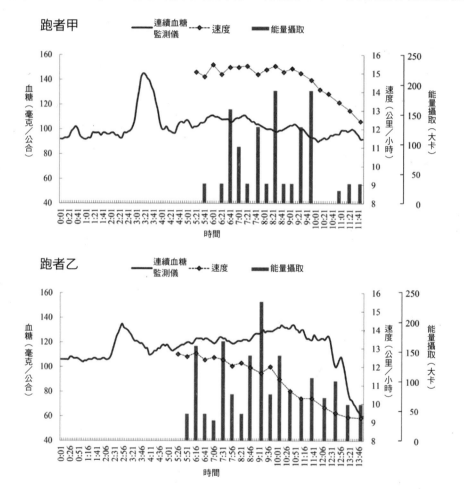

圖 3.1・跑者甲與跑者乙比賽當天的血糖變化，以及一百公里競賽期間的跑步速度和能量攝取。比賽早上五點開始。資料來源：Yasuo Sengoku et al., "Continuous Glucose Monitoring during a 100-km Race: A Case Study in an Elite Ultramarathon Runner," *International Journal of Sports Physiology and Performace* 10, no. 1(2015), http://doi.org/10.1123/ijspp.2013-0493。

快、需要的燃料較少，這並不叫人意外，所以這些數據還告訴了我們什麼？首先是兩位跑者的空腹血糖差異。跑者乙起床後的血糖值，在經過一整晚的空腹狀態後，遠高於一百毫克／公合，而跑者甲則是低於一百毫克／公合（較為理想）。再來，跑者甲吃完早餐後，連續血糖監測儀出現一次高峰，但是很快就回到基準點，在一個小時內就恢復到跟早晨空腹血糖很接近的數值；另一方面，跑者乙的早餐產生的高峰沒那麼高（可能吃得較少），卻花了超過九十分鐘的時間才回到基準點，而且最後仍高於一百毫克／公合。

那麼，兩位運動員在競賽期間採取的燃料策略呢？跑者甲在整場比賽中緩慢攝取碳水化合物，血糖在競賽的前半段都相對穩定（介於一百到一百一十毫克／公合之間）。研究者認為，專業超馬跑者在競賽中，常會出現較大的肝臟血糖輸出，可能是使得他的血糖能夠維持穩定、中樞神經系統和激素訊號傳送運作優良的原因。[41]跑者乙的情況就截然不同了。他在比賽開始不久便補充燃料，時常導致血糖升到一百二十到一百三十毫克／公合之間，且數值在前六個小時之中持續升高。到了八十公里的里程碑，他的血糖往下掉，最後驟降，使他再也跑不動，無法維持速度。

維持血糖的能力對超馬表現起到舉足輕重的作用。然而，運動員一定要小心不可「過度補充燃料」。傳統的觀念是，努力操練的運動員很少會有高血糖的問題，而是應該注意低血糖造成表現不佳。可是，連續血糖監測儀告訴我們，跑者乙在比賽中確實過度補充了燃料，導致表現受到影響。耐力運動員在比賽當天雖然需要碳水化合物來提升表現，但是每位運動員的理想劑量都不一樣。提升耐力表現所需的理想燃料量是非常因人而異的，專業與業餘運動員的差異又特別大（第五章會談到更多）。其他在次優秀運動員身上使用連續血糖監測儀進行的研究也證實，高血糖比低血糖（教練傳統上會特別警戒的典型狀況）更需要擔心，就連有達到自己的能量需求、碳水化合物攝取量，比一般建議耐力運動應攝取的量還少的業餘運動員也是如此。[42]研究者點出，往後應該要有更多研究進一步了解這個現象，評估其對運動員健康的影響。

　　顯然，訓練對血糖的影響很大。可是，在運動員沒有進行訓練的那些時間，還有什麼因素最會影響血糖？首先，壓力扮演了非常大的角色。皮質醇與腎上腺素會被歸類為糖皮質素是有原因的——它們對血糖造成的影響很大。總在奔波、忙於工作或課業，或是心理和情感方面的壓力很大，都會影響血糖控制。睡眠也是另一個要角。即便只是一晚睡不好，隔天早上血糖對早餐產生的反應也會很糟。此外，睡眠時數長期不足，也會使空腹血糖值變高。接下來，發炎跟靜止血糖也有緊密關聯。發炎可視為胰島素和血糖機能不良的上游。久坐的人若有多餘的體脂肪，會導致促進發炎的內臟脂肪組織堆積在腹部，提高發炎指數，讓發炎的「雜音」淹沒重要的訊號傳送路徑。在運動員身上，誇張的發炎反應可以視為過度努力，和過度訓練症候群的早期標記。最後，跨越多個時區的長途飛機旅程，不僅會打亂晝夜節律，也會打亂血糖。研究顯示，長途旅行之後會出現血糖變差、發炎反應誇大，和腸道通透性增加等狀況。這些因素全部都是會影響血糖的重大壓力源。不過，連續血糖監測儀在運動員身上的應用，還處於初期階段，所以我們應靜待未來幾年的成果。

抑鬱與高血糖

　　讓我們回到血糖控制的重要性。心理與情感健康是巔峰表現新科學的基石。我們在本書的「基礎」這個部分已經討論過，各個層面的健康是互相緊密連結的。睡不好，心情就會受影響；腸道機能不良，心情就會不佳;血糖控制得不好,心情也會不美麗。現在,有愈來愈多文獻指出高血糖(與胰島素機能不良)和抑鬱之間的強烈關聯。北歐的研究發現,糖化血色素和胰島素升高,跟憂鬱症風險增加有明顯的關係。他們也發現,胰島素出現抗性的年輕人出現重度憂鬱的可能性會提高三倍。[43]另一個發表在《糖尿病照護》的研究在超過四千名的受試者身上發現,抑鬱症狀跟空腹與三十分鐘後的胰島素升高之間,有高度關聯。[44]研究者特別指出,抗憂鬱藥物無法改變這層關聯,因為藥物針對的是神經傳導物質(如血清素和多巴胺),不會影響血糖和胰島素機能不良。

另一個會影響血糖的因子是發炎。輕度全身發炎會導致促炎的細胞激素製造過量,而細胞激素跟抑鬱之間也有強烈關聯。[45]知名的《新英格蘭醫學雜誌》(New England Journal of Medicine)近期回顧了相關研究,顯示慢性發炎和今天最常見的慢性病(包括憂鬱症)之間具有關聯。[46]目前的醫學文獻告訴我們,過重或肥胖的人,很有可能有輕度的全身發炎現象。然而,這個狀況也很常出現在光譜的另一端——把身體操到極限的運動員。

運動員也會有憂鬱症。德瑪爾·德羅展(DeMar DeRozan)就是一個很好的例子,他好像擁有全世界,是NBA的全明星球員、受到粉絲愛戴,最近還簽了超過一億三千萬美元的合約。對一個來自洛杉磯康普頓(Compton)的年輕小伙子來說,他絕對屬於人生勝利組。但,事情沒那麼簡單。2018年,德羅展告訴粉絲他經常出現憂鬱傾向。可是,在職場和財力上大獲全勝的人,怎麼可能心情低落?憂鬱症的定義是連續十二個月以上心情低落,估計有百分之七左右的成年人罹患。[47]青年人的比例更高,而大學運動員的憂鬱症比例,更是全國平均值的兩到三倍。其中,又以女性大學運動員的風險最高。[48]受傷、表現和職涯盡頭的未來展望,都是運動員憂鬱的常見原因。還有一個會造成心情低落與憂鬱的根本原因常受到忽視，那就是血糖機能不良。本章前面已經談過，訓練會對血糖造成負面影響。依循正確的飲食來達到理想的血糖值，是降低心情低落與抑鬱的第一步。

限時進食、畫夜節律和壽命

營養師和醫生永遠都會爭論什麼才是對人體健康最好的飲食。然而，不僅吃什麼很重要，什麼時候進食也很重要。加州索爾克研究所（Salk Institute in California）的教授和畫夜節律研究者薩欽‧旁達（Satchin Panda）博士發現，將進食時間限定在八到十小時之間，可改善代謝健康。開始有一些研究指出，深夜進食會打亂畫夜節律，進而干擾血糖控制，引起破壞性的發炎反應。旁達的研究透露，現在的人一天的進食時間範圍長達十五個小時，最早是在起床後吃吐司或麥片當早餐，最晚是在睡前時間已經很晚的時候，在沙發上吃點心或喝杯酒。旁達博士提出不在深夜吃東西的簡單方法，以改善血糖，對抗肥胖、第二型糖尿病和代謝不良。在他的著作《畫夜節律密碼》（*The Circadian Code*）中，旁達點出從古至今只有一個恆久不變的常數：太陽每天早上升起、每天晚上落下。這就表示，我們的激素、器官和體內的每一個細胞，都是根據二十四小時的生理時鐘在運作。[49]研究顯示，健康的成人就算只有延遲十天的睡眠時間，也會打亂畫夜節律和飲食模式，造成血糖、胰島素和血壓上升。[50]事實上，研究者若強迫受試者連續熬夜幾晚，就會導致胰島素敏感度下降、體重增加。上大夜班跟肥胖、第二型糖尿病、心臟病和特定癌症有強烈關聯。2012年，旁達使用基因一模一樣的老鼠進行一項開創性研究。他把老鼠分成兩組，一組二十四小時都吃得到高脂高糖的食物（等於加工食品），另一組雖然也能吃到相同的食物，但是只提供八小時。兩組老鼠吃的總卡路里是一樣的，但隨時可以吃到東西的老鼠，跟限時進食的老鼠相比，卻變得更胖、病得更重。[51]在以人類為研究對象的實驗中，屬於糖尿病前期的人，如果在十二個小時的時間內一直吃東西，其胰島素功能會比在六個小時內吃下同等份量食物的人還糟，氧化壓力、血壓和口腹之慾也更高。[52]現今的食物環境，二十四小時都充滿超美味的加工食品，無疑造成人們傾向隨時隨地進食，而後果就是生病機率增加、健康壽命變短。不過，一般人當然跟需要大量卡路里和頻繁進食，以便支持訓練和表現的運動員是不一樣的。然而，這項研究確實加強了半夜吃零食對運動員不好的觀念，而且也證實了這句常見的口訣：「早餐吃得像國王，午餐吃得像貴族，晚餐吃得像乞丐」。

植物、多酚與壽命

在本章的開頭，我有提到一個物種的壽命，跟牠們的細胞對氧化壓力的抗性有強烈的關聯。假使個體能夠增強細胞對氧化壓力的抗性（進而延長壽命），問題就在於牠們是怎麼做到的。如果你過重或代謝健康不佳，減少卡路里、根據晝夜節律來進食，都是改善血糖、抵抗慢性肥胖症，和第二型糖尿病的有效策略。但是，假如你本來就擁有健康的體重，或者你是一位運動員呢？還有什麼可能延長壽命？

一切就從飲食開始。蔬果和香料含有植物性化合物，會在體內引起毒物興奮效應。攝取低劑量的植物性化合物壓力源，會產生有益的生物反應，結果就是生理和心理健康有所改善。植物中天然產生的化合物「多酚」，可活化單磷酸腺苷活化蛋白質激酶，對血糖、第二型糖尿病和代謝症候群，帶來正面的效果。葡萄和葡萄酒中的白藜蘆醇、蘋果和洋蔥等蔬果中的槲皮素、黃豆中的金雀異黃酮、綠茶中的表沒食子兒茶素、黃連中的小蘗鹼和薑黃中的薑黃素，全都是可活化單磷酸腺苷活化蛋白質激酶的多酚。[53]內臟、綠花椰菜、菠菜等食物富含硫辛酸，這種可以將水溶和脂溶性介質裡的活性含氧物，加以消滅的抗氧化物，同樣能夠活化單磷酸腺苷活化蛋白質激酶，改善代謝症候群和心血管疾病。[54]有趣的是，單磷酸腺苷活化蛋白質激酶也有助於調節由下視丘所負責的食慾。[55]多酚似乎是身體用來促進細胞抗性和健康的關鍵訊號。但，增加每日的多酚攝取量，是不是真的能讓你活得更長久？《營養學期刊》（*Journal of Nutrition*）近期發表的一項研究，以八百零七位超過六十五歲（經過十二年後追蹤）的義大利人為研究對象，發現飲食富含多酚的受試者（多於六百五十毫克／每日）整體的死亡率，比依循低多酚飲食（少於五百毫克／每日）的受試者少了百分之三十。[56]

還有什麼會影響壽命？具有保護作用的重要訊號傳送路徑有好幾百條，但是Nrf2路徑似乎特別重要，可調節超過兩百種保護細胞不受毒素，與有害物質傷害的基因。[57]這些保護基因會將蛋白質編碼，使其中和、去除內在和環境毒素的毒性，並且調節細胞週期和成長的重要因子，同時維持高品質的蛋白質體（也就是基因體所有的蛋白質，可在特定時間表現出來）。[58]研究者也發現，Nrf2路徑愈來愈受到證實是預防癌症、神經系統退化和發炎的關鍵因子。[59]簡單來說，Nrf2路徑可防止體內外壓力源傷害細胞。

對運動員來說，Nrf2路徑最大的好處或許是消炎。訓練時不斷操練自己，就會在有益和有害的發炎界線之間游走。你可以如何增進消炎的Nrf2活動？營養就是首要之務。全食物飲食中多樣的生物活性營養物質，能夠活化Nrf2訊號傳送路徑。比方說，十字花科的蔬菜富含異構硫氰酸鹽和蘿蔔硫素，可引起一連串的Nrf2反應；蒜頭和洋蔥裡的有機硫化合物也有這個功效；黃豆含有大量的異黃酮，是很強大的Nrf2活化物質。金雀異黃酮這種異黃酮，特別具有神經保護、抗氧化與認知功能保存的效果。綠茶和薑黃的多酚也能活化Nrf2路徑。不過，並非只有食物可以打通Nrf2路徑。劇烈的有氧運動也會引起Nrf2的訊號傳送，提高身體的抗氧化防護機制。有氧運動的強度愈大，Nrf2刺激愈大。[60]這又再次證實運動就是萬靈丹（對長壽非常重要）！由於Nrf2會影響許多跟年齡有關的疾病和過程，長壽專家便說了：「Nrf2在壽命方面扮演了至關重要的角色，並能確立健康壽命的長度。」這顯示只要我們為身體提供對的訊號、減少發炎產生的背景雜音，你就可以改善健康和表現。

血糖解決方案：進行檢測，不要猜測

世界上並不存在一個適合所有人的完美飲食。人類的生理機能強健又容易適應，因此評估血糖可以判定運動員偏好的飲食策略，是否真的奏效，能支持他們的健康與表現。建立基準點時，要記得應該讓運動員在季前的休息階段進行測試。我接下來會簡單討論幾個合適的檢測。

糖化血色素

糖化血色素是一種血液測試，可以估計出三個月的平均血糖值。這是評估客戶健康的優良基準點。請把目標放在百分之5.5或以下。別忘了，糖化血色素有時間依存性，也就是其數據反映的是較近期的血糖狀況。[61]

HOMA-IR

HOMA-IR計算的是胰島素抗性，得到的數字可以讓你一窺自己的健康狀態。這個工具非常適合用來評估一般大眾，或是希望訓練期間可以改善健康的業餘運動員。理想的目標分數為0.5到1.4。如果超過1.9，很有可能表示胰島素出現抗性的初期，高於2.9則表示胰島素抗性明顯嚴重。

果胺糖

果胺糖血液測試會檢測糖化白蛋白（幾乎就等同所有的血清蛋白），而不是只測糖化血色素等血紅素。由於白蛋白每兩個星期左右就會換新一次，因此果胺糖提供的是兩到三週的血糖平均值。[62]這個測試通常是用在血糖控制出問題的客戶或運動員身上，可以快速了解進步的情況（跟較長時間的糖化血色素相比）。理想的範圍是一百八十到二百二十三微莫耳／公升。

丙麩氨酸轉移酶（肝臟酶）

丙麩氨酸轉移酶是一種肝臟酶，跟血糖機能不良、胰島素抗性和脂肪肝疾病有關，通常是代謝健康不佳的早期警訊之一。丙麩氨酸轉移酶的理想範圍是小於三十單位／公升。

高敏感度C反應蛋白

C反應蛋白可用來測量全身發炎。通常，過重或身材走樣的程度愈高，發炎程度也愈高。理想範圍是小於0.8毫克／公升。

＊　＊　＊

運動員健康對他們的訓練、表現和復原能力非常重要。這就是以人為本的法則，世界各地專業體育的菁英表現人員，現在都明白了這層深刻的連結。醫學之父希波克拉底曾經說過：「健康是人類最大的福祉。」我們經常不懂得愛惜健康，直到沒了健康才感到懊悔，運動員也是一樣。獲得適當的睡眠、腸道多樣性和理想的血糖控制，都是支持運動員健康的好方法。現在，你確立了基本健康，可以準備開始訓練和比賽了。

PART TWO

燃料

「有想要贏的決心不重要；要有願意做好充足準備，
讓自己贏的決心才重要。」

——保羅·「大熊」·布萊恩特（Paul "Bear" Bryant）

CHAPTER

4

體態營養學

在2015年加拿大多倫多炎熱潮濕的夏季時節裡,多倫多楓葉隊（Tornoto Maple Leafs）的NHL全明星球員菲爾・凱塞爾（Phil Kessel）正從事休賽季期間他最喜愛的夏日活動:打高爾夫和釣魚。就在這個時候,凱塞爾在某個高爾夫慈善活動中吃熱狗的照片,在媒體上引起軒然大波。為什麼?分析家對這位隊長毫不在意營養、沒有隨時做好準備的態度,向來大肆批評,說凱塞爾「太胖」、「吃太多熱狗」、「不夠結實」。現在正值休賽季期間,楓葉隊試圖培育年輕球員重建球隊,而媒體此時公開質疑凱塞爾的領導能力,擔心他的惡習會帶壞年輕的楓葉隊球員。這讓我們開始思考一個有趣的問題:較高的體脂肪比例是否會直接影響運動員的表現?菲爾・凱塞爾的情況很有趣,因為媒體報導中沒有提到的是,菲爾的體脂肪看起來雖高,但他卻是隊上速度最快、最強壯的球員之一,在楓葉隊所有的表現方面都是最優秀的。此外,凱塞爾在過去這八個賽季（五季是在多倫多楓葉隊,三季是在匹茲堡企鵝隊〔Pittsburgh Penguins〕;在企鵝隊時,他兩度贏得被認為是體壇最難摘的史丹利盃〔Stanley Cup〕）以來,從未因受傷而錯過任何一場比賽。在冰上曲棍球這個凶狠野蠻的圈子裡,能做到這點可是不容易。假如運動員最強壯、最迅捷、受的傷又最少,體脂肪有一點高又如何?體脂肪高會不會反而很有利?這個問題很複雜，裡頭含有許多眉眉角角，現在就來探討吧。

　　球隊運動的運動員真的要瘦才能有好的表現嗎？精瘦的體態真的有助於表現，還是只是理想的訓練、正確的營養，和優良的基因帶來的副產物？羅格斯大學健康與人類表現實驗室（Health and Human Performance Lab at Rutgers University）的負責人尚恩・雅倫特（Shawn Arent）博士說，他在整個賽季期間為自己的運動員檢測身體組成，主要有兩個原因：評估受傷的風險和監測賽季期間的瘦肌肉質量流失程度（因為這會讓表現打折扣）。可是，要到什麼時候運動員才會被認定是太瘦，開始出現報酬遞減？又要瘦到什麼程度，運動員恢復和維持健康的能力才會受到阻礙？

　　身體組成對於體操、花式溜冰、舞蹈等美學運動，以及奧運舉重、綜合格鬥、拳擊等體重需要達標的運動來說，特別重要。菁英運動非常重視外表。每年在NFL的選秀大會上，教練和星探都會齊聚一堂，參與所謂的「內衣奧運」，看沒穿上衣的運動員展現自己優異的體育天賦。布萊德・彼特在《魔球》這部棒球電影中飾演比利・比恩（Billy Beane），一針見血地說了一句很有名的台詞：「你是想跟他約會，還是在選秀時選他？」同樣地，在NBA的圈子裡，選手的身材雕塑程度也會（有意識或下意識地）影響他們的選秀本錢，或者他們能否成隊。有大量研究點出了個別運動項目的身體組成大致範圍。當然，這些只是大體上的觀察，真正重要的問題是：運動員需要愈多肌肉才能表現得愈好嗎？他們需要變瘦才能贏得比賽、成為冠軍嗎？或許是，也或許不是，一切都要看脈絡而定。

　　在以力量和功率為基礎的運動中，體型和肌力是成功的關鍵，因此運動員時常無法維持精瘦的體態。在這樣的脈絡下，表現比身體組成重要。目前並沒有證據指出，光憑身體組成就能預測運動員的表現（凱塞爾就是一個很好的例子）。[1]當然，身體組成還是有一個理想範圍，但是並沒有嚴謹精準的數字必須達成。在今天這個媒體毫不留情的世界裡，運動員通常會希望自己精瘦又充滿肌肉線條，但是他們通常也不明白，到了某個程度這樣做，會對表現有負面影響。弄清楚自己的目標是很重要的。假如你是以健美或體態為核心的選手，那麼你就可以接受表現下滑，因為專注在體態上能讓你更接近終極目標；但是，如果你追求表現，就不要追求體態。在球隊運動中，為了增加體型而犧牲速度是有限度的，否則犧牲到了某個程度，表現就會打折。如果你體型變大，但卻犧牲了技術、策略或心理方面的優勢，那你可能就無法發揮最佳表現。話雖如此，在自行車和長距離賽跑等眾多耐力運動中，運動員的功率與體重比仍是表現的關鍵。因此，這些運動員對於保持精瘦的體態，有比較大的壓力。總之，一切都跟脈絡有關。

還有另一個層面要考慮：有些運動員必須達到某個體重才能參賽，體重無法落在標準之內的人，就不可以比賽。這對拳擊手、綜合格鬥家和其他想參賽就得達成目標體重的選手來說十分嚴苛。不幸的是，這些運動員絕大多數仍然會使用未經證實、風險高、有時甚至致命的老派方法，讓自己在賽前減輕體重。[2]姑且不論健康方面的風險，如果體重掉得太快，你還可能因為肌肉質量減少、肝醣指數未達標和脫水等原因而影響表現，而這些都是快速減重期間常會出現的狀況。總之，舊有的思維會影響你的表現能力。在格鬥競賽中，你很難有第二次機會。

在這一章，我將回顧能量平衡的基本原理、探討增肌的營養原則、提出變瘦並達到理想體脂肪的系統化方法、檢視專業的運動科學家如何把實證的營養方法，應用在格鬥比賽的「體重」目標。最後，我將回顧檢測運動員身體組成的各種評估工具。你將學到世界級的專家把自己的運動員帶往巔峰的做法。

能量公式：一切都跟平衡有關

根據定義，一卡路里是「將一公斤的水提高攝氏一度所需耗費的能量」。在目前為止的文獻中，這是個非常有效又經過證實的方法，可以測出食物所含的能量，進而得知你應該在營養計畫中納入多少食物。然而，卡路里這個詞最近彷彿變成一種髒話似的，沒人敢提。所謂「卡路里不重要」或「卡路里神話已被拆穿」等言論，在網路部落格和社群媒體上瘋狂流傳，就連一些看似實證、備受尊崇的醫生及相關從業人員也在說這樣的話。難怪運動員和一般大眾會困惑不已。

要改變身體組成，還是得看攝取和消耗卡路里的量。到目前為止，暗示身體要成長或削減的最大因子，依然是卡路里。一切都跟能量平衡有關，卡路里還是關鍵所在（不管你想不想計算）。然而，探討得愈深入，事情就愈複雜。先讓我們來回顧能量平衡公式的重要層面（圖4.1）。

能量攝取該考量的層面

食慾是保持體重的必備條件。從演化角度來看，人類的天性是生存與傳遞基因，而要做到這兩件事，你就必須維持健康的體重。我們的祖先有百分之99.5的時間，不知道自己的下一餐在哪裡。食慾和提示飢餓的機制是生存的必要條件。在這個時期，可以輕易貯存體脂肪是演化優勢，因此這個優良基因便被傳遞給後代，以確保物種生存。[3]今天，我們的食物環境已經大幅改變。在過去半個世紀以來，食物的風景已經完全被愈來愈容易取得的加工食品所改造。史蒂芬・基文納特（Stephan Guyenet）博士在他的精采著作《住在大腦的肥胖駭客》（*The Hungry Brain*）中提到，我們的大腦天生就會尋覓卡路里含量高的食物，好讓體重增加、促進繁殖與生存。今天，環境中充斥科學家設計要讓我們愈吃愈多的加工食品，極度美味，而且隨時隨地吃得到。這些鹽、脂肪和糖的比例都設計得恰到好處的加工食品，會傳遞多巴胺這個獎勵訊號給大腦。其實，吃零食是近期才出現的現象，正是加工食品熱潮造成的。美國國家糖尿病與消化和腎臟疾病研究所的凱文・霍爾博士在研究中指出，過去四十年來，光是吃零食所造成的卡路里過量，已經升高到每日四百二十五大卡。[4]卡路里過量就足以成為今日肥胖症流行病的元凶。食物環境很複雜，在體重控制上扮演了很大的角色。

最後，心理也是能量攝取的另一個重要因素。你是否覺得自己好像被迫遵循一種充滿限制又平淡無味的飲食？你的運動項目是不是充滿過度強調體重和外在形象的教練和運動員？你在心理或情感方面是否遭遇挫折，並使用食物作為慰藉？在控制食物攝取時，心態是很重要的。節食有時候極其困難，所以使用經過實證的方法才如此重要。

能量消耗該考量的層面

靜止代謝率指的是生存所需的卡路里能量，通常是在早上起床後盡快進行，靜靜躺在黑暗的實驗室使用代謝儀器測量。心臟和腎臟霸占了最多靜止代謝率能量，一天大約可以使用每公斤四百大卡；大腦和肝臟也用了不少，分別是每公斤兩百四十到兩百大卡。[5]一般減重客戶（過重、肥胖或久坐）的靜止代謝率相當於每日燃燒的總卡路里的百分之六十到七十（非常多！）。換個角度來看，上健身房鍛鍊肌肉，每天只為靜止代謝率貢獻了十三大卡／公斤，只是能量消耗的一小部分而已。這點很重要，因為減重時，代謝率也會跟著下降。卡路里倘若降得太快，靜止代謝率也會很快見底。除此之外，如果減重減得太猛烈，還會燃燒掉寶貴的肌肉質量。你一定要很有策略地通過代謝下降的這一關，這可能因此放慢減重的速度，讓你沒有進展或甚至退步。雖然這麼說，長期來看，肥胖患者初期體重快速下降，確實顯示了較好的結果，所以假如你是從業人員，應該把客戶的背景納入考量。如果你是一位運動員：靜止代謝率比你的每日總能量消耗還要少，這不難理解，畢竟你有在訓練。若是專業的耐力運動員，靜止代謝率只占了每日總能量消耗的百分之三十八到四十七，而肌力和球隊運動員則是百分之五十左右。快速減重會對運動員造成很大的問題，因為瘦肌肉質量大幅減少很可能影響表現。[6]

在現實生活中，大部分的教練並沒有代謝儀器這類的實驗室設備，可以準確評估客戶的靜止代謝率。這不成問題，因為你可以使用針對特定人口的靜止代謝率公式，最常見的有女性專用的昆寧罕公式（Cunningham equation），和男性適用的哈里斯－班尼迪克公式（Harris-Benedict equation）。預估的靜止代謝率和實驗室檢測出來的實際數據若有誤差，可以看出運動員是否過於疲勞，或訓練過度（第三部「復原」會提到更多）。計算靜止代謝率最大的問題是，靜止代謝率一直在變動。一邊減重，靜止代謝率會一邊下降。降多少？沒有人確定，而且每個人降的幅度差異甚大。靜止代謝率會根據你食物的多寡、訓練的多寡、睡眠的多寡、胖瘦程度、年齡、性別，以及心理和情感方面的壓力源而改變（表4.1）。[7]簡言之，你就像在追逐一個不斷移動的標靶。客戶體重掉了，新陳代謝會改變；他們限制卡路里，新陳代謝會改變；訓練變頻繁、身材變瘦，新陳代謝也會改變。球門柱一直在變動，要訂出卡路里的攝取量就會十分困難。

表4.1｜影響代謝的因子

增加新陳代謝的因子	減少新陳代謝的因子
炎熱	老化
寒冷	訓練量減少
急性壓力	訓練強度降低
恐懼	肌肉（或無脂肪質量）減少
高海拔	月經週期：第一階段（卵泡期）
受傷	慢性壓力
咖啡因	
藥物	
瘦肌肉增加	
月經週期：第二階段（黃體期）	

資料來源：M. M. Manore and J. L. Thompson, "Energy Requirements of the Athlete: Assessment and Evidence of Energy Efficiency," in *Clinical Sports Nutrition*, 5th ed, eds. Louise Burke and Vicki Deakin (Sydney, Australia: McGraw-Hill, 2015), 114-39.

　　確立靜止代謝率之後，你必須找出每天進行的活動造成的能量消耗。每天完成工作的各個事項，你會消耗多少能量？你是否一整天很少運動？你的工作需要久站嗎？你的工作屬於勞力型的嗎？這些問題全都必須納入考量。再來，運動項目跟能量消耗有很大的關係。健美先生即使一週到健身房報到六天，消耗的能量也不會比籃球、足球或冰球運動員揮汗練習兩小時來得多（而且他們練習完後還會上健身房）。使用網路上的代謝當量表，就能知道一個人進行某種體能活動所消耗的能量，確定訓練讓你耗費了多少能量。[8]

　　非運動性能量消耗這個科學名詞指的是，起床後做完一天活動所燃燒的卡路里量。走路、踱步、走樓梯、拿購物袋、看著待辦事項清單發愁、跟小孩玩、跟朋友聊天等，都會增加非運動性能量消耗，是減少脂肪的重要元素之一。如果是身強體健的人，非運動性能量消耗會占據每日能量消耗的百分之五十，久坐的人則僅占百分之十五。因此，讓過重的客戶動一動是減重成功的關鍵。[9]工作行程忙碌和家中有小朋友的人常被迫久坐無運動，所以平常想辦法讓自己多動一下，是支持健康與減重的好方法。

　　最後，飲食中巨量營養素的分解，不僅會影響你攝取的卡路里，也會影響消耗的卡路里。有些食物消耗身體的能量比其他食物多，這個現象就稱作食物產熱效應。蛋白質的食物產熱效應最大，身體得耗費百分之二十五到三十的卡路里來處理它；碳水化合物只會花費百分之六到八，脂肪則是百分之二到三。[10]長不了肌肉的人之所以得在飲食中增加這麼多卡路里，是因為吃得愈多，同時也會因為食物產熱效應而燃燒愈多能量。食品加工與精煉也會影響食物產熱效應。研究顯示，跟吃加工食品相比，吃全食物會使食物產熱效應增加一倍，也就是身體會花一倍的卡路里分解這類食物。飲食中若含有大量加工食品，食物產熱效應就會驟降。因此，你的主要目標若是身體組成，最好減少飲食中的加工食品。[11]話雖如此，蛋白質含量有助於減緩包裝食品的負面效應，所以加工食品若含有蛋白質，帶來的效果也可以跟全食物一樣好（有時候甚至更好）。[12]

　　計算能量平衡是非常複雜的：食物標籤會有百分之三十的誤差值；客戶的飲食日記常常不準確；體重下降就會減少能量消耗，你因為比較輕，所以訓練時動到的體重較少。同樣程度的活動產生的腺苷三磷酸也就變少。這些動態變化可統稱為適應產熱效應。假如你減了4.5公斤，就會少燃燒指定體重的百分之十五卡路里，非常驚人。如果將大部分的人口都算進來評估，有些人甚至只燃燒預估卡路里的三分之二。[13]專家相信，「打或逃反應」（交感神經）驅動增加，以及甲狀腺活動減少，是這些動態差異的重要影響因子。能量消耗很複雜，但你需要一個起始點和一份地圖。運動員的水平愈高，你的估算就必須愈準確。所以，這項實證研究給了哪些指導方針，讓運動員可以體型更龐大、體態更精壯，或者是為比賽達到理想體重？在探索世界頂尖的專家提供的見解之前，先讓我們確定你的目標是什麼。

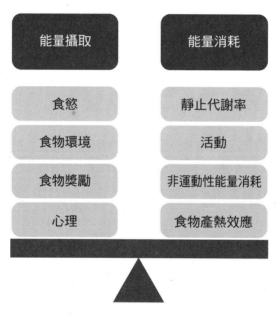

圖 4.1・ 能量平衡公式

擁有清晰的目標，懂得取捨

想要達到理想的結果，清楚定義目標是最首要的一步。你的目標一定要很清晰。健康、身體組成和表現是三個截然不同的目的地，你愈是努力追求其中一項，就愈有可能犧牲其他兩項的收穫量。許多客戶和運動員以為自己可以同時達成三個目標，但是很遺憾，這是不可能的。想要成為菁英，就得做出犧牲。例如，假如表現是你的目標，那你很有可能（但並非絕對）會離理想的健康和身體組成愈來愈遠（圖4.2）。追求身體組成，或把理想健康放在第一位，到了某個地步，就會使你的表現能力受限。同樣地，假使美學和六塊肌是你的目標，你就很有可能犧牲你在健身房的表現，沒辦法舉起太重的槓鈴或維持強度，而且如果變得太精瘦，還有可能損害健康。運動員身體不健康，常常會容易生病，進而錯過許多訓練，最終無法發揮菁英表現。這之間的平衡點十分微妙。總之，想真正達到菁英的境界，你很有可能就得捨棄其它層面（這並沒有什麼大不了）。花點時間確定自己的首要目標，你的旅途就會更有效率。

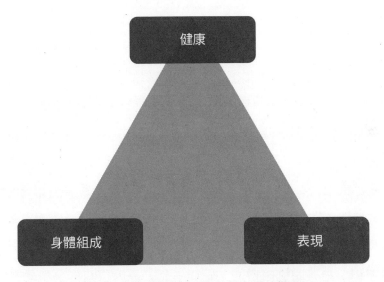

圖 4.2 · 身體組成、健康與表現的難題

增加質量的生理機制

　　壓力是成長必備的要素。無論是在健身房、學校或職場，都會有壓力刺激我們進步。壓力讓你變得更強、更苗條、更精瘦、更聰明。在肌力與增肌這個科學領域裡，有一位傳奇人物布拉德・施費德（Brad Schoenfeld）博士，他是利曼學院人類表現實驗室（the human performance lab at Lehman College）的主任，兼NHL紐澤西魔鬼隊（New Jersey Devils）的表現營養師。施費德博士強調，從業人員應該具備「身體對運動壓力做出的反應與適應等基礎知識」。就讓我們快速回顧一下。初期的訓練適應主要是受到神經系統的驅使，因為肌肉徵召加強、頻率編碼和同步化而使肌肉活化增加。[14]肌肉纖維徵召依循亨尼曼的大小原則（Henneman's size principle），也就是肌肉產生肌力的能力，跟肌肉大小有直接的關聯。肌肉纖維徵召主要受到兩大因素影響：施力大小與發力率，因此舉起愈重的槓鈴，並試圖更快速地舉起槓鈴（即使承重變大，速度理應變慢），就能達到肌肉纖維徵召。

　　增肌的訓練適應主要受到三大因素所驅使：肌張力、代謝壓力和肌肉損害。不過，說到訓練時，哪一項才是最重要的考量因素？施費德博士說，證據指向肌張力。[15]肌肉細胞的受器對於負重的大小（有多重），和時間長度都很敏感。這就是為何使用很輕的負荷進行重訓到力竭的程度，就能達成增肌。[16]只是，較輕的槓鈴需要花較久的時間，才會出現疲勞，對運動員並不理想（但對年紀較長的人口很棒）。代謝壓力和運動期間產生的代謝物，也有助肌肉增加，研究者認為原因很可能是肌肉激素的產生、激素地域的改變，或純粹由於肌肉因訓練而腫大。肌肉激素是一種訊號傳送分子，屬於細胞激素（第八章會談到更多），舉重時在肌肉細胞內產生。它對肌肉的生長與分解能力，具有獨特的影響。[17]最後，肌肉損害是個常存有誤解的領域。運動引起的肌肉損傷確實可提升肌肉適應，但施費德博士指出，證據也顯示過度傷害會對增肌造成負面影響。[18]換句話說，不是愈多損害愈好，你必須找到剛剛好的點。現在，你已經喚回肌肉生理機制的相關知識，就讓我們開始認識增肌的營養學吧。

增肌營養學：長肌肉有困難者、哺乳動物雷帕黴素靶蛋白、肌肉蛋白質合成

說到增肌，卡路里最重要；肌肉適應受到卡路里攝取很大的影響。身為運動員的你一定要達到正能量平衡，才能增加質量、達成目標，因為假如能量平衡變成負的，身體很快就會發出訊號，進行分解代謝（分解肌肉），而非合成代謝（創造肌肉）。例如，限制卡路里會減少肌肉蛋白質合成、增加重要的生存訊號傳送路徑。[19]卡路里赤字也會活化單磷酸腺苷活化蛋白質激酶（細胞內感覺到燃料的酶），進而削弱哺乳動物雷帕黴素靶蛋白（可調節細胞生長的訊號傳送路徑）的活動，增加蛋白質周轉的速率，對瘦細胞的增長很不利。[20]事實上，即使你處於正常能量狀態（亦即你的總卡路里攝取量符合能量消耗量），還是無法最佳化增肌的程度。為什麼？因為身體還是必須分解蛋白質，替靜止代謝率和重要器官提供燃料（抱歉，大腦永遠把生存看得比擁有完美身材還要重要！）。想最佳化增肌的程度，一定要卡路里過剩。這從演化角度來看很合理：只要你能提供身體所需的總燃料，身體就能適應不同的燃料來源。施費德博士下面說的這句話，徹底點出了總燃料的重要性：「碳水化合物對脂肪的比例根本不重要，只要蛋白質和卡路里有達到要求就好。」讓自己擁有多餘的能量，是目前為止告訴身體要長肌肉的最大刺激。[21]施費德博士建議，一開始應設定每日剩餘兩百到四百卡，而天生就很難長肌肉的運動員，應把目標放

在這個範圍的最大值,甚至更高。

　　總卡路里攝取量確定之後,你必須設定蛋白質的攝取量。肌肉生長的能力也會受到長期蛋白質淨值的影響。可是,如果你有攝取多餘的卡路里來長肌肉,會需要多少蛋白質?加拿大麥克馬斯特大學的世界知名蛋白質權威與研究者斯圖亞特‧菲利普(Stuart Phillips)博士和他的團隊發現,靠肌力為主的運動員最少應攝取1.6公克╱公斤╱日的蛋白質,以達到要求。[22]菲利普博士近期完成的統合分析發現,假如攝取了多餘的卡路里,攝取大於1.6公克╱體重公斤數的蛋白質——建議飲食攝取量的兩倍——並不會產生更多阻力訓練帶來的無脂肪質量。[23]看樣子,卡路里過剩時,1.6公克╱公斤╱日是蛋白質的最佳攝取量。天生就比較瘦、很難長瘦肌肉質量的運動員,通常必須比其他運動員攝取更多蛋白質。國際運動營養組織(International Society of Sports Nutrition)建議卡路里過剩時,應攝取1.6到2.0公克╱公斤的蛋白質,雖然有些研究顯示,將攝取量提高到2.2公克╱公斤╱日(可以用「每一磅體重一公克蛋白質」這樣記比較容易)仍可產生更多肌肉。[24]無論你選擇多少劑量,都要保持一致不變,並確保每天都有達標。對年紀較長的運動員來說,達成1.6公克╱公斤╱日的蛋白質攝取目標,也非常重要。菲利普的研究發現,跟較年輕的成人相比,較年長的成人需要更多蛋白質,才能達到同樣的肌肉蛋白質合成閾值(大師級運動員注意了!)。[25]

　　現在,每日的卡路里和蛋白質需求已經確定了,我們來談談碳水化合物。對於注重體態、想要最佳化成果的運動員來說,獲得足夠的碳水化合物對訓練表現非常重要。碳水化合物可為做功的肌肉,提供多達百分之八十的能量,而低碳飲食的碳水化合物,不到總卡路里攝取量的百分之二十五,已有研究顯示,這會造成訓練期間的耗竭時間縮短。[26]話雖如此,理想的碳水化合物攝取量，其實很因人而異。近期有一項研究比較了由百分之六十五，和百分之四十的碳水化合物組成的飲食，發現兩者對下半身舉重表現並無差異。[27]大體而言，一位運動員水平愈高，訓練愈劇烈，攝取愈多碳水化合物的好處就愈大（尤其是在接近運動時間的時候）。如果碳水化合物攝取量不足以補滿肝醣，在高量訓練期間就很有可能無法維持功的輸出。[28]碳水化合物也能讓你在劇烈訓練期間，維持免疫系統健全（第八章有更詳細的討論）。

要找出理想的碳水化合物攝取量，需要有一點實驗精神。這完全要看你當下處在哪個訓練階段——賽季比賽期間、休賽季訓練期間，還是休息期。基本上，肌力運動員的碳水化合物攝取量，建議為四到七公克／公斤／日。[29]身為營養專家、同時曾贏過五座健美冠軍獎盃的英國人安卓・查佩爾（Andrew Chappell）博士，在關於男女菁英健美運動員的研究中發現，最頂尖的男性健美選手大約攝取五公克／公斤／日的碳水化合物（女性約為四公克／公斤／日），比那些沒得名的選手還多。此外，這些人平均一天吃六餐，攝取了大約三十八大卡／體重公斤數。[30]當然，健美選手或強調體態的客戶所消耗的能量，跟球隊運動員不一樣：在健身房舉重一小時所消耗的能量，完全不能跟在籃球場上跑來跑去，或在冰球比賽中溜來溜去一小時所耗費的能量相比。此外，每一個運動員在訓練期間攝取的碳水化合物量有可能相差四倍之多。施費德博士說，想要增加更多瘦肌肉的業餘運動員，可以先從三到四公克／公斤／日的碳水化合物攝取量開始，再慢慢調整劑量，以達到個人的訓練和基因條件。

絕大多數的碳水化合物攝取量應來自全食物：米飯、燕麥、塊莖（番薯、馬鈴薯等）、根莖類蔬菜（紅蘿蔔、甜菜、防風草等）、豆類、義大利麵條和新鮮現做的麵包（根據NOVA分類系統，早餐麥片和工業化的包裝麵包，都屬於過度加工食品，倘若你發現自己的飲食充斥著這類碳水化合物，請力求以更多全食物取代之）。你的碳水化合物攝取量最少要能補滿肝醣貯存量。請不要被健身成功人士所謂訓練後「胰島素飆高」這種無根據的說法混淆，研究已經證實這是完全錯誤的。即使一天吃三餐，靜止時的胰島素也會增加一倍，足以支持你的收穫成果。跟一般認知不同的是，胰島素並不是一種合成代謝激素，而是「抗」分解代謝，也就是會防止肌肉和其他組織分解（不會增加肌肉蛋白質合成）。

最後，剩下的卡路里是由每日的脂肪攝取量組成。膳食脂肪一公克提供九大卡能量，是達成每日能量需求的絕佳來源，同時也會帶來重要的脂溶性維他命。關於促進增肌的膳食脂肪攝取量，目前並沒有很多高品質的研究，但是施費德博士建議想增肌的運動員至少要攝取1.0公克／公斤。假如總脂肪攝取量不到總卡路里的百分之十五，睪固酮也會開始快速減少。[31]這就是為什麼，提高碳水化合物（及能量）的攝取量很重要，因為預設飲食中的卡路里和脂肪必須達標的研究顯示，攝取較多碳水化合物的組別，其睪固酮較高、皮質醇較低。[32]這樣的激素狀態對於想要增加質量的運動員來說比較有益，但是如果你的目標是減少質量，情況就不一樣了，下面將會談到。

請確保絕大部分的脂肪攝取量都是來自真正的食物。食用太多含有飽和脂肪的奶油，或中鏈三酸甘油酯（生酮飲食者，我說的就是你們），會減少細胞訊號傳送的標記，有可能限制增肌。多元不飽和脂肪可以讓細胞膜保持健康快樂，流動性增加了，營養物質、激素和化學訊號傳遞信使就能輕鬆進出細胞，對肌肉的成長很重要。富含omega-3脂肪的飲食已被證實會促進細胞膜的流動性、提高哺乳動物雷帕黴素靶蛋白的反應，也可消炎。[33]男性每日建議攝取一千六百毫克左右的omega-3。女性則是一千一百毫克。

　　你想利用低脂、低碳還是混合飲食，來達成能量攝取目標，完全由你決定。施費德博士點出：「生酮飲食當然也能長肌肉，只是成果沒辦法最大化。」有證據可證明這一點：生酮組（碳水化合物占百分之五）和混合飲食組（碳水化合物占百分之五十五）進行八週的增肌訓練之後，如果讓生酮組接著增加碳水化合物的攝取量一週的時間，兩組的成果才有辦法比較。[34]對於想要最佳化表現和增肌成效的菁英來說，目前的證據尚欠不足，無法證實生酮飲食這樣的營養策略，可以幫助菁英健美選手贏得冠軍。然而，如果你是希望變瘦，或者血糖控制不佳、代謝機能不良，那麼生酮或低碳飲食可能就很適合你。

增肌補給品

　　說到真的能夠增加瘦肌肉的實證補給品，選項並不多。國際奧林匹克委員會最近委託一群專家，分析有關促進表現的補給品的所有數據，目標是判定哪些真的有效、哪些沒有效。以下列出前三大增肌的實證補給品。

1. 肌酸

　　有關肌酸的研究很多。這種補給品可以說是促進訓練、表現和瘦肌肉增長的策略中經過最多證實的。不斷有研究顯示，補充肌酸可以增加肌內的肌酸濃度，改進劇烈運動的適應。[35]肌酸被證實可以提升蛋白質表現、提高促進肌肉重組與重建的生長因子，並加快肌酸重新合成，與肝醣攝入的速度──在激烈訓練期間或一天內要進行多次訓練時很有幫助。除此之外，補充肌酸可能也有幫助復原、預防傷害、調節體溫、復健與腦震盪神經保護等作用。談到增肌和運動員支持時，肌酸比其他補給品更強大。

2. 蛋白質

蛋白質要吃夠並非易事。要行程表根本擠不出什麼時間的運動員，自己在家做菜，是個很大的挑戰。飲食中添加蛋白質補充品是個省時、方便又能增加食物美味的方法，可輕鬆達到每日的蛋白質需求，以刺激肌肉蛋白質合成，減緩肌肉分解。補充至少三公克的白胺酸，和十公克的必須胺基酸是引起肌肉蛋白質合成的關鍵，因此只要添加乳清蛋白補給品，就沒問題了。[36]如果你因為個人觀點，或基於消化或免疫方面的考量，而想選擇純素補給品，記得要選白胺酸含量足夠的高品質補給品。國際奧林匹克委員會最近達成的共識是：「實證評估得到的結論是，蛋白質若搭配阻力運動，可有效增加瘦肌肉質量。」每餐食物應添加二十到四十公克，體型愈大的運動員劑量要愈高。

3. 咖啡因

咖啡因在促進肌肉生長方面所扮演的角色，並不像在耐力表現方面那麼明顯。咖啡因對肌力和功率的影響仍不明確。研究顯示，五到六公克／公斤這樣的劑量，所能帶來的肌力和增肌成效是最好的。然而，這絕對是在挑戰大部分運動員的耐受限度，而且並不是所有的研究都呈現好的結果。[37]這些研究在現實世界中有實踐上的限制，因為研究都是短期（兩到四週）的，無法如實反映大量攝取咖啡因，長期下來對睡眠或焦慮症狀可能產生的負面影響。營養基因組學最新的研究點出了對咖啡因可能產生的不同基因反應——快、慢和特慢，因此最好是從較低的有效劑量開始嘗試，再慢慢增加（下一章會談到更多）。以下提供一個很好的捷思法：無論什麼時候都不要超過每日的最高耐受上限——六毫克／公斤的咖啡因；

如果真的要服用最高上限劑量，來獲取更好的表現，也要盡可能在早上進行訓練，不要選擇下午或晚間，以降低對睡眠品質的影響。咖啡因補給品能提供最準確的方式來獲取、調整咖啡因劑量。但，服用咖啡因一定要謹慎。曾經效力澳洲職業英式橄欖球隊西方勢力隊的伊恩·杜尼肯博士發現，大部分的選手都不曉得訓練前服用的補給品裡面含有咖啡因，也不知道這會對睡眠品質造成負面影響。[38]這項發現提醒教練一定要問客戶是否有服用訓練前補給品，不應預設任何立場。

表4.2總結了國際奧林匹克委員會在共識聲明中列出的前六項對運動表現影響最大的實證補給品。

表4.2│促進運動表現的實證補給品

補給品	劑量
肌酸	每日五公克，若在加載期，則每日服用四次五公克的量，持續五到七天，之後改為每日五公克
咖啡因	三毫克／公斤或五到六毫克／公斤（這個劑量要小心）
乳清蛋白	每劑二十到四十公克
β-丙胺酸	六十五毫克／公斤／日（分次服用，減緩感覺異常症狀）
膳食硝酸鹽	三百一十到五百六十毫克，訓練前兩到三小時服用
碳酸氫鈉	0.2 到 0.4 公克／公斤，訓練前六十到一百五十分鐘前服用（有腸胃問題者請分次服用）

資料來源：Ronald J. Maughan et al., "IOC Consensus Statement: Dietary Supplements and the High-Performance Athlete," in *British Journal of Sports Medicine*, April 2018, 52(7):439-55, doi: 10.1136/bjsports-2018-099027。

評估增肌的進展

增長肌肉需要花時間。你需要持續監控數個月的進展，而非只有幾天或幾個禮拜。假如沒有任何進展，你會需要提高總能量的攝取。目標是每天額外的兩百五十克卡路里。經過連續數個月的過程，持續監控最低限度的增重，約百分之一到二的身體體重（圖4.3總結了促進增肌的營養與補給品）。

表4.3 | 促進增肌的營養與補給品

巨量營養素	最低劑量	最高劑量
蛋白質	1.6 公克／公斤／日	2.2 公克／公斤／日
碳水化合物	三公克／公斤／日	七公克／公斤／日
脂肪	一公克／公斤／日	每日總卡路里的百分之八十
補給品	肌酸：每日五公克 蛋白質：二十公克 咖啡因：兩毫克／公斤	肌酸增補法 蛋白質：四十公克 咖啡因：四毫克／公斤

資料來源：Brad J. Schoenfeld, Science and Development of Muscle Hypertrophy (Champaign, IL: Human Kinetics, 2016)。

精瘦指導：健美、營養時機和三大補給品

你已經從世界頂尖的專家身上學到了增肌營養學的基礎，但如果你是想變瘦一點，規則要怎麼改？你可以從健美圈學到幾個寶貴經驗。競賽型的健美先生通常會給自己三個月的時間，來達到高度精瘦的境界（水平更高的運動員還會給自己六個月的時間）。對大部分的運動員來說，要做到這點不難，因為休賽季期間就能給他們充裕的時間變瘦，更何況，他們也沒有要像健美先生，或身材競賽選手那樣充滿肌肉線條。當然，我們的目

標是要學習那些讓健美先生持續成功減少脂肪、獲得完美體態的原則（如果你讀這本書是為了擁有好看的胴體，請注意了！）。你可能會需要按照你的目標（身體組成、表現或健康）來進行適當的調整。紐西蘭運動表現研究所（Sports Performance Research Institute New Zealand, SPRINZ）的增肌與營養專家艾力克・赫姆斯（Eric Helms）博士與他的團隊用實證方法提出了變瘦的理想策略。

首先，你應該減掉多少卡路里才能達成目標？一般的典型建議是，想要減少四百五十公克的脂肪質量，你應該一天減少五百大卡、一週減掉三千五百大卡的能量攝取。當然，體重漸漸下降後，就會愈來愈難再減下去（特別是一般大眾），所以這種傳統的通用法其實過度誇大了減重效果。美國國家糖尿病與消化和腎臟疾病研究所的資深研究員凱文・霍爾博士在新的研究中發現，把目標改成（一般大眾）想要減少四百五十公克，就每日減少五十五大卡的卡路里，「重新描繪了飲食卡路里，和減重之間的動態關係，並更真實地呈現出肥胖病患面臨的挑戰。」[39]然而，運動員要遵循的規則不太一樣。

減重之所以要緩慢穩定，關鍵原因之一是為了降低瘦肌肉質量減少的狀況。這意味著，運動員為了變瘦而減少愈多卡路里，瘦肌肉質量就會損失愈多。[40]研究顯示，跟每週只減少0.5公斤的體重相比，每週減少一公斤體重的人四週之後，會犧牲百分之五的仰臥推舉力量，且睪固酮會減少百分之三十。[41]另一方面，如果採用緩慢穩定的方式，就能降低瘦肌肉減少的風險。當你想要甩掉脂肪質量，並維持或增加體型時，應該把目標放在哪裡？赫姆斯博士建議，每週0.5公斤對健美選手，或以體態為優先的客戶來說是比較理想的——假設減少的絕大多數都是脂肪質量的話。如果你正在進行十二週的休賽季計畫，這就等於你可以甩掉六公斤的脂肪質量。

當然，體型愈大的運動員可以甩掉的體重愈多，但是可不要忘記，加快減重速度會讓肌肉質量有所損失。如果減重過快——像是想要在兩到四週內減重完成，那真的會有很大的風險。如果你的客戶希望在下一次度假或暑假之前可以長滿肌肉線條，十二週是個不錯的長度。好，這個理論聽起來很棒，但是要如何實際應用？以下列出赫姆斯博士的系統化方法。

1. 設定蛋白質攝取量

在試圖變瘦的期間，蛋白質攝取量的遊戲規則會改變。為什麼？因為你要減少卡路里（別忘了，脈絡很重要）。之前曾經提過，菲利普教授和他的團隊在研究中發現，運動員想獲得足夠的卡路里，攝取1.6公克／公斤／日的蛋白質是最適當的。如果你為了減少體脂肪而減少卡路里的攝取，赫姆斯發現攝取2.3到3.1公克／無脂肪質量（而非體重）公斤數／日的蛋白質可有效限制瘦肌肉的流失。[42]如果你是球隊運動員，應該要將運動項目的特定訓練會發揮的效果納入考量。研究顯示，每天攝取兩公克／公斤蛋白質、跑八到十六公里的運動員在減少卡路里期間，仍處於蛋白質負平衡的狀態。[43]這強調了在減重階段應提高蛋白質攝取的重要性。此外，如果你是天生就比較難長肌肉或偏瘦的人，蛋白質攝取量可能要比其他體脂肪較高的運動員多。[44]

蛋白質的量不是唯一的重點，如何分配蛋白質的攝取也很重要。美國斯基德莫爾學院（Skidmore College）保羅・阿爾切羅（Paul Arciero）博士定義了「蛋白質配速」：將蛋白質一天的攝取量分配成四到六餐。阿爾切羅發現，用這個方法為減少卡路里的過重者改善身體組成，比起較不頻繁地攝入蛋白質還要有效。[45]如果你是想變得更精瘦的運動員，蛋白質配速也是個相當有用的方法。一餐要分配多少蛋白質？以每餐0.3到0.5公克

／公斤這樣的劑量分配給四到六餐，每餐間隔三到五小時，這樣可以讓肌肉蛋白質合成最大化（約二十到四十公克）。

最後，蛋白質要轉換成體脂肪是極為困難的。國際運動營養組織的共同創辦人、同時也是諾瓦東南大學（Nova Southeastern University）運動科學系所主任的荷西·安東尼奧（Jose Antonio）博士便進行了健美選手過度攝入蛋白質的相關研究。參與研究的受試者將蛋白質攝取量提高到4.4公克／公斤／日，並持續八週的時間（對照組的攝取量為1.8公克／公斤／日）。除了增加八百卡的能量，這些運動員的身體組成並沒有改變。[46]通常，卡路里確實會造成差別，但是這是例外。因此，如果你正在減少卡路里攝取卻止不住食慾，攝取高劑量蛋白質會是很好的方法。

關於蛋白質會傷害腎臟的不理性恐懼

很遺憾，在今天的醫學界和媒體，我們依然可以看見攝取蛋白質會傷腎這樣的迷思。很可惜，某些跟不上最新實證研究的飲食專家和醫生，仍在繼續散播這樣的假新聞。荷西·安東尼奧博士進行的研究發現，時常運動的人攝取高達3.0公克／公斤的蛋白質一整年的時間，腎臟功能也沒有受到影響。[47]史都華·菲利普教授也總結了這樣的研究，表示：「高蛋白質攝取量對健康的腎臟沒有傷害。」結案。

2. 調整脂肪攝取量

艾力克・赫姆斯博士表示，如果你的目標是變瘦，下一個要處理的巨量營養素是膳食脂肪。運動員和健美選手應該考量不同的因素。首先，研究顯示，將膳食脂肪攝取量從百分之四十減到百分之二十，可能導致睪固酮顯著減少。[48]對以體態為重的運動員來說，這雖然不是很重要（因為表現不是排在第一順位），游離睪固酮卻是運動員過度訓練，或過度努力的生物標記之一（第三部「復原」會提到更多）。因此，赫姆斯博士建議，健美選手應只在比賽準備期才考慮將脂肪攝取量降到百分之二十以下。在飲食中獲取足夠的飽和脂肪，可能有助減緩睪固酮的缺失，但是赫姆斯也在近日的一次訪談中提到：「如果你在準備比賽，睪固酮數值一定會低，而且比賽過後還會繼續低好幾個月，純粹是因為總卡路里攝取量減少了。」如果你想快速減少攝取，睪固酮會降得更低。跟每週只減少0.5公斤的體重相比，每週減少一公斤體重的運動員睪固酮會下降百分之三十。[49]如果你正在為比賽做準備，睪固酮會直直下降三個月，接著還要再花三個月的時間才會回到正常的基準點。這應該就能顯示卡路里對睪固酮的影響有多麼強大了。赫姆斯也特別點出，睪固酮低不代表肌肉質量少。把脂肪攝取目標放在卡路里的百分之二十到三十，且每日脂肪攝取量不得低於0.5公克／公斤。

3. 剩下的就是碳水化合物

減少卡路里期間的蛋白質和脂肪攝取量設定好了以後，剩下的能量就全來自碳水化合物。通常，運動員降低碳水化合物、增加蛋白質的攝取，可以提高身體燃燒脂肪和保存肌肉的能力。此外，飽足感也會提升（到某種程度）。[50]然而，事情沒這麼簡單。如果一直不斷減少碳水化合物，你

專家的減重捷思法

假如你的客戶一直無法減重，艾力克・赫姆斯博士有一些建議可以提供。他使用一個簡單的方法，幫助健美選手和以體態為重的運動員判定適合自己的飲食。在休賽季期間，他請運動員依循脂肪較高（百分之四十）、碳水化合物較低、蛋白質維持不變的飲食，持續八週時間。在經過短暫的恢復期之後，赫姆斯請客戶採用相反的營養策略——高碳水化合物和低脂肪（百分之二十）飲食，再持續八週。在實驗尾聲，赫姆斯比較了他們在這兩種飲食期間所擁有的外表、感受與表現。經過多年的實踐與指導，赫姆斯發現，用這個方法決定一個人選擇哪種飲食最有助益是非常有效的。決定好後，赫姆斯就可以開始微調脂肪和碳水化合物的總攝取量（就像DJ在進行混音一樣），判定每日巨量營養素和卡路里的正確消耗量。記住，這每天都會隨著訓練需求和你當下在哪一個準備階段（增肌或變瘦）而變動。

的訓練表現最終會開始受到影響，進而影響肌力、損耗肝醣貯存。要能夠在健身房或體育場上進行強度訓練，這些都很重要。舉重時，身體會使用肝醣作為主要燃料，所以碳水化合物很重要；如果你是有玩運動，或者是耐力運動員，燃料需求會更高。球隊和肌力運動員的碳水化合物建議攝取量為四到七公克／公斤／日，因此你必須找尋適合自己的劑量；如果你是健美選手或以體態為主的運動員，碳水化合物建議攝取量為三到五公克／

公斤／日，根據年齡、身體強健程度及需要減掉多少體重而定。當然，假如你需要持續減少卡路里攝取量，碳水化合物的攝取可能也會減少到一到兩公克／公斤／日，才能達到理想身體組成的目標。一項針對運動員的研究顯示，當蛋白質的攝取量維持不變，攝取較少碳水化合物的組別會降低訓練表現，而攝取較少脂肪的組別則不會。想變瘦不是只要減少碳水化合物就好了，這跟許多社群網站的貼文相左！

營養攝取時機

那麼，營養攝取的時機呢？什麼時候攝取巨量營養素或補給品，是否會影響變瘦的成效？最新的研究證實，這方面是有成效差異的，但是能提升的成效很有限。然而，對於高水平的健美選手和以體態為主的運動員來說，這可能就是輸贏的一線之隔。剛接觸訓練的人傾向注重少量的成效，如補給品、營養時機、微量營養素，卡路里和巨量營養素則放在次位。營養攝取時機什麼時候最重要？答案是：空腹狀態下訓練（就碳水化合物和蛋白質而言）；一天訓練超過一次；跟許多耐力運動員一樣，一次訓練超過兩至三小時（表4.4）。關於補給品方面，服用咖啡因、碳水化合物和電解質的時候，營養時機就相當重要（肌酸倒是還好）。若談到變瘦期間各種補給品的整體效益，赫姆斯博士建議的三大補給品為肌酸、乳清蛋白和咖啡因。他也提出了三種受到高度讚揚，但卻無法跟實證相符的補給品：支鏈胺基酸、精胺酸和麩醯胺酸（想了解更多，可收聽本書作者巴伯斯博士的表現播客節目〔Dr. Bubbs Performance Podcast〕）第二季第七集）。假如你在補給品方面的預算總是失控，建議只吃最有用、最多實證的產品即可。

表4.4│營養時機：何時才重要？

重要性低	重要性高
一天訓練一次	一天訓練多次
飽足狀態	空腹訓練（四小時內未進食）
補給品方面：肌酸	補給品方面：咖啡因、碳水化合物和電解質

資料來源：Eric R. Helms, Alan A. Aragon, and Peter J. Fitschen, "Evidence-Based Recom mendations for Natural Bodybuilding Contest Preparation: Nutrition and Supplemen tation," *Journal of the International Society Sports Nutrition* 11, no. 1, (2014), https://doi .org/10.1186/1550-2783-11-20。

監測進展

營養計畫擬定好了，要取得多少進展？赫姆斯博士建議每週要減掉總體重的百分之0.5到1.0，並跟著調整卡路里攝取量。舉例來說，一百公斤的足球員每週應減少0.5到一公斤的體脂肪，以降低肌肉流失。如果一週連0.5公斤都減不了，每日卡路里減少兩百五十克是個不錯的開始（表4.5）。別忘了，成功減重飲食的關鍵原則包括：達到卡路里赤字；讓客戶有飽足感（才不會老是肚子餓）；找到他們能夠堅持下去的計畫。無論使用何種飲食策略，堅持不懈都是減重成功最大的預測因子。不是有做到，就是沒做到。要懂得靈活，根據需求調整。

表4.5｜減重階段的營養策略總結

巨量營養素	劑量	備註
蛋白質	2.3 到 3.1 公克／無脂肪質量公斤數	以無脂肪質量計算，而非體重
脂肪（總卡路里百分比）	15–30%	總卡路里百分比
碳水化合物（總卡路里百分比）	剩下的卡路里攝取量	蛋白質和脂肪攝取量確定後，剩下的卡路里就來自碳水化合物
每週減重進度（總體重百分比）	0.5–1.0%	體重百分比

資料來源：Eric R. Helms, Alan A. Aragon, and Peter J. Fitschen, "Evidence-Based Recom mendations for Natural Bodybuilding Contest Preparation: Nutrition and Supplemen ztion," *Journal of the International Society of Sports Nutrition* 11, no. 1 (2014), https://doi arg/10.1186/1550-2783-11-20。

健美選手與減脂：為什麼不能實行高強度間歇訓練？

以體態為主的訓練本質上就是需要大量的健身。通常，水平較高的受訓者一天會健身多次，因此復原和神經系統的壓力是很重要的考量因素。赫姆斯建議健美選手從事緩慢、穩定狀態的心肺運動，以便優先燃燒脂肪，也不會對神經系統造成沉重負擔。他的自身經驗是，結合健美和高強度間歇訓練可能帶來很糟的後果，因為神經系統壓力太大，會進而對復原時間產生負面影響。底線是：健身選手和以體態為主的高水平客戶，應從事緩慢穩定的心肺訓練。

體重達標：三溫暖、飢餓法與舊思維

在2017年的某天，廣田瑞人走路搖搖擺擺，幾乎難以維持平衡。這位世界級的終極格鬥冠軍賽羽量級選手並沒有在八角籠裡，只是純粹想走過一個舞台，在即將來臨的日本東京賽事展開前量體重。他宛如殭屍般眼神渙散，搖搖晃晃來到體重計上，最後秤出來的體重是六十八公斤。儘管他的健康狀況這麼差，最後的結果仍不如預期：他比參賽標準重了三公斤，因此被取消資格。廣田瑞人體重沒有成功達標。但，他的悲慘命運還沒就此結束。他不但無法參加比賽，薪資還少了百分之三十。他踏下體重計時，一個踉蹌，似乎昏了過去，幸好終極格鬥冠軍賽的員工在他倒地前即時接住了他。經過多個月辛勤的訓練，卻得到這樣的結果，十分艱難。

變瘦是一回事，要「體重達標」又是另一回事了。在接下來數週，羽量級格鬥家瑞伊·博格（Ray Borg）也因減重引起的健康狀況而被禁止參賽，而羽量級選手佩奇·巴贊（Paige VanZant）也承認她在為了體重達標而昏倒後，換了重量課程。在某些運動項目中，如果體重未達標準，就不可以比賽。為了生計，許多運動員會走極端來完成這項任務。今天，過時的快速減重法在拳擊和綜合格鬥界依然十分常見，使運動員的健康（和表現）陷入極大風險。在2013年，一位巴西的羽量級運動員死在三溫暖中，就是為了在比賽來臨前減重。[51]在2015年，一位中國羽量級運動員死於心臟病發，原因是為了讓體重達到參賽標準，進行了極端的脫水法。[52]道格·卡爾曼（Doug Kalman）博士是一位指導菁英職業格鬥家的表演營養專家，他談到有無數的羽量級運動員遵循舊思維的建議，採取灌水、熱三溫暖、穿著發汗衣訓練、限制水分、幾餐不吃，或禁食二十四到四十八小時的做法，以便在賽前秤重的最後幾天、甚至幾小時內大幅減少體重，卻讓自己陷入嚴重的健康風險。這些方法不只會為身體帶來很大的風險，也會傷害格鬥士的表現能力、影響保留肌肉質量的能力、降低出拳力道。[53]身體的水分大幅減少也有可能傷及免疫力，讓運動員在比賽前的黃金時期更容易感冒或者心情低落。這是格鬥運動的黑暗面，不過幸好，情勢已經開始轉變。

運動科學專家現在正跟格鬥家攜手合作，引導他們認識讓體重達標的過程，希望找出能夠達成這個目的，卻又不會傷害健康與表現的方法。近日，有一位超羽量級菁英格鬥士厭倦了在秤重前脫水和禁食，也受夠了這樣做對訓練和身體造成的負面影響，因此諮詢英國利物浦約翰摩爾斯大學（Liverpool John Moores University）的表現團隊，在下一場賽事來臨前擬定一套為期十二週的訓練計畫。這群運動科學家很有自信能達到他的減重目標，但也有點擔心瘦肌肉會減少太多。他們怎麼能在不使用任何極端減重策略的情況下，成功將體重減到五十九公斤？他們決定慢慢減少飲食中的卡路里，並同時增加訓練期間燃燒的能量。以下就是他們使用的方法。

首先，他們計算他的靜止代謝率以及跑步、訓練和舉重所需要消耗的能量，以便確定每日的能量攝取。他們的目標是每週持續減少0.5到1.0公斤，讓體重最後可以達標。為降低卡路里赤字對瘦肌肉質量帶來的衝擊，他們將每日的蛋白質攝取量增加到2.0公克／體重公斤數。[54]卡路里的減少是來自脂肪和碳水化合物的削減，但是同時碳水化合物的攝取量會維持在每日2.0到2.5公克／公斤，使他有足夠的燃料可以進行有效的訓練。表現團隊坦承，他們可能會需要使用脫水策略來減掉最後的一至兩公斤，但如果他們真的不得已這麼做，他們也有信心在賽前三十個小時之內找回流失的水分。

面對這套新的實證方法，這位格鬥家有什麼反應？他一開始很擔憂，因為這項計畫包含的食物量比他以往攝取的多上許多。所以,他起初常常沒有吃完碗裡的食物,因為這項計畫跟他以前實行的很不一樣,他擔心新方法無法奏效。但,這十二週期間發生了什麼事?他的體重持續穩定往下掉,脂肪質量減少了,卻也依然保持不少瘦肌肉。這個結果點出實證和舊派營養策略之間存在的重大落差。實證方法讓格鬥家在十二週期間緩慢而持續地減重,幫他成功在賽前減到五十九公斤以下,而且沒有使用任何有害的舊派做法。指導過多位世界冠軍拳擊手的英國表現營養學家斯科特‧羅賓森(Scott Robinson)博士點出了實證方法對格鬥家的重要性,說:「聰明地運用營養可讓格鬥家在整個訓練期間保持最佳狀態,並在賽前獲得所有的優勢。」

　　當然,這位格鬥家體重達標之後,任務還沒完成,他還得格鬥!他開始比賽時,體重比秤重時多了五公斤,因為在比賽前三十個小時,他將碳水化合物的攝取量從2.5公克／公斤／日大幅提高到十二公克／公斤,以便補充肝醣,帶來三倍的水量。秤完體重後,營養方向改變了:不可以只是吃愈多食物愈好。長時間減少卡路里的攝取過後,腸胃的吸收率很有限,格鬥家需要有策略地應對。傳統上,舊派重新補充燃料的方法就是讓格鬥家吃冰淇淋、培根和香腸等高脂食物,以增加卡路里。今天,營養策略有實證支持。秤完體重,會馬上實施液體營養,通常是由二十到三十公克的蛋白質、五十到六十公克的簡單碳水化合物(以利快速吸收)和電解質(補充流失的水分)組成。接著,運動員會實行低纖飲食,避免腸胃毛病,同時大幅提高碳水化合物的攝取,並維持適當的脂肪量。為了快速補充肝醣,格鬥家會在賽前二十四到三十二小時內,攝取七到十二公克／公斤／日的碳水化合物。要達到這樣的攝取量,你必須依靠高度美味、容易消化的簡單碳水化合物。在這個脈絡下,一切都跟燃料有關。格鬥家要為了達到碳水化合物的攝取量，而吃下十到十二杯的飯或燕麥，是很困難的，但是使用加工過或簡單的碳水化合物，這個目標就容易許多。然而，許多從業人員無法接受這個做法。盡可能地補充肝醣對格鬥運動的表現很重要，因為肝醣是比賽時的主要燃料。除了肝醣，碳水化合物也會帶來其他表現方面的助益，像是減緩疲勞感受。[55]

此外，這位超羽量級菁英格鬥士也沒有使用任何脫水策略，便成功達到體重標準，是他第一次沒有仰賴這種最後手段。這對比賽當晚的表現可能會有很大的影響。最近有一項關於綜合格鬥的研究，使用一種稱作折射率滲壓計的可攜式裝置（一種很酷的實驗設備，只要滴幾滴尿液就能看出脫水與否）測量尿液滲透壓，以評估運動員賽前（秤重後三十二小時）的體內水分狀況。尿液滲透壓若介於兩百五十到七百毫滲透克分子／公斤，就表示運動員未脫水；倘若運動員喝了太多水，體內水分過高，尿液滲透壓會低於二百四十九毫滲透克分子／公斤；若是有脫水，尿液滲透壓則會上升到七百零一到一千零八十毫滲透克分子／公斤，嚴重脫水則是介於一千零八十一到一千五百毫滲透克分子／公斤。那麼，這項研究在綜合格鬥選手身上發現了什麼結果？有百分之五十七的人在參賽時呈現脫水狀態，而更驚人的是，其餘的百分之四十三屬於嚴重脫水。[56]脫水會對他們的表現能力帶來嚴重後果。先前提到的那位選手所使用的實證方法，沒有用到發汗衣、灌水法，更沒有可笑的三溫暖。反之，那位選手在賽前二十四到三十個小時內大幅提高碳水化合物攝取（以量為優先、質放在次位）、適當攝取蛋白質和電解質、限縮纖維質和脂肪，就有辦法達到體重標準，並處於最佳狀態。這是因為，他實行了依照他的需求量身訂做的實證營養策略。這就是體重達標營養學的革命。

危險的灌水法

老派思想很難改變，因此許多綜合格鬥家、拳擊手、騎師、體操選手等美學運動項目的體育員，現在仍會使用危險的快速減重法，讓自己在賽前體重達標。[57]灌水是一個常見的脫水策略。比賽前四天，運動員要攝取自己體重百分之十的水分。例如，一個八十公斤的男性就要在一天內喝下八公升的水（無法想像！），而後過渡到低鈉飲食（一千到一千五百毫克／日）。接著，在秤重前兩天，該格鬥家要大幅限制水分，變成一天一公升。然後，在秤重前一天，運動員又要再次把水分攝取提高到一天八公升這個荒誕的數字，並搭配四千毫克左右的鹽分攝取。最後，在秤重當天，運動員必須十二個小時以上幾乎或完全不喝水。這個方法為什麼可以減重？水喝得太多時，下視丘會偵測到血液中的水分升得太快，引起腦垂腺減少抗利尿素的輸出，指示腎臟增加排尿，企圖恢復水分平衡。灌水策略有效劫持了大腦保水的演化本能，也就是你會開始排出貯存在體內的大量水分。格鬥家在賽前一週內減掉7.5公斤並不罕見，因為太過極端，可能造成死亡。在1990年代，有三位大學摔角選手就因為想讓體重達標而猝死（美國的國家大學體育協會〔National Collegiate Athletic Association, NCAA〕從此改變有關體重方面的規定）。不幸的是，這種做法至今依然存在。除此之外，這也讓比賽很不公平。有些運動員恢復了許多體重，到最後比對手重了兩到三個重量級別。這不僅有失運動家精神，在綜合格鬥這樣會有肢體接觸的運動項目中，也讓頭部創傷和受傷的風險大增。現在正出現一些轉變，希望好好保護運動員。ONE冠軍賽這個綜合格鬥組織更改了規則，防止運動員在距離比賽八週之內掉到其他體重級別，秤重也改到賽前三小時舉行（鼓勵安全做法）。此外，國家大學體育協會和ONE冠軍賽也要求運動員在秤重時，必須通過尿液比重測試，防止他們使用脫水策略達到比賽體重。這些都是很大的進步，只希望終極格鬥冠軍賽等大型組織也能廣泛採用這些規則。

評估身體組成：又捏又戳又電

如果你想要變瘦，取得身體組成評估的客觀數據是非常有價值的。羅格斯大學的尚恩・雅倫特博士提出了監測運動員身體組成，為什麼很重要的兩個原因：第一，預防傷害（比方說，愈重的運動員關節受到的壓力愈大）；第二，評估瘦肌肉質量有助於追蹤運動員在賽季期間損失的瘦肌肉，因為這可能影響表現。雅倫特博士這樣的專家是如何評估自己的運動員的？有好幾個方式。最常用到的工具有雙能量X光吸收儀、體箱式身體組成分析儀、皮褶厚計和生物電阻抗分析。每一個都有各自的優缺點。

我們先從雙能量X光吸收儀開始介紹。這個儀器在今天常被認為是評估身體組成的最高標準，除了準確性高，還能測量骨質密度、無脂肪質量，以及脂肪質量等三種數值（這就稱作「三室模型」）。此外，這個儀器用起來也很容易，運動員只要躺下來接受掃描即可。然而，就跟所有的測量法一樣，雙能量X光吸收儀也有缺點，費用昂貴、大部分的人無法輕易取得，且客戶會接收到低劑量輻射（不適合經常偵測）。此外，跟許多從業人員認為的不一樣，雙能量X光吸收儀並非毫無缺點，也會受到體內含水狀態、肝醣和肌酸等干擾因子所影響。[58]

接下來，可測量脂肪質量和無脂肪質量的二室模型儀器，包括常用的體箱式身體組成分析儀、皮褶厚計和生物電阻抗分析。體箱式身體組成分析儀又稱作空氣容積計量儀，高水平表現診所常會使用到，而這也是雅倫特博士用來評估、偵測羅格斯大學運動員的首選。這種儀器快速、可靠、不會發出輻射，但是要注意，它有可能低估運動員的體脂肪，差異約為百分之二到三。[59]大部分的職業運動隊以及專門的醫學或表現診所，都會全年使用雙能量X光吸收儀或體箱式身體組成分析儀。

以上這些儀器不是每個人都有管道可取得，而且這些以實驗室為基礎的測量方法，在現實世界中也不見得總是實用。對教練和訓練師來說，皮褶厚計和生物電阻抗分析可能是比較好的工具。皮褶厚計用起來相對簡易，也能讓你很好地掌握客戶的瘦肌肉質量和脂肪質量。有關大學運動員的研究顯示，跟體箱式身體組成分析儀和雙能量X光吸收儀相比，皮褶厚計是個更可靠的方法。然而，它會有大約正負百分之五的誤差。[60]此外，測量人員的技巧非常重要，必須盡量控制許多變因，包括一天之中何時進行測量、距離最近一次訓練相隔多少時間（八到十二小時）、體內含水狀態等等。如果你想使用這項工具，國際人體動力測量學發展協會（International Society for the Advancement of Kinanthropometry）便是一個為皮褶厚計測量及人體測量學，發展國際標準的國際組織，並有提供認證課程。

生物電阻抗分析是另一個常見的工具，其運作原理是讓電流通過身體，接著根據電流速度，使用數學公式計算無脂肪質量和脂肪質量。體脂肪計算出來的百分比誤差頗高，可達百分之八，較昂貴的機型會比較可靠。[61]雅倫特博士和他的團隊目前正把生物電阻抗分析應用在一個有趣的地方，那就是偵測身體不同部位的含水狀態。對某些運動項目來說，這可能會帶來重要的啟發。

有這麼多工具可以選擇，你應該使用哪一種？評估身體組成的方法並沒有哪一種是最優越的。[62]雅倫特博士表示，這要看你、你的客戶和你的環境而定。假如一年只能使用一次雙能量X光吸收儀，但是客戶想在八到十二週內變瘦，這個方法真的有幫助嗎？或許沒有。可是，要是你每年都會見到這位客戶，而且他有骨質密度的問題，那麼使用雙能量X光吸收儀，可能就是非常適合用來追蹤進展的工具。雅倫特博士強調，透過持續追蹤，了解相對變化（而不是想達到某個絕對的目標）才是進行決策和規劃營養時，應該參考的實用數據。比方說，運動員測出來的結果跟上個月或去年相比有什麼不同？跟同一個運動項目或位置的其他運動員相比，他的結果有什麼不同？回答這些問題有助了解客戶是否有跟上比賽水準，也能讓你知道應該如何修改營養和訓練計畫，以達到目標。

所以，運動員一定要瘦才能表現得好嗎？答案全要看脈絡而定。如果你是球隊運動員，這不是最要緊的事；如果你是健美選手，變瘦就是終極目標；如果你是格鬥士或者你的運動項目要求你達到某個體重標準，你就必須努力維持變瘦與減少肌肉流失之間的平衡。

* * *

現在，你已經從世界各地的頂尖專家身上學到增加瘦肌肉、改善身體組成和達成體重標準的實證基礎原則，在下一章，我要討論耐力表現的營養策略。

耐力營養學

　　四顆蛋、煙燻鮭魚加上一整顆酪梨，這張早餐照──而且還不是隨便一個人的早餐──讓推特世界陷入暴動。2016年7月19日，環法自行車賽冠軍克里斯・弗魯姆完成第十六個賽程後，在推特上貼了一張早餐照。引起網民騷動的不是弗魯姆盤子裡裝的食物，而是上面缺少的東西──碳水化合物。網路上出現許多類似這樣的言論：「弗魯姆是低碳派，我就說吧！」、「激發能量的碳水化合物好少」、「碳水化合物是魯蛇在吃的！」冠軍自行車手只不過拍了單單一張早餐照，捕捉光陰的一瞬間，就被下定論了（至少在網路上是如此）。克里斯・弗魯姆在環法自行車賽期間真的有遵守低碳飲食，跟其他平均一天攝取六千大卡（那要吃非常多酪梨才夠）的選手不同？或者，這只是為了比賽而放出的假消息？又或者，這是一個經過縝密規劃的營養策略，目的是要提升特定的復原適應？耐力營養學的革命已經展開（順帶一提，弗魯姆那年贏得環法自行車賽，而且2017年又贏了一次）。

　　上個世紀，運動科學家做出一項重大發現：碳水化合物是運動的關鍵燃料。[1]在1939年，研究者發現在運動期間運用碳水化合物，可改善對訓練的耐受程度，並且會受到吃下的東西所影響。到了1960年代，人們已經知道肌肉肝醣在運動期間發揮了重要的影響力；在1980年代，開始有研究證實，運動期間攝取碳水化合物可改善表現。[2]這就是二十世紀營養運動科學誕生的簡單摘要，最終導致1980和90年代出現許多有關碳水化合物是否能提升耐力訓練的研究。耐力運動員開始隨時隨地吃高碳飲食，同時又另外用碳水化合物補充飲食，讓復原和表現最佳化。

今天，美國運動醫學學院（American College of Sports Medicine）、美國營養飲食學會（Academy of Nutrition and Dietetics）及加拿大營養師協會（Dietitians of Canada）針對耐力運動員所做的營養建議為：每日攝取1.2到2.0公克／公斤的蛋白質（平均分配到各餐）、大約占總卡路里百分之三十的脂肪，以及六到十公克的碳水化合物（高水平耐力運動員）。[3]最後一項建議——高水平耐力運動員應攝取的碳水化合物量——在網路上掀起低碳和高碳（低脂）兩派的爭論（政治議題可以讓人慷慨激昂，但營養學也相差不遠！）。低碳主義者引用許多沒有科學根據的「證據」，聲稱限制澱粉可加強脂肪燃燒、延遲肝醣使用、保持血糖穩定，並且防止選手在比賽後半段體力不支（更別說消化問題常被提到獲得了改善）。雖然開始有研究顯示，刻意在某些時期減少碳水化合物的取得，確實能夠為耐力表現適應帶來好處（粒線體生合成、提高脂質過氧化、抗疲勞能力過人），但是網民似乎認為碳水化合物是只有魯蛇在吃的。[4]

諷刺的是，學術界和高水平表現的圈子所持的看法幾乎是完全相反。耐力運動的相關研究已經持續超過一百年，證實在訓練前攝取碳水化合物可提供燃料、在訓練期間攝取碳水化合物可改善表現，而在訓練後攝取碳水化合物，則有助身體復原，因為它能減緩運動引起的壓力激素和發炎標記、維持免疫狀態、補充肌肉肝醣的貯存量。[5]運動營養學的基礎就建立在「適當的碳水化合物有助選手贏得比賽」的這個原則。過去四十年來，耐力運動研究已經毫無疑問地證實，比賽前的肌肉肝醣貯存量如果很高，便能提升表現。[6]不過，碳水化合物還會以什麼方式加持耐力表現？其一，在運動期間攝取碳水化合物可改善體能表現、認知功能和運動的技術性元素。[7]在訓練期間攝取碳水化合物可節省肌肉和肝臟的肝醣、維持血糖數值，並讓碳水化合物的氧化率保持穩定。[8]研究清楚顯示，碳水化合物在六十到九十分鐘的劇烈運動之後，絕對是高度有效的，但即使是不到六十分鐘的運動也有好處，會對神經系統帶來直接的影響。[9]令人驚訝的是，光是在運動前（五到十分鐘）使用液態的碳水化合物漱口，就能提升表現。[10]有趣的是，如果你平常有遵循低碳或生酮飲食，這個效果會更明顯，顯示這樣的結果不只是跟甜味或肝醣指數有關。[11]基於這些原因，專家建議耐力運動員在比賽前二十四到三十六小時，應攝取六到十二公克／體重公斤數的劑量，以發揮最佳表現，進而提高獲勝機率。[12]所以，研究非常清楚：運動員在比賽當天需要攝取碳水化合物才有可能獲勝，否則他們沒辦法做出最佳表現。然而，我們應該把這當作定論嗎？或許不應該。最近十年來，有愈來愈多研究點出，在運動前後的不同階段，巨量營養素的攝取量應跟著改變，這麼做會影響控制肌肉適應的細胞訊號傳送路徑。[13]現在就讓我們好好探討。

週期化耐力營養學

在2000年代初期，運動科學家做出一連串的突破，為耐力營養學的研究與應用掀開新的一頁。專家開始鑽研週期化營養學的概念，有策略地結合運動和營養學，或單靠營養學本身來改善表現。這其實並不是當時才出現的概念。世界頂尖的荷蘭籍耐力與營養學研究者阿斯克‧傑肯德魯普（Asker Jeukendrup）博士指出，在1800年代，「訓練」一詞同時包含運動和營養的概念，其定義為「為了某個體育事件做準備，而進行的運動和飲食計畫」。學術研究已經繞一個大圈，回到了原點（但是今天的研究當然比較有深度，也有更多可供運用的科技）。傑肯德魯普表示，週期化營養學是一個經過規劃的架構，目的是要提升、最佳化訓練適應。運動前後攝取的食物質量，可以決定你能否發揮表現潛能。每位運動員都很習慣將訓練週期化以提升表現；耐力教練和運動科學家都會應用週期化的概念，藉由操控訓練的強度、練習的類型、長度和頻率等，以達到特定的訓練成果。這個長時間的進程計畫，系統化地交替一整年的訓練方式，旨在改善、最佳化運動表現。然而，一直到很近期之前，很少人會刻意調整耐力營養來強化訓練適應。但是現在，遊戲規則正在轉變。

碳水化合物又再次成為主角，在肌肉和代謝的適應上，似乎發揮了很大的影響。然而，這裡講的並不是網路上那些絕對的高碳或低碳策略。接下來要講的觀念跟細節有關。門外漢說的是低碳或低脂，專家談的是可用的碳水化合物。兩者聽起來好像一樣，但是其實截然不同。交替可用的碳水化合物量會為運動員帶來顯著的正面適應，而這正是造就弗魯姆冠軍表現的關鍵。現在就讓我們深入了解。

碳水化合物可用性：作為訓練調節者的肝醣

營養學應該進行週期化與交替，才能完成運動員的個別目標、訓練程度，以及賽季與休賽季期間的訓練要求。這是運動營養學的革命。天空車隊（同時也身兼四度贏得環法自行車賽冠軍的克里斯・弗魯姆）的運動營養學家詹姆斯・莫頓（James Morton）博士研究運動員的碳水化合物攝取量已經超過十年。他近期的研究點出分子生物學最尖端的技術發展是如何開啟「營養基因」這個新時代，其中一項最主要的發現是，肌肉肝醣指數對訓練適應很重要，被莫頓形容為「訓練調節者」。簡單來說，如果刻意在肝醣燃料貯存量不夠多的情況下進行訓練，就能活化促進肌肉適應的分子路徑。這種全新的「訓練低、比賽高」原則（近日又稱作「碳水化合物週期化」）讓研究人員非常興奮，因為有太多可能的訓練策略可透過這個原則引起適應，創造明顯的表現成果。

莫頓的研究為克里斯・弗魯姆卓越的環法自行車表現，扮演十分重要的角色。莫頓博士和他的同僚常把這句話掛在嘴邊：「根據需要來補充燃料」。不要總是跟常見的做法一樣，無時無刻將碳水化合物和肝醣貯存量保持在最大化（許多人現在也還是會這樣做），而是要隨著特定的訓練階段調控可用的碳水化合物，藉此促進適應。就好比肌力教練會更換舉重的組數、反覆次數和節奏，來獲取想要的成效，相關從業人員也可以調整訓練前、中、後的營養劑量，進而提高成果。莫頓博士建議，耐力運動員應週期性地（百分之三十到五十的訓練期間）減少可用的碳水化合物，以激發強烈的細胞訊號傳送路徑，讓骨骼肌產生正面適應，甚至改善運動表現。[14]有趣的是，由於相關證據正快速累積，美國運動醫學學院和加拿大營養師協會最近也針對耐力表現提出同樣的建議。我們知道多攝取碳水化合物很有用，但是證據也清楚指出，更替攝取量可以提高訓練成效。訓練日的營養策略和比賽日的營養策略並不見得會是一樣的。

訓練時減少可用的碳水化合物，為什麼有辦法改善訓練適應？先讓我們看看幾個最相關的路徑（深呼吸，我們要掉進深奧的科學世界囉）。肌肉肝醣指數下降時，內部細胞能量感測器單磷酸腺苷活化蛋白質激酶會增加，活化PGC-1 α，促使其進入肌肉細胞的細胞核，刺激電子傳遞鏈當中的重要粒腺體蛋白質。簡單來說，這對你的體能狀況很好。此外，碳水化合物可用性低，會在你運動時起到訓練調節的作用，不僅能夠提升肌內脂肪的運用，也會因為腎上腺素分泌增加，使得體脂肪遭到分解。血液中的游離脂肪酸會因此增加，活化細胞核內的另一個訊號「過氧化物酶體增殖物活化受體」，提高把脂肪用作燃料的能力（這對耐力運動員來說又是一大好處）。事實上，吃一頓高脂餐也會改變過氧化物酶體增殖物活化受體的訊號，藉由脂肪分解上調基因。假使你總是在緩慢、穩定狀態的有氧訓練前吃下高碳餐點，就會下調單磷酸腺苷活化蛋白質激酶，削減氧化物酶體增殖物活化受體傳送訊號的成效。不管你是業餘或是職業的運動員，將碳水化合物週期化都能讓你提升訓練效果。

為了獲得這些好處而限制碳水化合物可用性，有很多種做法。讓我們看看最高水平的耐力運動員所使用的三種簡單策略，通才專家可以好好加以應用，提升訓練適應。記住，「訓練低」的意思是在碳水化合物可用性低，或肌肉肝醣低，或肝臟肝醣低（或結合上述情況）的狀況下進行訓練。

一天兩次訓練

如果你想嘗試碳水化合物週期化的做法、淺嘗操控肝醣貯存所帶來的影響，一天訓練兩次是個很棒的開始（鐵人三項運動員常會這麼做）。在這個訓練低的版本中，你先是在早上進行激烈訓練，有策略地耗損肝醣，接著刻意在訓練後和下午期間限制碳水化合物的攝取。這樣一來，下午開始進行第二次訓練時，肌肉肝醣就會偏低。比較了一天兩次訓練（每隔一天進行）和一天一次訓練的研究發現，前者的做法會讓運動員增加肌內脂肪和體脂肪的應用、運動能力變得卓越、表現獲得改善。[15]訓練結束後，要吃一餐高碳晚餐，多攝取米飯、塊莖、根莖類蔬菜、麵條等，補滿肝醣貯存。在這個做法中，肝醣指數有三到八小時呈現偏低的狀態。

空腹訓練

若是在五十年前，頂尖的法國自行車手通常會在起床後喝杯濃咖啡，然後就上路（很有可能也會先來根菸！）。今天，研究人員發現這樣的訓練方式（省略抽菸這部分）有一些潛在的好處。空腹訓練是另一個可好好運用的「訓練低」策略。在吃完晚餐或一天的最後一餐（約晚上七到十點之間）之後，隔天早上在吃早餐之前（但是可以喝咖啡）空腹進行訓練。在這樣的狀況下，肌肉肝醣還是很高，但肝臟肝醣在空腹一整晚後則呈現低指數。游離脂肪酸和脂肪燃燒會快速增加，是早晨有氧訓練非常適合使用的策略（正常含有碳水化合物的早餐待訓練後再吃）。空腹訓練會增加單磷酸腺苷活化蛋白質激酶及訓練後的基因表現，而且更酷的是，研究人員後來發現，在空腹訓練之前或期間攝取二十公克的乳清，還是會出現脂肪分解增加的成效，同時又能改善肌肉蛋白質平衡。[16]雙贏！

睡眠低、訓練低

在這一個碳水化合物週期化策略中，你會進行晚間訓練，接著刻意限制訓練結束後的晚餐碳水化合物攝取量，導致在一整晚的睡眠期間，碳水化合物的可用性也都是低的（因此稱作「睡眠低」）。隔天早上，再進行一次空腹訓練，通常以有氧運動為佳，可促進脂肪氧化，作為燃料消耗。[17]近期一項有關菁英鐵人三項運動員和自行車手的研究發現，睡眠低策略跟傳統的高碳法（碳水化合物始終保持高可用性）相比，可改善整體騎車效率（百分之3.1）、二十公里的自行車計時賽表現（百分之3.2）和十公里的跑步表現。[18]運動科學家還在努力更明確地定義睡眠低、訓練低策略，但是大體而言，晚間訓練結束後完全限制碳水化合物（但還是會攝取蛋白質和脂肪）的運動員通常會出現最佳表現。

＊　　＊　　＊

在現實場景中，運動員會混合使用上述方法，很可能也會結合多種策略，而不是只單獨做一種。話雖如此，如果你才剛開始實行這些訓練低策略，那麼最好一次嘗試一種，看看成效怎麼樣。如果你在為鐵人三項或馬拉松做準備，一週可能會訓練二十到三十個小時，但是目前的研究只有實驗每週最多十小時的訓練計畫。此外，耐力運動員為了改善身體組成，會實行不同的營養策略（目的是要造成卡路里赤字）。訓練低策略除了能夠促進訓練適應，也是達成這些目標的好方法。目前，專家還無法確定碳水化合物週期化之所以可以奏效，是因為碳水化合物的攝取量遭到限制，或是因為總能量攝取減少了（這兩者關係密切，很難在研究中獨立開來）。個人化營養是巔峰表現新科學的另一個基石，所以你應該要有追根究柢的精神，一一嘗試這些實證策略。當然，你也不能忘記訓練日營養和比賽日營養是不一樣的，這就是「訓練低、比賽高」的概念。在我們深入探討這兩者的差別之前，先來看看耐力運動期間的傳統（和沒那麼傳統的）燃料策略。

耐力運動期間的傳統（和沒那麼傳統的）燃料策略

美國運動醫學學院對耐力運動員提出的建議是，在運動期間應攝取三十到六十公克的碳水化合物。這個範圍蠻大的，而且更重要的是，這個建議沒有考慮到運動的類型（高強度或有氧）、長度和運動員的水平。在運動期間攝取碳水化合物可改善運動能力和表現，這件事早已為人所知。[21] 在超過兩小時的耐力運動期間，碳水化合物顯然可以預防低血糖、維持碳水化合物的高氧化率，並增強運動能力（雖然有些專家會質疑這一點）。

百分百的生酮飲食可以造就致勝表現嗎？

假如生酮飲食是成就菁英表現的祕密武器，那麼世界上最厲害的運動員、運動科學家和實證研究，應該會充斥適應脂肪的運動員稱霸賽場的範例，不是嗎？但是，事實卻非如此。有關遵循生酮飲食之菁英運動員的研究文獻非常稀少。澳大利亞體育學院運動營養學主任路易絲‧柏克（Louise Burke）博士最近研究了一群菁英和奧運等級的競走選手，想知道生酮飲食是否會改善表現。共有二十一位男性競走選手參與了這項研究，最後以一場國際運動聯盟協會（International Association of Athletics Federations, IAAF）的官方競賽判定高下。受試者分為三組：高碳、碳水化合物週期化和生酮。他們住在同一個地方，讓研究團隊可以嚴格監督所有的飲食和訓練。競走選手在參加訓練營之前有先進行檢測，以便評估三週飲食干預會帶來的效果。柏克和她的團隊發現了什麼？經過三週的訓練後，三組競走選手的有氧體能水平都進步了（他們都待在訓練營的環境之中，因此這並不令人意外）。[19]生酮組在比賽中燃燒脂肪的速度確實較快，平均大約是1.5公克／分鐘（跟史蒂芬‧芬尼〔Stephen Phinney〕在1980年代所做的早期研究相符）。聽起來似乎前景看好，但是生酮組在比賽中的表現如何？他們是否打敗了其他組別？很可惜，並沒有。實行高碳和碳水化合物週期化的組別競走時間都有進步，分別為百分之6.6和百分之5.3，但生酮組反而表現得比入營前的檢測結果差。此外，生酮組還出現了其他令人擔憂的問題：

心率和自覺運動強度增加。

　　所以，生酮飲食為什麼會影響比賽表現？加拿大太平洋運動學院（Canadian Sport Institute Pacific）的知名耐力專家特倫・斯特靈沃夫（Trent Stellingwerff）博士發現，長期攝取高脂飲食會下調可運用碳水化合物燃料的酶（丙酮酸去氫酶複合體）。[20]比賽時，運動員幾乎完全是靠燃燒碳水化合物來提供燃料，因為他們會付出極大的努力以取得勝利。因此，倘若適應脂肪會損及燃燒碳水化合物的能力，你就無法發揮最大的表現。柏克的研究也發現，菁英競走選手若遵循高脂生酮飲食，其運動經濟（運動員用來維持特定訓練強度的氧氣量）也會受到影響。換句話說，假使維持同樣的速度得耗費更多氧氣，對菁英耐力運動員來說，這將會造成很大的問題。人生的每一個面向都有成本效益的考量。對業餘健身者來說，生酮飲食可改善身體組成和體能（通常是由於卡路里赤字和蛋白質攝取增加）；然而，如果你的終極目標是菁英表現，那麼百分之百的生酮飲食目前尚未被證實有助運動員在比賽當天贏得勝利。

在過去，人們認為碳水化合物只有在較長時間的訓練才會帶來好處，然而這種觀念已經有所轉變。碳水化合物對時間較短的高強度耐力訓練（不到一小時）也有助益，只是機制完全不同。

　　為了確定碳水化合物是否能夠改善短時間的耐力表現，運動科學家決定直接在運動員的血液中注入葡萄糖，看看是否會更快吸收。他們發現，葡萄糖確實會更快進入血液循環，但有趣的是，這對表現並無影響。[22]這似乎很沒道理：如果葡萄糖變得更容易吸收，卻又對表現沒有產生任何影響，那麼碳水化合物究竟是怎麼在短時間、高強度的訓練中幫助運動員的？新的研究發現，大腦會促發強烈訊號傳遞給做功的肌肉，因此造成影響的不只是代謝方面的優勢。[23]驚人的是，光是在訓練前使用碳水化合物漱口，就可以帶來更好的表現。無數研究也證實，碳水化合物漱口法有助表現。[24]這個不怎麼傳統的燃料策略為什麼會有效？當你吃或喝下第一口食物時，約有五十到一百個味蕾會馬上開始分析吸收到的食物。口中的味覺感受接著會透過腦神經、髓質、視丘，以及大腦的主要味覺皮質之間的複雜交互作用傳遞到腦部。[25]這些錯綜複雜的路徑跟情感、認知與行為反應之間也有連結，進一步證實食物和情緒的關聯。[26]奇妙的是，受到碳水化合物刺激的腦部區域，並不會被人工甜味劑影響（這或許也點出了，單糖在演化史上其實沒什麼價值）。可是，使用碳水化合物漱口是如何影響表現的？如果訓練時間為三十到六十分鐘，這樣做可放大傳遞給肌肉的神經訊號，讓你擁有更好的表現潛力。

現在，讓我們看看碳水化合物在長時間的耐力訓練中扮演了什麼角色。比方說，如果你在為鐵人三項或超級馬拉松做準備，你一定會有很多長時間的訓練要完成，才有辦法培養體能。傳統的建議是，訓練一分鐘應攝取一公克的碳水化合物，因此一小時的訓練最多攝取六十公克。就這麼多。當然，科學家也知道運動員燃燒碳水化合物的能力，是影響表現的限制因素，因此他們試圖找出讓更多碳水化合物進入運動員體內的方法。畢竟，腸道會限制碳水化合物的吸收，而且限制的程度跟體型無關。2004年，運動科學家讓受試者在訓練期間同時吸收果糖和葡萄糖，結果碳水化合物的氧化率從每分鐘一公克，升到每分鐘1.26公克。[27]這是很大的進步。無論是以膠狀、液態或固體食物的形式吸收，每一次都會奏效。[28]

在時間持續較長的訓練中，運動科學家發現運動員有辦法把極限推得更遠，尤其是騎自行車時。有一項研究便顯示，攝取1.5公克／分鐘葡萄糖與果糖飲品（跟單純攝取葡萄糖相比）的運動員，在五小時的中等強度訓練中，自覺運動強度明顯低了許多，因此他們在訓練尾聲能夠維持較佳的踏頻（這項傳統的燃料策略跟前面提到的訓練低策略幾乎是完全相反的）。[29]在這個情況下，你其實就是在盡可能地把愈多燃料往體內塞愈好，藉此支持表現。讓自行車手進行兩小時的穩定狀態訓練，接著再完成六十分鐘的計時賽，結果會發現，只攝取葡萄糖飲品的選手功率改善了百分之九，至於攝取葡萄糖和果糖混合飲品的組別，則有辦法將功率提高百分之十七。此研究最先證實同時攝取葡萄糖和果糖所獲得的好處，遠大於僅攝取葡萄糖的好處。不過，雖然表現肯定有所進步，但是挑戰腸道吸收的極限也的確會讓車手出現消化不適。對耐力運動員來說，腸道問題十分普遍。然而，這些問題時常被視為這項運動惱人的一部分，只能學著接受。但，真的就只能如此嗎？有沒有別的做法？我會在不久後深入這個主題。

當然，研究人員想了解的不只有這些。他們最想回答的問題，跟運動期間攝取碳水化合物的劑量反應關係有關：碳水化合物增加到多少程度會出現反效果？令人驚訝的是，以耐力運動員為研究對象的相關優質研究少之又少。有一個以五十一位自行車手和鐵人三項選手為對象的研究，試圖找出更準確的劑量，使用一小時十公克到一小時一百二十公克等，十二種不同的碳水化合物飲品組合（葡萄糖和果糖的比例為二比一）進行實驗，要求運動員先進行兩小時中等強度的穩定狀態訓練，接著進行二十公里的劇烈計時賽。表現再度隨著碳水化合物攝取量的增加而進步，最大的進步出現在每小時六十到八十公克的劑量（這些發現獲得近期一份統合分析所支持）。[30]真實世界的比賽情形又是如何？運動科學家調查了鐵人三項選手，發現女性每小時攝取一公克／體重公斤數的碳水化合物，男性的攝取量則多了一點點，為1.1公克／公斤／小時。[31]他們也注意到，鐵人三項選手在騎自行車時攝取最多碳水化合物（1.5公克／公斤／小時），比跑步時的攝取量多了三倍。有趣的是，男女結果很不一樣：男性的碳水化合物攝取量跟表現有非常大的關聯，女性則是還好。

耐力運動員常會問一個問題：我的體型會影響訓練時應該攝取的碳水化合物劑量嗎？研究告訴我們，答案是否定的。別忘了，腸道是吸收單糖的限制因素，而腸道基本上不會受到體型影響。因此，給予運動員建議時，應該直接給予絕對的總攝取量（例如，每小時三十公克的碳水化合物），而不是根據體型來計算。專家特別點出了這個重要的差別。

當然，這些建議要以你的能力及訓練的強度和長度為準。假如你花四個小時跑完馬拉松，攝取碳水化合物的速率要跟世界頂尖的菁英運動員一樣嗎？假設你是一位業餘跑者，想要甩掉五到十公斤的肥肉，改善自己的整體健康，你真的有必要採取跟肯亞跑者埃利烏德・基普喬蓋（Eliud Kipchoge，他在2018年的柏林馬拉松以兩小時一分三十九秒，打破最快完成馬拉松的世界紀錄）一樣的營養策略嗎？完全不需要。如果你正在為下一次的業餘自行車比賽做準備，而且你有不少腹部脂肪、膝蓋又有痠痛毛病，那麼你真的有需要仿效克里斯・弗魯姆（多次贏得環法自行車賽冠軍頭銜、體脂肪僅百分之八）的訓練方式嗎？不太可能。運動強度低，訓練時燃燒的碳水化合物也會比較少。運動強度介於百分之六十到七十五之間的時候，身體燃燒碳水化合物的速率是差不多的，所以假如你的主要目標是減重、健康和長壽，那麼你需要攝取的碳水化合物量應該要減少（而且常常是大量減少）。根據目標來打造個人化的營養計畫是非常重要的。

非傳統的燃料策略是耐力運動的未來嗎？

在第三章，我有介紹到保羅・勞爾森教授和耐力教練菲爾・馬費頓在跟菁英耐力運動員一起合作時，所察覺的不一致現象：他們很想知道為什麼這麼多耐力運動員的體能雖好，身體卻還是很不健康。讓我們回顧一下，體能一詞的定義是「完成某件體力活動的能力」，而健康一詞的定義則是「良好的狀態」。高水平的耐力運動員出現生理、生化和心理情感方面的傷害機率很高，勞爾森和其他頂尖運動科學家正在研究這背後的原因。一個人健康與否的因素有很多，勞爾森教授和馬費頓教練提出了兩個關鍵領域，認為這些就是耐力運動員健康狀況不佳的機率愈來愈高的主因（因此也會導致過度訓練症候群的可能性增加）：訓練強度不當和現代的加工飲食。

勞爾森和馬費頓發現，加工食品內含有大量精製的糖和碳水化合物，很快就會造成慢性高血糖，並影響體內的脂肪氧化速度，結果使發炎、疼痛、活性含氧物的生產大增。[34]他們相信，現代的加工飲食會大大促進發炎狀態，並認為慢性發炎跟健康不佳（這有時候還是會發生在耐力運動員身上）是劃上等號的。訓練過頭、壓力大（生理、心理或情感方面）、攝取過多單糖、實行富含omega-6脂肪的現代飲食、攝入太多酒精等，都是造成慢性發炎負擔增加的原因。[35]

從訓練的角度來看，劇烈發炎雖然是引起正面適應的必要訊號，但是耐力運動員若以不當的強度或份量（或兩者皆是）進行訓練，就有可能導致全身發炎、活性含氧物增加、神經系統功能受損。最後，這些發炎雜音

保持水分：是不是渴了再喝水就好？

　　脫水會影響表現。今天，專家已經知道，水分缺失的程度即使只有體重的百分之二這麼少，就會影響認知功能和有氧運動；百分之三到五的脫水程度，則會損害特定運動所需的技術性技巧與無氧輸出；占體重百分之六到十的嚴重脫水情形，則會減少心搏出量、發汗以及流向肌肉的血液。把時間倒轉到1960年代。在當時，在馬拉松期間喝水是一種軟弱的象徵，對手會抓緊機會加快速度，把你遠遠甩在後頭。到了1970年代晚期，脫水的科學出現進展。接著，之後的幾年開始發生一件奇怪的事：愈來愈多跑者生病，而且有些案例還病得很嚴重。原來，他們喝水喝得太兇，出現低鈉血症。有些耐力運動員因此在比賽中死亡。同一時間，開普敦大學的知名運動科學家兼榮譽教授提姆‧諾克斯（Tim Noakes）正率先研究保持適當水分，以精進表現的重要性。諾克斯及其同僚忙著找出運動員猝死的主因，發現有一小群人的基因使他們只要喝太多水就會出現問題。大部分的人如果喝太多水，就會開始頻繁排尿。因為一直跑廁所是個很惱人的副作用，大多數人都會下意識地調整水分攝取量。然而，有些人會分泌過多的抗利尿素，這個副作用就不會發生，導致體內水分過高。[32]由於他們的抗利尿素輸出量很誇張，大腦會以為身體仍屬脫水狀態，又再分泌更多抗利尿素，最後使他們完全停止排尿（假使有排尿，尿液會是暗黃色或棕色的）。接著，這些人會（錯誤地）假定自己脫水了，於是又喝更多水。這時候，會出現致命的轉折。血液中的鈉含量開始下降，水流到腦部，造成腫脹和意識不清。身體可以說是出現了水災。這種情況只發生在五分之一的人身上，而且是可以避免的。由於這種情況潛藏致命危機，美國運動醫學學院在2007年改變立場，建議業餘運動員應該「口渴再喝水」（而不是還沒口渴就喝水），以避免悲劇發生。如果你想擬定個人化的含水策略，在訓練前後測量體重，有助評估自己應該攝取多少水分。通常，體重減少一公斤相當於水分損失了一公升左右。大部分的運動員在運動期間會攝取0.4到0.8公升／小時的水分，並在訓練或比賽過後喝水喝得兇一點，減少一公斤的體重大約會喝1.25到1.5公升。[33]

會淹沒驅使正面適應和轉變的訊號，讓運動員難以復原與表現。若跟富含加工和精製食品的飲食兩相結合，雜音又會變得更大，使適應不良和健康狀況差的情形持續下去。

　　勞爾森和馬費頓也有注意到耐力運動員遭受的各種生理、生化和心理情感傷害。常見的生理狀況有持久疲勞、最大和次大的表現遞減、慢性肌肉痠痛僵硬、靜止心率不正常地低、心跳變異性改變等。此外，氣喘、甲狀腺與腎上腺功能異常、第二型糖尿病、缺鐵、高血壓等病症也有可能出現。氧化壓力與損害過高、免疫力受損、全身性發炎、激素平衡等有害的生化狀況，也是過度訓練症候群常見的症狀，或如勞爾森和馬費頓所推測，是不健康的運動員常出現的狀況。最後，心理情感方面的症狀包括：

抑鬱、焦慮、缺乏動機、專注力受損、情緒失調等，也都是過度訓練症候群會有的狀況。這種症候群發生在耐力運動員身上的機率，比肌力和球隊運動員高上許多（第三部「復原」會提到更多）。勞爾森和馬費頓做了一個言簡意賅的結論：「要發揮最佳表現，運動員一定要擁有良好的體能和健康的身體。」

在耐力運動科學家這個成員愈來愈多的群體中，勞爾森教授只是其中一人。生理學專家丹尼爾・普魯斯（Daniel Plews）博士也是個知名的耐力運動科學家，在過去十年來幫助無數紐西蘭運動員，使他們在2012和2016年贏得奧運獎牌。他們都在努力挑戰耐力運動圈的傳統信條——運動員必須攝取大量碳水化合物，才能做出最佳表現。他們發現，運動員若在訓練時使用比傳統建議攝取量少得多的單糖來補充燃料，同時維持訓練表現，應會帶來較佳的健康狀態。勞爾森與普魯斯所發表過的同儕審核科學論文，加起來總計超過一百五十篇。這麼優秀的兩位科學家相信，事情應該有妥協的餘地。事實上，他們甚至這麼說：「在耐力運動期間，沒有必要像過去所說的那樣維持高血糖。」通常，你愈想達成菁英表現，就會離健康愈遠，但勞爾森與普魯斯正試圖改變這點。

勞爾森教授與普魯斯博士為什麼會對這種方法產生興趣？健康、壽命與運動表現之間的平衡固然是個主要的驅力，但是他們在自己身上使用連續血糖監測儀做實驗所得到的觀察，也對他們產生了很大的影響。實驗打開了勞爾森的眼界，他發現每個人對營養所做出的反應很不一樣，也很驚訝身體在理應處於低血糖的狀態下時，居然還能做出意想不到的事。勞爾森在血糖不到三微莫耳／公升（屬於低血糖）的情況下，成功維持三小時以上的騎乘表現，功的輸出為兩百五十到三百瓦。更驚人的是，勞爾森在進行這些訓練時，感覺非常良好。他說：「一旦充分適應脂肪，血糖竟然可以低到這種程度，卻依然能夠維持表現。」勞爾森也注意到，跟其他耐力同僚相比，他的血糖高峰較大、廓清率較長。另外，有些被認為很健康的食物（如水果），可以讓血糖飆高到好像他吃下一包糖果似的。

壓力這項因子也讓勞爾森與普魯斯大開眼界。普魯斯在訓練自己時發現，高強度訓練可能對血糖值造成持久影響。剛開始使用連續血糖監測儀做實驗不久，普魯斯進行一個十四分鐘的簡短計時，並在完成計時後馬上發現，連續血糖監測儀的讀數飆到8.9微莫耳／公升。對普魯斯來說，這個數值是非常高的。然而，更讓他擔憂的是恢復到基準點所需的時間。他的研究和指導菁英運動員的親身經驗告訴他，高強度訓練會對耐力運動員帶來很沉重的負擔。他很難不去想，生活中的其他壓力源（缺乏睡眠、工作上各個事項的期限壓力、家庭事務等）跟訓練結合之後，必定更會累積、加劇這個負擔。

高強度訓練倘若沒有適當地週期化與規劃，可能對耐力運動員的復原造成阻礙。假如你想評估高強度訓練帶來的影響，卻又沒有辦法取得連續血糖監測儀，或覺得這個儀器太昂貴，次好的做法是測量早晨的空腹血糖值。普魯斯博士說，運動員起床後測得的數值應低於九十毫克／公合（5.0微莫耳／公升）較理想。第三章有談到，如果長壽是你的目標，空腹血糖值低也是一個很強大的健康壽命標記。每日平均血糖值基本上是以九十到九十五毫克／公合（5.0到5.3微莫耳／公升）這個範圍為理想目標，差異應小於十毫克／公合（0.5微莫耳／公升）。簡單來說，血糖應該要穩定，起伏愈小愈好（不要有雲霄飛車的狀況出現）。

當然，高強度間歇訓練在大部分耐力運動員的訓練計畫中，扮演很大的角色。由於碳水化合物對高強度運動非常重要，運動員在訓練前相當謹慎限制其攝取量。勞爾森和普魯斯等人進行的新研究，便挑戰了業餘自行車手的這個既定觀念。一開始，耐力運動員若減少碳水化合物的攝取，肌肉和肝臟的肝醣貯存頭幾天會往下掉。肝醣減少了，燃燒脂肪的能力沒有改善，表現就會受到影響，無法延長運動員付出次大與高強度努力的時間。[36]因此，減少碳水化合物似乎確實會損及高強度表現。然而，一直到近期之前，並沒有任何關於限制碳水化合物，與高強度間歇訓練的研究。勞爾森和普魯斯找來十八位中強度訓練的男性，把他們分成兩個飲食組，一是生酮組，另一個是標準的混合飲食組。受試者在研究前後進行了漸進運動測試，並在干預發生前進行高強度間歇運動——五組三分鐘的全速跑，兩組之間穿插九十秒的休息時間。兩週和四週後也進行了一次測試。結果，生酮組跟另一組在高強度間歇訓練前，攝取碳水化合物的受試者相比，有什麼差別？答案是，高強度間歇訓練並沒有使他們產生不一樣的心理和生理反應。生酮組跟攝取了較多碳水化合物的組別比起來，耗氧量、心率和自覺運動強度都一樣。[37]普魯斯和勞爾森沒有發現漸進運動測試後期階段，或高強度間歇運動的表現受到影響的證據。對於很多想要減重以改善健康、同時又要為活動或比賽進行訓練的業餘自行車手來說，這是個很棒的消息。

　　在臨床實踐上，我看過很多四十、五十、六十幾歲的客戶轉換到自行車，以緩解關節負擔，但是他們的燃料策略卻使他們的體重過剩五到十公斤（雖然他們有辦法做有氧運動）。此外，不少人也有慢性高血糖（糖化血色素高）、發炎標記（高敏感度C反應蛋白）和低激素（游離睪固酮、游離三碘甲狀腺素，和游離皮質醇）。這些狀況通常會伴隨活力低（尤其是早晨）、無法減重、睡眠差、強烈渴望甜食等。更糟的是，糖化血色素和高敏感度C反應蛋白升高也跟總死亡率的風險提高有關。業餘運動員沒有錢賺，他們是為了快樂和健康而運動。因此，他們的營養策略應該要能支持這些終極目標。

　　另一方面，如果你是一位職業耐力運動員，以你的運動項目為生，或者你是一位菁英的業餘運動員，想要創下個人新紀錄，而且你沒有腸胃問題，目前採用的燃料策略也讓你恢復良好，那麼改採低碳或生酮飲食可能並不值得。菁英耐力運動員可能對這些飲食觀有興趣，但如果不能因此成就菁英表現，那就沒有理由採納。但，勞爾森和普魯斯指導的自然都是世界級的耐力運動員，諸如在鐵人三項競賽中排名世界前五名的凱爾‧別克（Kyle Buckingham）和揚‧范‧柏克（Jan van Berkel）。事實是，成為菁英可以為這項策略帶來更多優勢，因為在訓練期間採取低碳可用性的菁英運動員，其脂肪氧化率會比業餘運動員高出三倍。[38]若跟單純空腹相比，在早上進行訓練後採取空腹復原（之前所說的「訓練低」策略）的菁英耐力運動員，可以增加百分之七十五的脂肪氧化。美國運動醫學學院、美國營養飲食學會及加拿大營養師協會提供的飲食建議是，耐力運動員在從事一到三小時中到高強度的訓練時，應攝取六到十公克／公斤／日。對於不適用傳統燃料策略（出現血糖控制不佳、消化方面問題或持久的發炎狀況）的耐力運動員或者年紀較大、血糖自然開始惡化的運動員來說，這種新的耐力營養策略有可能是個寶貴的替代選項，可改善健康、表現與壽命。

　　低碳法要花多久時間適應？假如業餘運動員有整整四個星期的時間可以轉換成生酮飲食，他們便能在較高強度的訓練過程中維持功的輸出。[39]近期有一項研究讓受試者在進行一場一百公里的自行車計時賽之前，有十二週的適應時間，結果發現尖峰和相對功率（在六秒鐘的全速跑與臨界功率測試中）都有所進步，且在整個一百公里的競賽中都能維持表現。[40]這是不是表示，耐力運動員都應該實行生酮或低碳飲食？當然不是。然而，勞爾森也指出，傳統的高碳燃料策略並不適用於所有人，而且他認為那是

身體組成週期化：耐力表現的演進

　　加拿大太平洋運動學院的特倫・斯特靈沃夫博士在菁英耐力運動圈打滾十多年，曾幫助菁英耐力運動員參加過無數次奧運，其中包括他的妻子希拉蕊。2017年，斯特靈沃夫分享了妻子在九年的菁英中距離跑者生涯中（期間她比過兩次奧運）身體組成的變化。[41]跟一般人的認知和雜誌裡的照片不同，希拉蕊其實沒有全年保持超精瘦的比賽身材（圖5.1）。

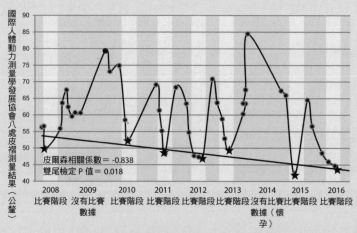

圖 5.1・九年生涯的人體測量數據，使用公釐表示國際人體動力測量學發展協會標準八處皮褶的測量結果。星號表示每一次尖峰比賽階段期間最低的測量數值，白色區域表示每年比賽期間（五月到八月）。資料來源：Trent Stellingwerff, "Case-study: Body composition periodization in an Olympic-level female middle-distance runner over a 9-year career," *International Journal of Sport Nutrition and Exercise Metabolism 28*, no.4(2018), https://doi.org/10.1123/ijsnem.2017-0312。

　　每當比賽接近，她就會開始變瘦，以便支持表現；開始進入休賽季期間時，她便不再追求同樣的精瘦程度。她是如何成功實現身體組成週期化的？答案是，斯特靈沃夫執行了一套經過縝密規劃的營養策略，幫助她維持健康，同時優化表現。希拉蕊並沒有劇烈降低卡路里的攝取，而是在大日子來臨前很有耐心地減少卡路里。她一邊減少卡路里，一邊增加蛋白質的攝取，因此得以在創造高峰表現的同時，保持肌肉質量。在跑步這種運動中，體重占了代謝成本的百分之八十，因此能在維持肌肉的狀況下變瘦，是個很大的優勢。這個策略使她打造出超精瘦體態，卻又不會影響健康、月經週期、免疫力和受傷的風險。最有趣的一點或許是，她的體重這九年來並沒有出現什麼變化（一直都保持在六十九公斤左右），只有精瘦程度大幅改變。持久、耐性和努力就是希拉蕊成功達成身體組成變化的祕訣。這不是網路上那種很「潮」的新飲食法，而是專業人士身體力行的方法，真的有效！

耐力運動員容易出現腸胃不適、適應不良和過度訓練的根本主因。別誤會，研究結果很清楚，傳統的耐力燃料策略很有效的，菁英運動員會遵循這種策略不是沒有理由──因為他們想贏！但是對勞爾森和普魯斯來說，問題在於運動員得付出什麼代價。對業餘（以及菁英）耐力運動員而言，這是個非常重要的問題。

雖然說了這麼多，到了比賽當天，遊戲規則就不一樣了。再次強調，脈絡情境很重要。關於訓練期間的營養，傳統的耐力營養學和低碳可用性這兩個陣營雖然各執一詞，但是雙方都同意，比賽當天的營養攝取需要適當的碳水化合物才能使表現最佳化。別忘了，訓練日營養和比賽日營養是不同的。這就是我稍早在本章提過的「訓練低、比賽高」原則。比賽高的意思指的是碳水化合物可用性在比賽當天要高，因為碳水化合物有助於在比賽時延長運動員付出最大努力的時間。普魯斯說：「在比賽當天必須把身體當作租來的車子一樣對待！」他的策略是什麼？在比賽前三天，他會將碳水化合物的攝取量提高到一百五十公克，接著在比賽當天，更會每小時攝取六十公克的碳水化合物。他的身體之後肯定很有感覺，但是他說：「到了定輸贏的時刻，只能全力以赴！」詹姆斯‧莫頓博士也很贊同這個觀念：「碳水化合物依然是比賽當天的霸主。」無論你採取哪一種耐力燃料策略，一定要確保槍聲響起那一刻，你的碳水化合物可用性是保持在最佳狀態。

耐力補給品：更拚、更好、更快、更壯

對不斷挑戰表現極限的運動員來說，補給品可能就是影響運動員能否站上領獎檯的一線之隔。國際奧林匹克委員會近日召集世界各地的頂尖專家，接著發表了一份有關補給品的共識聲明。只有六種補給品被認定可以為表現帶來助益。在這個小節，我們將好好了解一些支持耐力表現的實證補給品，也會介紹一個潛力不小的新秀。

咖啡因：基因取決一切

地球上最多人服用的藥物就是咖啡因。咖啡因的化學名稱為三甲黃嘌呤，是植物當中自然存在的一種化合物。許多個世紀以來，世界各地的各個文化都會攝取咖啡因來提神、保健、增加工作效率。今天，約百分之九

十的成人經常會從咖啡、茶、氣泡飲料和能量飲料中攝取咖啡因。但，咖啡因改善耐力表現的運作方式是什麼？令人驚訝的是，專家現在也還無法完全確定。加拿大麥克馬斯特大學的史都華・菲利普博士說，以前的理論是，咖啡因能夠分解體脂肪作為燃料使用，因此省下肝醣的貯存量。這被認為是咖啡因能夠增強體能的主因。今天，研究證實了咖啡因對肌肉，以及（更重要的）中樞神經系統的影響：咖啡因可以降低跟運動有關的努力、疲勞和疼痛感知。[42]這在漫長又辛苦的耐力訓練期間可以帶來很大的幫助。此外，咖啡因也能在重要的訓練過程中，讓運動員把自己逼得更緊一點，進而提升訓練成果。[43]耐力運動員的理想劑量為何？新的研究顯示，答案可能跟你的基因有關。

多倫多大學的南西・蓋斯特（Nanci Guest）博士最近進行一項研究，要確定負責代謝咖啡因的CYP1A2基因，是否會影響耐力運動員的表現。有超過一百名男性運動員參與了她的研究，在三種不同的情況下完成計時賽：沒有攝取咖啡因、攝取兩毫克／體重公斤數，以及四毫克／體重公斤數的咖啡因。[44]令人驚訝的是，CYP1A2基因的變異竟能預測表現成效。例如，咖啡因對AC基因型的耐力表現沒有影響，但是兩毫克和四毫克劑量的咖啡因，卻會對AA基因型帶來正面效果。但，她的研究最有趣也最驚人的發現或許是，若攝取四毫克／公斤劑量的咖啡因，CC基因型的運動員表現反而變差。這是第一次有研究指出，基因或許能夠預測咖啡因對耐力表現產生的影響。蓋斯特建議，運動員可以進行CYP1A2基因檢測，判定咖啡因是否能為他們的耐力表現帶來幫助。

甜菜：紫色力量

將近十年前，甜菜汁就已經被發現可以幫助表現。甜菜根以及其他葉菜類所富含的無機硝酸鹽會在體內被轉換成亞硝酸鹽，當血液裡的氧氣濃度下降（例如，在進行長時間運動時），亞硝酸鹽會變成一氧化氮，而一氧化氮是一種非常強大的血管擴張劑。補充甜菜汁等膳食硝酸鹽，可降低次大運動期間的氧氣成本，進而提高運動員的運動耐受度和表現。[45]因此，硝酸鹽－亞硝酸鹽－一氧化氮這條路徑在運動、營養和醫學界正引起研究人員很大的興趣。你可以從食物中獲取多少膳食硝酸鹽？新鮮的菠菜、芝麻菜、甜菜和芹菜，每一百公克就含有大約兩百五十毫克的膳食硝酸鹽。在運動前2.5個小時服用五百毫克龐大劑量的膳食硝酸鹽，或連續六天每日攝取膳食硝酸鹽，都被證實可以增加血漿的亞硝酸鹽濃度，最終提高硝酸鹽－亞硝酸鹽－一氧化氮路徑產出一氧化氮的能力。[46]專家認為，提高一氧化氮可用性之所以能夠改善運動能力，是基於多種機制，包括血流調節、收縮性、葡萄糖與鈣平衡，以及粒線體呼吸和生合成。[47]

　　甜菜根或葉菜類要花多久時間，才會讓血液中的濃度達到最高？膳食硝酸鹽會在一到兩小時達到高峰，而亞硝酸鹽要等兩到三小時才達到高峰；二十四小時後，一切就會恢復到基準值。膳食硝酸鹽對於需要改善高血壓的業餘運動員來說也很好，因為一氧化氮是強大的血管擴張劑。業餘運動員補充膳食硝酸鹽，可得到的好處似乎最多，因為菁英運動員對硝酸鹽補給品的反應沒那麼明顯。專家相信，這可能是因為受到高度訓練的運動員的膳食攝取量較大，他們產出一氧化氮的能力較強，或是菁英運動員純粹擁有比較好的基因，因此比較能提升氧氣輸送（還有一點值得提及：真正菁英的運動員可以進步的空間其實非常少）。甜菜的相關研究很多都有一個共同的缺點，那就是它們以耗竭時間和遞增測試為主，在科學上雖然很寶貴（並點出運動能力），卻無法告訴我們什麼有關表現的資訊。此外，這些研究也讓實驗結果看起來很厲害，實際上卻不然。例如，在耗竭時間測試中進步百分之十五，在進行計時測試時可能只會獲得百分之一的進步。話雖如此，那百分之一可能就是輸贏之間的差距。

碳酸氫鈉：窮人的表現優勢

小蘇打。雖然好像很難以置信，但是你用來常保冰箱清新的這樣東西，經過年復一年的研究，不斷被證實可以改善耐力表現。當訓練啟動了醣解過程，氫離子會開始堆積在肌肉中，帶來那種熟悉的火燒刺激感，讓人很難繼續突破下去。一到七分鐘持續出力、反覆全速跑，或長達三十到六十分鐘，剛好未達乳酸閾值的持續出力，都有可能因為補充碳酸氫鈉而出現進步。[48]傳統上，運動員會在運動前一到兩小時加水服用三百毫克／體重公斤數的碳酸氫鈉，這個劑量可以為表現帶來百分之一到二的少許提升效果，但是在高水平的圈子裡，這一點點進步就有可能造成天南地北的結果。碳酸氫鈉很便宜，而且又有效。不過，請先進行測試，因為它有可能使腸胃不適，因此你必須找出適合自己的劑量。分次服用，並佐以零食或正餐，似乎有助緩解副作用。[49]

維他命D和其他可考慮的補給品

利物浦約翰摩爾斯大學的格雷姆‧克洛斯（Graeme Close）博士和他的團隊，是最早研究維他命D對運動表現有何影響的研究者之一。缺乏維他命D的運動員會出現肌肉功能受損、肌肉再生受損，以及免疫力受損的狀況。對耐力運動員來說，這些全都是很重要的問題。根據內分泌學會（The Endocrine Society）的定義，七十五奈米莫耳／公升（三十奈克／毫升）表示維他命D充足；五十一到七十四奈米莫耳／公升表示維他命D不足；少於五十奈米莫耳／公升（二十奈克／毫升）則為維他命D缺乏。缺乏狀態又可再細分為輕度（二十五到五十奈米莫耳／公升，或十到二十奈克／毫升）、中度（12.5到二十五奈米莫耳／公升，或五到十奈克／毫升）和重度（少於12.5奈米莫耳／公升，或五奈克／毫升）。克洛斯博士等研究者想回答的問題是：如果沒有缺乏維他命D，維他命D是否有助表現？確保維他命D大於七十五奈米莫耳／公升，對肌肉（衛星細胞）復原似乎很重要，而新研究也顯示，維他命D大於一百二十奈米莫耳／公升具有潛在的提升作用。由於耐力運動員非常容易生病，保持大量的維他命D可能是預防病痛的重要因子。克洛斯博士和他的團隊建議要從陽光獲取維他命D，冬天或出現缺乏時，則要每日補充兩千到四千國際單位。[50]

菸醯胺核糖

菸鹼酸俗稱維他命B3，是肉類、蛋和綠色蔬菜中自然存在的物質。菸鹼酸（niacin）其實就是菸鹼酸（nicotinic acid）和菸醯胺的結合。菸醯胺核糖這種新奇的補給品便是菸鹼酸的一種形式，含有吡啶核苷酸（一種核糖鍵）。你可以把它想成是菸鹼酸的另一種口味。那麼，這種新口味對耐力表現有什麼影響？菸醯胺核糖是肌肉中菸鹼醯胺腺嘌呤二核苷酸（nicotinamide adenine dinucleotide, NAD）合成作用的直接前驅物，因此有可能藉由關鍵的訊號傳送路徑（想知道的人，這條路徑是NAD－SIRT1－PGC-1α）影響肌肉的粒線體功能。[51]還記得嗎？PGC-1α是促發訓練適應的主要開關。因此，研究人員相信，假使菸醯胺核糖補給品能夠改變肌肉中NAD的量，也能增加肌肉的粒線體。粒線體愈多，氧氣就愈多，對耐力運動員來說非常好！相關研究還處於初始階段，所有的研究都是以老鼠為實驗對象，尚未進入人體實驗，但是這有可能促成下一波補給品熱潮。

抗氧化補給品及消炎會產生的問題

發炎反應與活性含氧物是引起訓練適應的必要訊號，可以讓你變得更有力、強健又迅速。現有的文獻清楚點出，訓練後服用抗氧化補給品，會減少活性含氧物，阻礙運動適應。[52]簡單來說，就是永遠不要在訓練之後，服用抗氧化補給品。脈絡情境是一切的關鍵所在。身體發炎、活性含氧物增加，這些都是要讓對的訊號得以傳送的重要條件，讓你可以獲得訓練帶來的最大成效。若在錯誤的時機服用抗氧化補給品，不僅會阻礙訓練適應，也會減少運動帶來的一些健康好處。例如，年紀較長的男性在高強度間歇訓練過後，服用白藜蘆醇補給品，不僅無法增加最大耗氧量，還會降低運動減少血液中低密度脂蛋白，和三酸甘油酯濃度的作用。[53]最重要的是，目前並沒有數據指出，食用高品質的蔬果會減弱運動適應。最好的建議是，運動員應攝取高品質的飲食，同時避免服用高劑量的抗氧化補給品。[54]

＊　＊　＊

現在，你已經認識耐力營養學，知道怎麼發揮個人最佳表現，或為即將來臨的賽季做準備，同時奠定健康的基礎。下一章，我會探討球隊運動和這個領域需要考慮的各個層面：訓練營營養學、賽季期間、中場休息和季後賽。來吧！

CHAPTER 6

球隊運動營養學

在1996年，阿爾塞納・溫格（Arsène Wenger）接下兵工廠足球俱樂部（Arsenal FC）這支傳奇球隊的負責人職位時，他被稱作「無名小卒先生」。這位較無人知的法國人戴著一副眼鏡，看起來比較像學校老師，而非足球教練。媒體批評他古怪、傲慢、孤僻，就連他的球員也公開坦承：「這個人真的懂足球嗎？」要是他們知道後來會發生什麼事就好了。從一開始，溫格就掌控球隊的每一個面向。他找來運動科學家、營養專家和資歷極為優秀的訓練人員，是兵工廠從未有過的陣容。此外，他為球隊帶來支持團隊，這個做法也比其他人早了二十年（現在，他們是每一支英格蘭足球超級聯賽球隊的支柱）。溫格的訓練方法也不一樣，更嚴厲、更有組織、更有效率。嚴苛的晨跑和反覆的練習沒有了，每一分鐘的時間都算得好好的。此外，溫格的營養策略也很與眾不同（就當時來說）。賽前正餐原本是由漢堡和薯條組成，現在改成魚、一小盤義大利麵和燙青菜。維他命補給品、肌酸、魚肝油和賽後復原飲品，也加進運動員的每日攝取。選手休息室裡再也不見啤酒和加工零食（溫格上任第一年就禁了兵工廠球員賽前吃巧克力的傳統，引發球員暴動，但是當球隊贏了一次又一次的比賽後，暴動便平息了）。溫格堅信，「假使選手沒有健康的飲食，就沒有辦法盡最大的肌力訓練，表現也無法進步，而且更容易疲勞。」他的球隊後來表現得怎麼樣？兵工廠在1997–98賽季，也就是溫格上任第二年，贏得英格蘭足球超級聯賽，並在同季贏得英格蘭足總盃（雙冠王）。在2001–02賽季，他們再次贏得足球超級聯賽與足總盃，接著在2003–04賽季創下歷史，百年來首次經歷全季不敗。阿爾塞納·溫格在球隊運動營養學這方面領先二十年，帶來實證科學應用的全新時代。

運動營養學源自耐力運動。在健身車或跑步機上定點訓練的運動員，為運動科學家提供了理想的條件，可測試、測量、評估各式各樣的表現，與復原生物標記，是運動科學家的夢想情境。在球隊運動中，事情就動態許多，難以預測，運動員的心率、乳酸閾值、最大耗氧量，跟他們是否會在自己的運動項目中成為菁英之間，沒有直接相關。過去十年來，球隊運動營養學愈來愈受到重視。洛杉磯道奇隊（Los Angels Dodgers）等棒球隊，在整個組織裡實行百分百的有機食物政策；費城76人（Philadelphia 76ers）等NBA球隊花費數百萬美元，添置新的廚房設備、雇用一流廚師；NFL的球隊不惜成本，確保球員可以全天候取得食物和補給品；基斯坦奴·羅納度（Cristiano Ronaldo）等世界頂尖的足球選手，不僅雇用全職廚師，也雇用了全職營養師來指導營養計畫。顯然，球隊運動營養學在過去十年來已有大幅轉變。

球隊運動員的營養需求，跟體態或耐力運動員的需求截然不同。同樣地，你不會看到全世界最厲害的菁英球隊運動員，擁有跟健美選手一樣的肌肉發展。湯姆·布雷迪不需要六塊肌，也能成為世界上最強的四分衛。事實上，太瘦反而可能影響他接受撞擊和表現的能力。克萊頓·克蕭（Clayton Kershaw）不需要有龐大的二頭肌，也能投出MLB最難應付的快速球和卡特球。全世界最優秀的冰球選手看起來比較像伐木工人，而非超級名模，因為他們需要技巧，也要能接受、發動撞擊。暫且不談這些差異，運動員在賽季前和賽季中，應採取相同的營養策略嗎？在中場休息時間，或季後賽等經過漫長辛苦的賽季後，還必須發揮最佳表現的賽程壓縮時期呢？不同的脈絡就有不同的目標，就要採取不同的營養策略。

說到合成代謝或分解代謝，能量平衡是最主要的重點。因此，想要變得太過精瘦，或食物純粹吃不夠多的運動員就像在走鋼索，疲勞、虛弱、生病、受傷等的風險都會增加。除此之外，變瘦其實不見得可以為運動員帶來生理、技術、戰略，或心理上的優勢。為了支持一位球隊運動員，你必須了解他的運動項目會使用到的能量系統，以及運動員常用的燃料策略，才能找出落差和良機，支持運動員的表現、復原與健康。

「美麗遊戲」告訴我們的寶貴訊息

足球（football）是世界上最受歡迎的運動，被稱作「美麗遊戲」（這裡指的可不是戴頭盔和護墊比賽的美式足球〔American football〕，也就是橄欖球）。足球被歸類為間歇性高強度的技能運動，會運用到全速跑、高強度的跑步、跳躍和鏟球等，需要補充高能量且復原時間較長的動作，可能讓運動員體力耗竭（籃球和冰球也有類似的要求，不過冰球應該算是介於技能運動，和爆發運動之間，跟橄欖球和英式橄欖球相似）。[1]達成這些要求需要使用到哪些能量系統？球員要能跳高用頭擊球，或用力鏟球，需要使用快速且爆發力強的非乳酸性磷酸肌酸系統；要進行全速跑，滿場追逐攻擊球員，需要使用非乳酸性醣解系統；在比賽之間或比賽當中要能移動這麼多距離，則會需要使用有氧系統。總之，這些能量系統都會用到！球隊運動會運用到各種能量系統，但是不同的類型所注重的能量系統不盡相同。籃球和足球等技能運動也非常要求技術，需要透過無數個小時的練習才能習得。

足球員在生理方面必須達成的要求，會根據他的位置、訓練狀態和指定的戰略角色而有不同。[2]這也適用於美國的四大運動：橄欖球、籃球、冰球和棒球。運動員的能量消耗跟他的訓練負荷有很大的關聯。例如，辛苦的全速跑訓練日對身體造成的負擔，一定比練習戰術時所進行的輕鬆慢跑還要大。教練在規劃當週的營養策略時，必須考量到這一點。[3]足球員要完成一小時（更別說兩到三小時）的練習，所需的燃料一定比健美選手在健身房訓練一小時還要多。爆發動作需要快速的腺苷三磷酸轉換；長距離全速跑需要酸性細胞代謝物的廓清作用；有氧活動需要血液中含有大量脂肪酸。球隊運動員得施展許多能量來跑步和吸收對手的撞擊。要維持這種程度的輸出，同時又要抵抗疲勞，跟肌肉肝醣的耗竭有很大的關係，因此在比賽前補足肝醣是運動員的首要任務。此外，運動員必須掌握所有的燃料來源，才能發揮最佳表現。可惜，關於菁英球隊運動員從早到晚吃了什麼這方面的資訊是少之又少。有關高水平足球的研究雖然已有四十年以上的歷史，但是直到最近，專家才得以一窺職業選手每天實際攝取的飲食。在2017年，英國的連恩・安德森（Liam Anderson）博士與他的團隊，成為第一批試圖釐清英格蘭足球超級聯賽職業足球員，他們的能量攝取與消耗的研究人員。許多尖端科技都派上了用場，包括評估身體組成的雙能量X光吸收儀、評估能量消耗的二重標示水同位素、評估食物攝取的遠端食物攝影法，以及評估訓練和比賽日負荷的GPS裝置，讓研究者能夠觀察菁英職業運動員在場上（而非實驗室）的真實狀況。以下是他們發現的結果：跟比賽日的三千八百大卡相比，選手在這一整週所攝取的卡路里量低了許多，僅兩千九百五十大卡左右（圖6.1）。[4]為什麼會有這麼重大的差異？原因不是蛋白質或脂肪的攝取量，因為這兩者在一週期間基本上沒什麼變化。最大的不同是碳水化合物的攝取。英格蘭足球超級聯賽職業選手在訓練日和休息日攝取的碳水化合物，大約是4.2公克／公斤（極接近碳水化合物建議攝取量的最低值），但在比賽當天卻提高到每日6.4公克／公斤。所有的選手都出現同樣的趨勢，因此研究者想知道是不是教練或訓練人員叫選手這麼做的。他們是不是有意識地在比賽當天，調整自己的攝取量？還是，這是一個下意識的選擇？研究者無法確定真正的原因，但有趣的是，另一個關於荷蘭職業足球員的類似研究，也有觀察到同樣的現象。[5]

在最高水平的領域，輸贏之間的差距微乎其微。這些細微但卻重大的發現是非常重要的，畢竟職業或高水平（包括高中、大學等）的運動員，有多個月的時間會一週打數場比賽，而比賽的運動強度和時間長度，又比練習還要高上許多。驚人的是，研究顯示，運動員就算攝取八公克／公斤／日的碳水化合物，訓練四十八小時後也還是無法完全補滿快縮（二型）肌纖維的肝醣貯存量。[6]這個發現意義重大。假使英格蘭足球超級聯賽的選手在比賽當天，吃了6.4公克的碳水化合物，而八公克／公斤／日的攝取量也要花四十八小時，才能完全充飽最高檔次的馬力，那麼這對比賽結果將有直接的影響。如果運動員在整個練習週、賽前與賽後沒有攝取足夠的碳水化合物，就有可能影響訓練、比賽和復原的能力。[7]這就可能成為輸贏之間的界線。不過，順帶一提，他們確實有觀察到，移動最多的選手（當然就是中場這個位置的球員）跟其他選手相比，攝取的碳水化合物最多。

有趣的是，在六名英格蘭足球超級聯賽的職業選手中，有四名沒有達到高強度練習期間攝取六到十公克／公斤碳水化合物的標準，而這樣的攝取量正是最佳化生理、技術與認知表現的關鍵。[8]這是球隊營養師策略性的營養計畫嗎？這是選手無意或有意的決定？目前訂立的標準是不是太高了？比賽日營養和訓練日營養不一樣，這就是週期化營養學的真諦。費格斯·康諾利（Fergus Connolly）博士在《翻轉輸贏》（*Game Changer*）這本書裡說得很好：「你必須從比賽日開始往回紮根，才能支持表現。」比賽日最重要，因此找出可能直接或間接危及比賽結果的營養習慣是很重要的。

這項研究的另一個重點層面，就是要觀察英格蘭足球超級聯賽選手的蛋白質攝取量。英格蘭足球超級聯賽的職業足球選手，每日攝取超過兩百公克的蛋白質，遠高於肌力和球隊運動員1.6到2.2公克／公斤／日建議攝取量的最低值。相形之下，二十年前職業足球選手每日平均只有攝取少少的一百零八公克，證實運動科學的演化和營養學研究的進展，確實對比賽造成了影響，也改變了選手的心態。假如「注重蛋白質」是你想傳達給今天的足球員的訊息，你應該要知道，現今的證據顯示，大部分的足球員都已經顧好了蛋白質這方面的基礎。

碳水化合物似乎才是球隊運動員獲得最多進步空間的要素。這個研究雖然只持續了一週的時間（沒有任何選手出現過度訓練或疾病的症狀），但是有關他們的肝醣狀況還是應該探討的。假使在賽季期間的一週內肝醣呈現次優狀態，一個月或甚至一整季過後會發生什麼事？在季後賽或國際賽比賽期間，賽程變得緊縮，肝醣又會發生什麼狀況？當選手在訓練營為即將來臨的賽季做準備，進行最高的訓練強度與最大的訓練量，賽季開始之初，肝醣又是呈現何種狀態？如果沒有獲得適當的燃料補充，球隊在賽季開始時無法發揮最佳表現，是很合理的結果。現在就讓我們深入探討運動員為賽季做準備時，訓練營裡發生了什麼事。

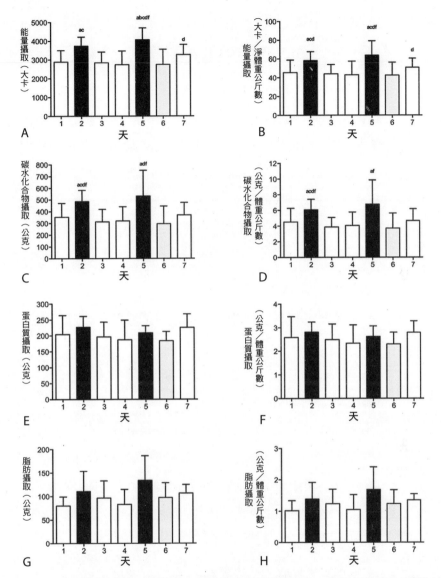

圖 6.1 · 七天檢測期間每日能量與巨量營養素的攝取量。白色長條表示訓練日；黑色長條表示比賽日。圖 A 表示絕對能量攝取；圖 B 表示相對能量；圖 C 表示絕對碳水化合物；圖 D 表示相對碳水化合物；圖 E 表示絕對蛋白質；圖 F 表示相對蛋白質；圖 G 表示絕對脂肪；圖 H 表示相對脂肪。資料來源：Liam Anderson et al., "Energy Intake and Expenditure of Professional Soccer Players of the English Premier League: Evidence of Carbohydrate Periodization," *International Journal of Sport Nutrition and Exercise Metabolism*, 27 (2017), https://doi.org/10.1123 /ijsnem.2016-0259。

ALTIS傳授的全速跑祕訣

　　傑森・黑特勒（Jason Hettler）是一位肌力與速度培養教練，在亞利桑那州一間世界頂尖田徑運動員的訓練中心ALTIS工作。他負責培訓世界頂尖的全速跑選手，並為職業運動球隊提供培養球隊運動員全速跑能力的相關諮詢。無論哪一種運動項目，速度對菁英表現來說都極其重要。如果你想將全速跑納入練習之中，該怎麼做？沒問題，黑特勒提供了一些很棒的訣竅：

1. 培養全速跑的技能是需要時間的。
2. 從草地開始練起，而非跑道或堅硬的表面（降低地面衝擊力）。
3. 從二十到三十公尺的全速跑開始練加速度（菁英跑者可加速到五十公尺！）。
4. 從三十到六十公尺的距離練速度（菁英跑者為五十到九十公尺）。
5. 從六十公尺以上的距離練持久速度（菁英跑者為九十公尺以上）。
6. 採取「落下」法（從箱子跳落到地面起跑），降低從起跑架起跑時，克服慣性所需的力量。

　　黑特勒指出，「落下」對新手跑者來說較為理想，因為他們的接觸地面時間通常較多，會增加對身體的衝擊與壓力。當你愈來愈進步，接觸地面的時間也會減少，你就能夠培養自己的全速跑能力與耐受力。全速跑會為各種運動項目帶來很多好處：加速、速度、持久速度是最主要的優勢，另外還有神經系統活化，以及正確全速跑力學的養成，有助改善協調。黑特勒的經驗是，運動員在一次休賽季期間（六到十二週）就可以在全速跑訓練方面有重大進展。然而，就跟任何技能一樣，規律練習可以加強成效。如果你是業餘的高水平運動員，可能要花六到十二個月來培養全速跑技能。黑特勒透過無數名職業運動員證實，投入這麼多時間絕對值得！

準備階段：季前和訓練營燃料策略

「練習，我們講的是練習。不是比賽，不是比賽……練習！」記者詢問NBA全明星球員艾倫・艾佛森（Allen Iverson）對練習的投入程度時，他說了這句名言（去看看YouTube的短片，很精采！）。用這句話展開球隊運動營養學的討論，似乎很恰當——訓練營的營養計畫真的重要嗎？我們才剛開始了解賽季期間的球隊運動員燃料策略，那季前呢？有趣的是，訓練量和訓練強度就是在季前階段達到巔峰的。[9]因此，想要探討選手在這段關鍵又辛苦的訓練期間，是否有達到營養需求，是很合理的。假如運動員在季前沒有達成能量（卡路里）和巨量營養素的標準，賽季開始後，他們就有可能發揮不了最佳表現。季前訓練營是個很關鍵的時期，對生理、技術、策略與認知方面都有很高的需求。選手這時攝取的燃料應該要比需求相對低的賽季期間還多，但是他們有這樣做嗎？

近期，巴西有一項研究調查了十九位職業足球選手，在為著名的巴西盃做準備時，每天九十分鐘的季前訓練（包括生理、技術和戰術等層面）期間攝取了多少營養。在訓練營，每週通常會訓練五天，而這五天包含六次練習，訓練量與訓練強度較賽季高。跟大部分的美國運動一樣，巴西也有一天訓練兩次的時候。運動員的營養實況在這關鍵時期看起來是什麼樣子？跟前面提過的英格蘭足球超級聯賽選手類似，巴西的職業選手也是輕鬆達到（且超越）蛋白質（和脂肪）的運動營養建議攝取量，而且在總能量或巨量營養素的攝取方面，不同位置的球員並無差異。[10]然而，同樣地，選手的碳水化合物攝取量不夠。巴西職業選手差點連每日五公克／公斤的碳水化合物最低標準都沒有達到。他們的攝取量雖比英格蘭足球超級聯賽的選手，在賽季期間攝取的量還大，但若考量到訓練營的需求較高，就會發現這還是不盡理想。生理輸出數據顯示，選手在季前的訓練營階段跟在賽季期間相比，確實更拚、運動時間也更長。倘若選手缺乏適當的能量，復原（以及適應）的情形就有可能受到影響，使他們有氣無力地進入新賽季，更糟的是還有可能增加生病或受傷的風險。這便點出，增加燃料有機會更好地支持訓練與復原。季前階段的碳水化合物攝取量應該要最大，甚至大於賽季期間，才能在訓練後好好復原，為接下來幾天的訓練需求做準備。看見這個機會的球隊可以把焦點放在這個表現缺口上，進而獲得明顯的進步。

這個研究也檢視了選手的微量營養素。所以，巴西職業選手在微量營養素每日需求這方面做得怎麼樣？很遺憾，有很大比例的選手未達到數種重要微量營養素的估計平均需要量：百分之五十八沒有獲取足夠的葉酸；百分之六十八的人鎂和鈣不足；百分之七十四缺乏維他命A；最驚人的是，百分之百的人都沒有得到充足的維他命D（表6.1）。[11]膳食葉酸可以輕易地從蔬菜中獲取，因此如果有半數以上的選手缺乏葉酸，就表示他們很可能沒有乖乖吃蔬菜。再來，更令人驚訝的或許是，即使在陽光普照的巴西，選手也沒有得到適量的維他命D。這是因為選手穿戴衣物遮蔽陽光的緣故嗎？還是基因上的差異？或是訓練和復原使用到的維他命D增加了？要確定真正的原因很難，但是發炎、氧化壓力和選手的健康也都是很有可能的原因。乳製品、優格、乳酪，以及蛤蜊和沙丁魚的骨頭等蛋白質裡也含有大量鈣質。仔細檢視選手選擇的食物，可以看出他們飲食中的營養密度或缺乏狀況。加工食品雖然能夠提供訓練的燃料，卻極為缺乏必要的微量營養素（所以製造商才需要為這些食品進行「營養強化」），因此相關從業人員必須針對飲食高度加工的選手進行這層考量。飲食中的微量營養素若是缺乏或不足，可能表示選手的營養選擇不及格，或者他因為訓練或健康方面的因素，對微量營養素的需求有所增加。在現實世界中，很可能兩者皆是。

表6.1 ｜ 巴西職業足球選手的微量營養素攝取狀況

微量營養素	估計平均需要量	選手攝取量（估計平均需要量的百分比）	低於估計平均需要量的百分比
維他命 A（微克）	625.0	84.4	74
維他命 C（毫克）	75.0	287.0	21
維他命 B2（毫克）	1.3	132.4	16
維他命 B6（毫克）	1.1	199.3	0
葉酸（毫克）	320.0	81.2	58
維他命 B12（微克）	2.0	345.3	5
維他命 D（微克）	10.0	31.0	100

鎂（毫克）	330.0	91.0	68
鋅（毫克）	9.4	44.0	5
鐵（毫克）	6.0	44.5	0

資料來源：Raquel Raizel et al., "Pre-season Dietary Intake of Professional Soccer Players," *Nutrition and Health* 23, no. 4 (2017), https://doi.org/10.1177/026010601 7737014。

　　這項研究甚至還沒考慮到選手在週末的生活，而在這段期間，他們的營養選擇不會直接受到球隊餐點的影響，也不會間接被同儕的食物選擇左右。他們是否放縱自己？他們是否意志堅定？他們吃得夠不夠多，能支持復原？這都很難說，但是建立一個強大的球隊營養與燃料文化，是引導選手做出更好飲食決定的方法之一。

　　缺乏微量營養素會對運動員帶來什麼後果？隨著賽季持續推展，選手若沒有得到足夠的能量或微量營養素，就可能損及免疫力、復原力、關節與肌肉健康、體能表現，或者在受傷後延遲回到賽場上的時間。[12]運動員最佳化訓練適應的能力也跟運動員的健康有關。能量平衡與巨量營養素雖然是最重要的，但是微量營養素也能幫助運動員保持健康。這項有關季前營養攝取的研究也顯示，身體組成的變化，會因為選手的角色和位置而有很大的差異。賽季開始後，這又是另一個重要的考量因素，因為有些選手會在場上動來動去，有些卻不太需要移動。相關人員應採取不同的營養和訓練策略，方能維持運動員的身體組成、健康與表現。[13]這再次強調了同一支球隊不同的選手，實行個人化營養策略的重要性。

高水平青年運動員的燃料策略

　　為年紀較輕的運動員補充燃料，應該使用跟成人運動員一樣的策略嗎？一份有關英國菁英大學足球選手的研究發現，這些選手就像英格蘭足球超級聯賽的選手，一整週的總卡路里攝取量基本上是不夠的，只有在比賽前一天的休息日，能量的攝取才大於消耗許多。[14]在高強度運動的日子能量攝取低，是職業足球選手會出現的狀況，也是指導青年運動員時需要注意的地方。然而，這發生在青年運動員身上更令人擔憂，因為高強度運動需要靠碳水化合物提供燃料，如果攝取不足，不僅會阻礙他們進行高水平的訓練，若情況一直未獲改善，也會妨礙身體的自然發育和成長。這就是成人與青年運動員之間的重大差異，因為前者如果在能量平衡方面出現輕微的缺失，並不見得會導致表現不佳，但是對後者來說，健康、發育與成熟首重能量平衡。培育青年運動員的時候，運動員和教練的觀念教育是很重要的。

肢體接觸運動：魁梧、凶狠、野蠻

　　以技能為主、較少有肢體接觸的足球、籃球等運動是一回事，但像橄欖球或英式橄欖球，這種整場比賽都有劇烈肢體接觸的運動呢？魁梧的橄欖球選手與凶狠的英式橄欖球選手，會在數小時的比賽中互相衝撞，他們的營養需求跟以技能為主的運動相比，有什麼差異？關於NFL職業選手的公開數據雖然相當少，但是在過去這十年來，有關英式橄欖球選手的研究卻大幅增加許多。在分析比較英式橄欖球前鋒（這些選手通常較魁梧、速度較慢，負責參與列陣爭球）與後衛（這些選手通常速度較快、較有技巧，需要跑較遠的距離）的能量消耗後，發現了一些重大差異。較矮小、速度較快、移動公里數較多的選手所燃燒的卡路里（三千三百五十九大卡），比在戰場前方負責扭打的前鋒所消耗的卡路里（三千八百大卡）還少。[15]直覺上好像不應該如此，對不對？跑比較多公里的選手燃燒的能量，怎麼會比拖著沉重腳步的龐然大物還少？原因很簡單，就在於肢體接觸。承受撞擊、回擊對手、靠著肢體接觸衝鋒陷陣，這些需要耗費很多能量。肢體接觸運動不可避免的撞擊會使選手的能量需求大增，但卻時常遭到忽略，可能因此損及選手復原和表現的能力。由於這些運動員需要維持自己的體型，才能在比賽中發揮最高的水平，根據這類運動的要求來補充運動員的燃料就更顯重要了。

在巨量營養素的攝取方面，以功率為基礎的英式橄欖球員，和以技巧為基礎的足球選手有什麼差別？《歐洲運動科學期刊》（*European Journal of Sport Science*）最近發表的一項研究，調查了職業英式橄欖球選手七天的飲食攝取情形。跟職業足球選手相似，職業英式橄欖球選手輕輕鬆鬆就超過卡路里赤字時，每日建議的蛋白質攝取量，平均攝取2.7公克／公斤／日（這沒什麼好意外的，壯碩的運動員本來就很愛狂吃蛋白質！）。[16]膳食脂肪的攝取量呢？整個星期都蠻一致的，維持在每日1.4公克／公斤。這不難理解，畢竟脂肪絕大多數都是來自食物（而非補給品）。談到碳水化合物，狀況跟以技能為主的運動項目差不多。跟英格蘭足球超級聯賽的職業選手一樣，英式橄欖球選手在比賽兩天前開始增加碳水化合物的攝取，前鋒攝取超過五公克／公斤，後衛的攝取量則是很接近這個數字。

此外，他們也跟足球選手一樣，會根據當天的需求（有意識或下意識地）週期化調整碳水化合物的攝取量。然而，英式橄欖球員也同樣有在高強度運動的日子中，能量攝取不足的風險，可能限制一整季的訓練適應和復原狀況。讓我們再回到個別球員的需求：不同的位置會如何影響碳水化合物的攝取量？一週平均下來，前鋒球員攝取了3.5公克／公斤／日，而後衛球員則是3.4公克／公斤／日。前面提到，前鋒球員持續的肢體接觸與生理要求，使他們每天比後衛球員多燃燒了四百大卡以上。因此，根據前鋒球員目前的攝取量，可看出他們的總碳水化合物與卡路里是不足的。當運動員燃料補充得不夠，便有可能造成復原不佳或適應不良，而這經常會導致他們對甜食有強烈的渴望，感冒或受傷的風險也會增加。務必將燃料補充不足這一點列入注意事項（並且記住，運動員填寫食物攝取表格時有時候會說謊！）。

菁英運動的輸贏之間差距相當微小，每一吋進展都很重要。有關職業運動員的研究發現，這些運動員似乎自己採取了週期化的碳水化合物策略，整個星期的攝取量偏低，但在接近比賽日的時候又會提高攝取量。這是球隊教練的指示嗎？他們是否受到當今低碳營養趨勢的影響？選手是主動做出這個決定，或受到同儕飲食習慣的影響，還是只是無意識地做出這個選擇？假如碳水化合物週期化是一個有目的、有計畫的策略，而且採取這項策略的運動員復原得很好，這就有可能增進表現。然而，假如運動員開始出現急性疲勞、免疫力下降、復原速度慢、睡眠問題，或情緒變化等細微的症狀，那就應該重新評估營養計畫，確保運動員獲取訓練、復原和比賽所需的燃料。最理想的做法是，建立完善的營養基礎，並根據每位選手的狀況來擬定個人化的營養計畫。在規模龐大的球隊中，要做到這點很困難（有時甚至好像不可能）。找出反應不佳的運動員是很好的第一步。

如果你的球隊有會待上許多年的運動員，那麼長時間追蹤並漸進做出改變，將有助於選手服從，幫助教練成功。運動營養學革命結合了實證基礎和個人化方針，誰可以找到實現這兩者的最佳策略，誰就能夠走在前頭。

不是只有季前和賽季期間的營養才重要，現在研究者正進行更深入的探索，試圖挖掘所有可能取得的優勢。比賽的輸贏是由極其微小差距決定的，最新的研究興趣開始轉向中場休息時間的營養（與復原）策略，希望在後半場比賽助運動員一臂之力，因為大部分的比賽都是在這時候決勝負的。現在就讓我們看看中場休息時間的營養學，可以如何影響最終分數。

中場休息營養學：影響結果的重要因素

讓我們把時間拉回2005年歐洲冠軍聯賽決賽的中場休息。利物浦足球俱樂部以三比零落後米蘭足球俱樂部，這樣的分數似乎無法超越，而義大利球迷也已開始慶祝看似志在必得的歐洲冠軍盃。接著，中場休息時間結束不到十五分鐘，局勢便出現逆轉。利物浦改變戰術陣形，試圖對米蘭防守施加壓力。下半場開始六分鐘，利物浦隊長史蒂芬‧傑拉德（Steven Gerrard）從六碼線區邊緣攔截對手所傳的球，順利得分。利物浦三比一落後。又過了兩分鐘，另一球來自利物浦的遠射踢進左下角。利物浦三比二落後。驚人的是，不到三分鐘，傑拉德因遭禁區侵犯而獲得罰球。他順利得分，使下半場才展開十一分鐘，比數就呈現三比三平手。

中場休息是球隊運動特有的休息時間。選手會回到更衣室放鬆、跟球隊教練一起回顧戰術，接著補充水分和燃料，並重新暖身，準備進行下半場比賽（或下一局）。下半場是「贏球時間」，而一場比賽的開始和結束之間會有很大的差異。首先，中場休息結束後的十到二十分鐘內，受傷風險會顯著增加。[17]再者，跟上半場相比，下半場的體能表現似乎也會下降

（這應該不令人意外）。最後，心理表現在比賽的最後十到十五分鐘可能大幅下降。這些新研究的發現證實了資深教練早就知道的事：籃球、橄欖球和足球的半場（或是冰球的一局）的頭尾是決定勝負的重要關鍵。以英格蘭足球超級聯賽為例，比賽的最後十到十五分鐘會出現不成比例的大量射門得分。[18]雙方球隊就像摔角比賽中的兩名重量級選手，在比賽大部分的時間裡，都是在測試彼此的實力，試圖找出對手防守的弱點所在。然後，在最後一聲哨子響起之前，便開始出現一陣混亂。比賽經常是在最後十分鐘定輸贏的。假如選手可以更有效地對抗疲勞或專注力下降的狀況，比賽尾聲的射門現象是不是就會減少？在美國似乎也有類似的情形。橄欖球比賽中，雙方球隊通常是互不相讓，形成緊張的拔河局勢，但是到了下半場，比較優秀的隊伍會突然超越對手贏球。籃球也是一樣，第四節的最後幾分鐘，常常都是決定比賽結果的時刻。

因此，中場休息補充的營養是替運動員提供比賽尾聲衝刺燃料的大好機會，有可能影響比賽結果。每個球隊都會在休息時間為選手準備食物和零嘴，但令人驚訝的是，選手要吃什麼通常都不會被管。現在，我們是不是應該提供更有架構的幫助？特定的營養（或治療）策略，真的有可能提升下半場的表現嗎？球隊策略顯然會產生重大的影響，但是研究者卻是直到最近才開始探討中場休息營養（和其他策略），對下半場表現發揮的成效。

諾桑比亞大學（Northumbria University）的馬克・羅素（Mark Russell）博士與他的團隊，將研究焦點放在不同的中場休息營養策略應用上。運動員只要在兩次運動之間長時間減少活動，就有可能降低體能表現與認知功能，並增加受傷風險，而這些全都是運動員在球隊比賽的下半場較容易出現的問題。[19]羅素博士之所以會對這個主題產生興趣，可說是因緣際會，源自先前研究青年足球員時得到的意外發現。當時，他在研究碳水化合物對技能表現的影響，結果發現中場休息時間後發生一件重大的現象：血糖急遽下降。

這種血糖驟降的現象稱作「反應型低血糖」，通常是在比賽上半場或比賽前過度攝取，或在不當時機攝取單糖所造成的。運動員在運動前七十五分鐘喝下1.5瓶運動飲料（如七十五公克的葡萄糖），跟在四十五到十五分鐘前飲用相比，出現的低血糖反應最嚴重。也就是說，如果在比賽前超過一個小時喝運動飲料，選手的血糖就會大亂。這對運動員具有重大的意涵。若在開球前太早攝取運動飲料，就很容易影響表現。然而，許多菁英球隊運動員現在還是會這麼做，要改變習慣很不容易（特別是對較年輕的運動員而言）。

不過，如果是在接近比賽的時候攝取，效果就很不一樣了。前一章曾提到，在運動（尤其是高強度運動）期間飲用碳水化合物電解質飲料，對運動能力有絕對的影響。這是運動營養學的基礎，已有無數研究證實其功效，也就是有助於維持血糖且不浪費肝醣。此外，碳水化合物飲料也可在長時間的穩定狀態跑步過後，改善認知表現（即使運動員仍處於正常的血糖狀態）。也有大量文獻指出，選手技能（如射門和傳球）在下半場會出現衰退，而碳水化合物可用性也跟較快速的鑑別力、精細作動速度，以及心理動作速度有關。[20]中場休息時間攝取的營養，對比賽尾聲這個需要靠技能和決策來定勝負的時期來說，是非常重要的。

運動員若在距離訓練或比賽還很早的時候，攝取過多單糖，高升糖指數的碳水化合物就會讓血糖和胰島素飆高，造成胰島中的 β 細胞功能受到抑制，同時導致兒茶酚胺激增，以便替表現提供燃料。這個情況可能會在選手停止運動時（例如，中場休息期間）產生問題，因為血糖此時會大幅下降。這種反應型低血糖比教練認為的還要常發生。如果你的球隊在下半場開始時（或比賽期間）常常看起來死氣沉沉，主因很有可能是這個。選手在中場休息時間坐著聽教練的指示時，還是經常會狂喝大量的運動飲料（含有三十到六十公克的單糖）。因此，等到比賽在二十分鐘或更久以後開始時，他們的血糖早已跌到谷底。這或許就是許多球隊下半場開始時無法馬上進入狀況的原因。如果運動員能保持血糖穩定，應該就可以增進表現。

新堡大學（Newcastle University）的艾瑪·史蒂文森（Emma Stevenson）博士與她的團隊便針對這個問題進行了研究。史蒂文森沒有使用典型的單糖溶液，而是應用傳統溶液，希望維持穩定的血糖。研究者在中場休息時間檢驗運動員的血糖。其中一組足球選手喝的是富含異麥芽酮糖這種天然碳水化合物的蜂蜜，對照組喝的則是球員在中場休息時間常會攝取的麥芽糊精。結果令人大吃一驚。經過六十分鐘後，蜂蜜組的血糖只掉了百分之四，麥芽糊精組卻掉了百分之十九。[21]最重要的是，在球賽的最後十五分鐘——大部分射門得分都發生在這段時間，異麥芽酮糖維持血糖穩定的效果，比標準的運動飲料（如果選手中場休息時有喝）優越許多。這表示，燃料攝取的「種類」、「時機」和「總量」都會影響運動表現。這項研究證實了，中場休息時間採取的營養策略，會對最終分數發揮很大的影響。

咖啡因也是中場休息營養策略的要素之一，有助減緩疲勞造成技能與專注力下降的程度。[22]咖啡因要等到攝取後四十五到六十分鐘，才會在血液中達到高峰，如果想要納入中場休息的策略，進而影響比賽結果，通常會來不及。含有咖啡因的口香糖這種最新產品便能夠解決這個問題，利用從口腔黏膜攝入的方式，大幅提高吸收速度，迅速為下半場做好準備。近日有一項關於自行車手的研究顯示，在運動前五分鐘攝取三百毫克的咖啡因，可改善騎車表現（但若在一小時前攝取，則沒有出現成效）。[23]這對替補選手來說，可能是個很棒的做法，因為他們永遠不知道自己何時會被叫上場，要為比賽注入更多活力。連對移動時間較長的先發選手來說，二次攝取咖啡因也可幫助他們，在功的輸出較一般賽事多的重要比賽中有所提升（請在訓練或模擬賽時先行測試這些策略，評估個別球員的反應）。

那麼，像棒球這樣間歇性高、選手在比賽期間有許多時機可補充燃料的運動呢？一場棒球比賽大約會持續三個小時半，每一局結束，選手都會回到永遠有零食可吃的休息處。在這種情況下，一直喝高升糖的運動飲料可能會產生很大的問題。在常常需要坐著、站著或等待不知多久時間的運動中，不斷喝這種飲料很容易就會導致反應型低血糖。如果發生這種情況，選手很快就會感覺生理和心理上出現倦怠，而這可能扼殺他們在重要打數，或後援出場的表現能力。事先擬定要讓選手依循的計畫，而非整場比賽都讓他們隨心所欲進食，有助為每一位選手確立正確的劑量。這個策略會根據選手的位置，或者他是先發選手或替補選手而不同。咖啡因口香糖，或碳水化合物飲品等營養攝取時機的一個好例子，就是第七局代打上場的時候（跟比賽開始前兩個小時相比）。

中場休息營養學是一個新興的研究領域，看起來似乎是有助影響最終分數的潛在策略。結果，利物浦隊在2005年的歐洲冠軍聯賽決賽最後怎麼樣了？他們在PK賽中打敗米蘭隊，成為歐洲冠軍。這次的逆轉勝是否可以歸功於中場休息的營養策略？或許。不過，「身體強不強健無法助你贏得歐冠，卻可能替你打敗對手」這句老生常談似乎適用於這個例子（問問米蘭隊在中場休息時間做了什麼可能比較準）。無論如何，在以些微差距定輸贏的高水平表現世界裡，中場休息營養學是影響結果的大好機會。

一切都跟體溫有關

決定輸贏的不只是中場休息時間的營養策略。研究正漸漸發現多種有助於運動員在整個賽季期間支持表現、減少傷害的治療策略。新的研究顯示，維持體溫是表現的關鍵。運動員的體溫每下降1℃，巔峰功率輸出就會下降百分之三。[24]在職業英式橄欖球選手身上，運動員若在休息時間穿著求生衣物來維持體溫，中場休息過後的反覆全速跑表現便可改善。[25]假如選手不喜歡多穿衣物在身上，提高更衣室的溫度，也是個合理又可行的方法，可幫助運動員在長時間暫停活動的狀態下保持體溫。無論是加熱衣物、求生衣物、熱敷墊，或溫暖的更衣室，研究顯示只要幫助運動員維持適當的體溫，就能獲得些微進步。

壓縮的賽程表：季後賽

吉姆・莫拉（Jim Mora）在NFL擔任了十五年極為成功的職業橄欖球教練。然而，他雖持有NFL個人生涯最多（有待商榷）例行賽贏球紀錄（一百二十五場比賽），卻從未贏過任何一次季後賽。在他指導印第安納波利斯小馬（Indianapolis Colts）的最後幾個賽季之一，莫拉在賽後的媒體發表會上嚷出以下這句著名的言詞：「季後賽？你開玩笑嗎？季後賽？我們只是想要贏得比賽！」（去看看YouTube上的影片！）他在這次輸球過後發表的感性言論，點出了賽季往季後賽方向發展的同時，事情也開始愈來愈放大。倘若運動員在賽季期間，沒有獲得有效的燃料補充，到了季後賽這種賽程表壓縮、比賽較平時頻繁的時期，他們的風險就會增加。一天得打數場比賽的巡迴賽事，或連續數週都要頻繁比賽的國際性賽事，也會出現這種狀況。比賽（或訓練）愈來愈壓縮時，需要考量的四個關鍵建議有：

- 調整碳水化合物攝取量
- 確保蛋白質攝取量充足
- 努力補充水分
- 減輕發炎和肌肉痠痛[26]

* * *

每天晚上都要參加激烈的比賽，是十分折騰身體的事情，也會改變選手的燃料需求。在平常的訓練或比賽條件下，肌力和球隊運動員的碳水化合物建議攝取量一般是四到七公克／公斤／日，但是當賽程開始緊繃，碳水化合物的攝取量也必須隨之增加。在緊縮的賽程表中，能在二十四小時內補足肝醣是很重要的，可幫助選手做好隔天贏球的最佳準備。最新的證據表示，七到十公克／公斤／日的碳水化合物攝取量是最理想的範圍。[27]這個量是非常多的，比大部分運動員認為的還要多。羅格斯大學的尚恩・雅倫特博士強調，比賽後馬上使用液體營養素來獲取碳水化合物，是個好的開始。接著，增加用餐的頻率，多吃零食，可確保運動員得到快速復原所需的能量（及碳水化合物）。在現實世界中，運動員經常會攝取不足，尤其是當他們疲憊不堪的時候。研究顯示，球隊運動員如果在大量比賽和賽程緊繃的時期，一天吃不到六公克／公斤的碳水化合物，就有可能會增加疲勞、受傷或生病的風險（或者限制在訓練營獲得的進步空間）。[28]

蛋白質的攝取也很關鍵。大部分的肌力和球隊運動員似乎蛋白質都有吃夠，但是我在許多耐力、青年和業餘運動員身上，卻常發現蛋白質攝取不足的狀況。在緊縮的賽程表中，假如消耗能量的速度，比補充能量的速度還要快，最後一定會出現問題。請把目標放在至少1.6到2.2公克／公斤／日。此外，如果你認為自己可能處於卡路里赤字的狀態，請聽從艾力克‧赫姆斯博士等專家的建議，將攝取量提高到2.3公克／公斤／日（最多3.1公克／公斤／日），預防生病、感染或受傷。

水分也很重要。每消耗一個肝醣分子，你就會失去三個水分子，進而可能導致體重急遽減輕，體內傾向發炎和分解代謝。要在緊縮的時間表內迅速恢復保水狀態，體重每少掉一公斤（賽前與賽後的體重差異），就得補充1.5公升的液體。[29]記住，在緊縮的訓練時程中，最好是訓練一結束就開始補充水分。

最後，我們來談談發炎和抗氧化的部分。研究證實，高水平運動員若未充分攝取多元不飽和脂肪，會限制表現與復原。[30]如果希望改善訓練適應，omega-3脂肪可以減少促進發炎的類花生酸（前列腺素、白三烯素、凝血脂素）、細胞激素和活性含氧物。[31]運動員如果較常吃加工食品、植物油（餐廳和飯店最常使用的油品）或雞肉等動物性蛋白質，少吃魚類或草飼牛肉等富含omega-3脂肪的食物，omega-6的攝取量就有可能大於omega-3，造就比較容易發炎的體質。今天，一般大眾的omega-6和omega-3比值大約是十比一到二十比一，跟工業化以前的三比一到一比一相差甚遠。[32]

當運動員必須每晚比賽，或在很短的時間內進行多場比賽，若能有策略地運用週期化營養學，來加速復原和快速恢復燃料補給，以強化運動表現，便有機會影響比賽結果。因此，比賽過後採取營養策略來為隔天的比賽做準備，就成了選手獲勝的關鍵。表6.2提供了幾個將實證科學化為實際應用的例子。

表6.2｜緊縮賽程燃料策略

時機	策略
1　奶昔（液體）：比賽完立刻攝取	四十公克的乳清、六十公克的高升糖碳水化合物
2　零食1：比賽完三十到六十分鐘	六十公克碳水化合物
3　正餐：比賽完二到三小時	三十公克蛋白質、八十公克碳水化合物、二十公克脂肪
4　零食2：直到比賽完六小時	四十公克的緩釋酪蛋白、三十公克的低升糖碳水化合物
5　就寢時間	酸櫻桃汁

資料來源：Mayur Krachna Ranchordas, Joel T. Dawson, and Mark Russell, "Practical Nutritional Recovery Strategies for Elite Soccer Players When Limited Time Separates Repeated Matches," *Journal of the International Society of Sports Nutrition* 14, no. 1 (2017), https://doi.org/10.1186/s12970-017-0193-8。

最重要的：能量平衡與巨量營養素攝取

讓我們回顧一下。會對表現造成最大影響的球隊運動營養策略，一定會確保適當的能量平衡，並最佳化巨量營養素的攝取。這些主要重點以壓倒性之姿影響運動員的健康與表現。所以，打好這些基礎，你就已經成功百分之八十了（第二重要的為微量營養素、補給品與保水）。能量平衡是運動表現的根本，但是有時候，我們可能沒有發現自己缺乏充足的燃料，造成一些看起來很像過度訓練的症狀。當運動員沒有攝取足夠的燃料，就會出現相對能量不足症候群。這會降低肌肉肝醣的貯存量、增加疲勞感、損及技術能力、削弱專注力、增加出力感知、提高受傷風險，進而影響運動表現。[33]說到相對能量不足症候群，女性運動員通常會獲得最多焦點，但是男性其實也會出現這個病症。這個症候群不只會影響表現，也會傷害運動員的健康，最終影響場上的結果。

你在本章已經學到，罪魁禍首通常不在於運動員蛋白質攝取不足，而是總卡路里的攝取量不夠（通常是由於碳水化合物攝取不足的緣故）。碳水化合物是肌肉收縮、中樞神經系統機能，與肌肉肝醣貯存的關鍵燃料。也就是說，它可以直接限制運動員在場上或健身房的表現。美國的營養學家及諮詢過許多菁英運動員的顧問專家賓‧豪斯（Ben House）博士證實，他在高水平運動員身上最常看見的問題就是吃得不夠。[34]豪斯博士強調運動員要在維持體重穩定，並兼顧食物的質與量的前提下，盡可能吃愈多卡路里愈好。

國家女子籃球聯盟西雅圖風暴隊（WNBA's Seattle Storm）的表現營養師、同時也是位註冊營養師的蘇珊‧克萊納（Susan Kleiner）博士也在執業生涯中，看過許多吃不夠的菁英運動員。在最近的一次訪談中，她強調運動員應該「一整天持續地進食」，並說到「維持適當的正餐頻率是達成能量目標的一個好方法」。[35]這個建議非常好，但運動員卻經常忘記，尤其是在舟車勞頓期間，因為早、午、晚等正餐雖然有提供，卻很少會有額外的零食。當然，在天空車隊工作的詹姆斯‧莫頓博士所建議的低碳可用性策略，或許適用於某些訓練，但是這在球隊運動中的應用仍需要更多資訊支持。有無數的職業球隊現在似乎開始會把碳水化合物週期化，納入一週的計畫之中。能量平衡與巨量營養素這兩大重點顧好了之後，從業人員可以把注意力轉到適當的微量營養素攝取（表6.3）。

第二重要的：微量營養素

劇烈運動會消耗的微量營養素最常見的有：維他命D、鐵、鈣和抗氧化物（這些只是其中一部分），全都對免疫、代謝與肌肉適應非常重要。維他命D過去十年來在運動和表現的領域中獲得許多關注。利物浦約翰摩爾斯大學的格雷姆‧克洛斯博士和他的團隊，針對職業球隊運動員率先進行研究，使得學術界對維他命D的興趣大增，發現維他命D補給品可顯著改善力量、速度與爆發力。克洛斯與其他同領域的研究者所做的研究發現，許多運動員都缺乏維他命D，主要是因為平常陽光曬不夠多（即使是住在陽光普照的氣候環境），飲食中的維他命D來源又少。[36]當陽光的紫外線B接觸到皮膚，皮膚裡一種稱作7-去氫膽固醇的前激素會轉換成膽鈣化醇，接著來到肝臟進行代謝，形成25-羥維生素D，也就是進行血液檢查時通常會測量的形式。最後一次轉換會發生在腎臟，25-羥維生素D變成1,25-羥維生素D這種身體可以利用的形式。本章前面已提過，巴西職業足球員雖然住在巴西，也都在巴西比賽，卻全部出現維他命D缺乏的狀況。這說明了，不曬太陽的生活型態和訓練造成的發炎壓力，都有可能導致缺乏。

然而，克洛斯博士指出，多年來，他一直無法成功再現維他命D補給品帶來的表現成效。他認為，最初的實驗組之所以會出現普遍的成效，是因為他們全都屬於中度維他命D缺乏（少於二十五奈米莫耳／公升）。在克洛斯博士的研究中，中度維他命D缺乏的運動員在肌肉機能方面，出現問題的風險較大，補充維他命D便可改善機能與表現。輕度的維他命D缺乏也與肌肉再生受損有關，但是在這種程度補充維他命D並不會帶來任何幫助。[37]克洛斯博士建議，運動員至少要從陽光獲取七十五奈米莫耳／公升（三十奈克／毫升），或每日補充兩千到四千國際單位的維他命D（現實狀況是，大部分的運動員在冬季可能都會需要仰賴補給品）。

克洛斯近期與英國的丹尼爾・歐文斯（Daniel Owens）博士合作的一項研究發現，每星期補充一次維他命D巨大劑量（三萬五千到七萬國際單位）的運動員會阻擋維他命D受器，進而呈現有害代謝物增加，並對標靶組織造成有害影響。[38]克洛斯與歐文斯主張，證據顯示每日補充較低劑量的維他命D才是最有效又有益的策略，同時可以限制負面調節分子出現的機率。他們建議，最佳劑量為每日兩千到四千國際單位。

當然，從業人員常犯的一個錯誤，就是只單獨觀察維他命D的狀況。慢性發炎也有可能減少維他命D，而慢性發炎可能源自劇烈訓練、慢性傷害或疾病，或者因為過重的客戶有糖尿病前期，或代謝方面的問題。事實上，研究顯示，維他命D有可能成為最新的健康生物標記。[39]此外，如果維他命A或磷（因為喝太多汽水）過高或者鈣太低，結果也有可能導致維他命D下降。

維他命D也跟鈣的數值密切相關。鈣最為人所知的就是在骨頭組織的生長、維護與修復上扮演的重要角色，但是它也會調節肌肉收縮與神經傳導，而這兩者對運動員的訓練、復原和表現都很重要。處於低能量可用性狀態的運動員，出現應力性骨折的風險會大增。令人吃驚的是，有關巴西職業足球選手的那份研究發現，有三分之二的球員鈣攝取量不足（低於每日建議的一千五百毫克）。如果飲食中缺乏乳製品、綠色蔬菜或海鮮，或者沒有服用綜合維他命，就有可能出現不足或缺失。此外，喝太多汽水會製造過多的磷，抑制鈣的吸收，進而可能降低鈣的數值。要注意，除非是有重大的鈣缺失情形，否則血液檢查是看不出來的，因此鈣應該跟維他命D一樣，與其他營養素一起評估。慢性發炎也跟維他命D和鈣有關。假如發炎程度因為劇烈訓練，或健康狀況差的緣故一直都很高，鈣化二醇轉換成鈣化三醇的速度就會加快，進而影響維他命D和鈣的狀況。[40]

鐵也是健康與運動表現的必需礦物質。缺鐵（無論是否貧血）會破壞肌肉機能、限制做功能力，進而影響訓練適應。運動員若未從動物性蛋白質攝取足夠的血質鐵，鐵的數據便會呈現次優或不佳。經期、高海拔訓練、足部衝擊溶血、快速生長階段和受傷，都有可能影響鐵的數值。[41]缺鐵的高風險族群包括長距離跑者、素食主義者和女性。缺鐵或貧血的症狀有：疲勞、運動時心率加快、頭暈、皮膚蒼白、呼吸短促、頭髮和皮膚乾燥受損（如果你懷疑自己有缺鐵性貧血，請聯繫醫生）。鐵蛋白是評估長期鐵貯存量的可靠指標，但是這也是一種急性期蛋白，會隨著氧化壓力和發炎程度提高而增加。[42]慢性發炎會提高鐵蛋白數值，蒙蔽潛在的缺鐵狀況。增加血質鐵最好的方式是多吃內臟、紅肉和海鮮。若是純素或素食主義者，可以在堅果、豆類、蔬菜和強化穀物中，找到生物可利用的非血質鐵。由於素食飲食的鐵質生物可用性較低，素食主義者的建議飲食攝取量為食肉者的1.8倍。[43]對這些運動員而言，服用補給品通常較容易達成每日攝取量，但要記住，鐵質補給品不應在劇烈運動過後馬上服用，否則會出現吸收問題。[44]

表6.3｜球隊運動營養學總結

巨量營養素	建議劑量
蛋白質	球隊運動：1.6 到 2.2 公克／體重公斤數／日 建議最低劑量：1.6 公克／公斤／日
碳水化合物	四到七公克／公斤／日 賽程表緊縮時增加為七到十公克／公斤／日
脂肪	約總卡路里的 30% +/- 5–10% 不要少於總卡路里攝取量的百分之二十
正餐頻率	一天四到六餐 每餐最少攝取二十公克的蛋白質（或 0.3 到 0.5 公克蛋白質／公斤） 每份食物含十公克必須胺基酸或三公克白胺酸

微量營養素	建議劑量
維他命 D	每日從陽光（二十到三十分鐘）或補給品，獲取兩千到四千國際單位
鐵	至少從動物性蛋白質獲取八毫克／公斤／日（男性） 至少從動物性蛋白質獲取十八毫克／公斤／日（女性）
鈣	每日從乳製品、蛤蜊和小魚的骨頭中獲取一千五百毫克

其他可考慮的微量營養素

劇烈訓練會使運動員的氧化壓力和發炎反應增加，結果造成的疲勞與延遲性肌肉痠痛則會有損表現。Omega-3多元不飽和脂肪經證實，可減少活性含氧物與促炎細胞激素，同時可以發揮免疫調節功效，在漫長的賽季期間對運動員十分有幫助。Omega-3補給品也對耐力運動員有所助益（一氧化氮增加），並能幫助以肌力為基礎的運動員（增加肌肉蛋白質）。富含長鏈omega-3脂肪的二十二碳六烯酸（DHA），和二十碳五烯酸的食物包括魚類——裸蓋魚、野生鮭魚、鯖魚、鰻魚、沙丁魚、鯡魚——以及牡蠔、貽貝、干貝等軟體動物。放養雞所生的蛋和草飼牛肉也含有些許的量。

二十碳四烯酸也是另一種重要的脂肪，但是比較沒有受到關注。事實上，二十碳四烯酸常跟較容易發炎的狀態有關聯，但它對身體的許多機能都是必須的。二十碳四烯酸會轉換成止炎素和脂氧素等化合物，清除發炎反應留下的殘留物，有助減緩發炎，對健康和表現很重要。然而，對運動員來說，最主要的問題在於慢性發炎和氧化壓力會降低二十碳四烯酸，若是經常服用布洛芬等非類固醇消炎藥，也會出現同樣的狀況。食用蛋黃是維持二十碳四烯酸最好的方式，一週應吃三到四顆（對運動員來說應該很容易）。素食或純素主義者可以攝取植物油，進而製造二十碳四烯酸，但是要注意，鋅、生物素和維他命B6若攝取不足，將會阻礙轉換。二十碳四烯酸缺失的常見症狀有：濕疹、不孕、免疫力下降、持續發炎與自體免疫風險增加。

另外，維他命A可支持位於「第一線防禦」的先天性免疫系統，若出現缺失可能使運動員更容易感冒。維他命A不足的常見症狀有：皮膚腫塊（通常位於手臂背側）、眼睛乾澀、性激素降低和過敏。如果吃很多充滿促炎omega-6的加工和包裝食品，維他命A的數值也可能會很低。如果你不吃動物性蛋白質、乳製品或蛋黃，或者沒有吃夠多的紅、橘、黃色蔬菜，也有可能屬於高風險族群。最後，健身選手和以體態為主的運動員，若遵循低脂飲食，也有可能維他命A不足，補充維他命D巨大劑量的人也是。假如維他命A偏低，應同步檢查鋅的數值。

鋅和維他命D與A有間接的關聯，體現了人體有多麼複雜（並證實簡化思維有多麼地侷限）。鋅在維他命A的代謝上扮演了重要角色，因此會基於它對維他命A發揮的作用而影響到維他命D。鋅不足的常見症狀有：

感冒頻繁、傷口復原慢、睪固酮低和落髮。鋅不足除了會降低維他命A和D，也會影響甲狀腺素的製造。運動員若是動物性蛋白質攝取不夠，或是飲食中含有大量麵包、麥片和穀物等富含植酸鹽（影響鋅的吸收）的食物，是鋅不足或缺失的高風險族群（素食和純素主義者較常見）。要增加鋅的含量，多吃牡蠣、貝類和紅肉是很好的方法。如果你是純素主義者，補給品是個有益的選擇，每天應按照鋅銅比八比一，或十五比一的比例攝取五十毫克。相關從業人員若建議從補給品中攝取一百毫克的鋅，務必不要超過四週，並搭配綜合礦物質配方。豪斯博士指出，血液檢查在監測運動員健康這方面很有幫助，但是關於微量營養素的部分，應小心詮釋數據結果。不要反應過度，因為血清無法提供全貌。

鎂在能量製造（透過腺苷三磷酸）以及肌肉與神經系統上扮演了關鍵角色。鎂不足的常見症狀有：疲勞、虛弱、肌肉抽搐痙攣，以及維他命D、鈣和鉀降低。大量不足會導致偏頭痛、骨質疏鬆、高血壓、腎臟病等。運動員流汗多、咖啡因攝取量高，對鎂的需求也會變大。檢測鎂有兩種方式，一種是測費用較低廉的血清，了解慢性狀態，另一種是測費用較高的紅血球，對急性變化比較敏感。很可惜，兩種方式都有其限制。運動員若攝取較多加工食品、少吃植物性食品和葉菜類，同時又攝取大量咖啡因或酒精的話，較可能發生鎂不足的狀況（運動員不常發生鎂缺失）。

維他命B群──尤其是維他命B1（噻胺）、B2（核黃素）、B3（菸鹼酸）、B5（泛酸）、B6（吡哆醇）和B7（生物素）──也是能量代謝的必須營養素，而能量代謝對所有運動員來說都很重要。流汗或排尿過度（因為喝太多水、咖啡因、酒精或屬於糖尿病前期）會使維他命B群降低。有些維他命B2或B6偏低的運動員，會出現嘴角乾裂（口角炎）、舌頭腫脹或手腳刺痛的狀況。其他會影響運動員維他命B6數值的因素，包括發炎、經常服用非類固醇消炎藥，以及口服避孕藥。生物素（維他命B7）對能量代謝也非常重要，缺失症狀有：落髮、疲勞和抑鬱。富含生物素的食物有蛋黃和內臟。健美選手和以體態為主的運動員應特別注意飲食，因為大量攝取蛋白（含抗生物素蛋白）而不吃蛋黃，可能會導致生物素降低。吃很多加工食品的運動員會是維他命B群不足的高風險族群。修正維他命B群不足最容易記的方式是，增加動物性蛋白質、多吃生的葉菜類。純素主義者可以在劇烈訓練期間服用補給品。若要服用維他命B群補給品，請選擇含有核黃素（核黃素磷酸）、吡哆醇（磷酸吡哆醛）、葉酸（L-5-甲基四氫葉酸）和維他命B12（甲鈷胺）活性形式的產品。

＊　＊　＊

說到精心規劃、目的明確的營養策略可以帶來的優勢，名人堂橄欖球教練保羅・「大熊」・布萊恩特的這句傳奇名言做了最好的總結：「有想要贏的決心不重要；要有願意做好充足準備，讓自己贏的決心才重要！」你願不願意付出時間規劃自己的致勝燃料策略？現在仍有許多菁英運動員，沒有好好利用這塊可增進表現的領域。

在第二部「燃料」，我們回顧了世界頂尖的專家的實證研究，了解營養基礎可以如何改善體態、幫助體重達標、加強耐力表現、支持球隊運動員。然而，運動員的旅程並非只到這裡就結束了。想要每天發揮極致表現，你還必須最大化自己休息、修復與復原的能力，而這就是第三部「復原」會談到的。

葉酸與甲基化：多吃綠色蔬菜

在人體的兩萬個基因當中，MTHFR基因——亞甲基四氫葉酸還原酶——會下指令製作亞甲基四氫葉酸還原酶這種酶，將食物中的葉酸轉換成活性葉酸。此外，MTHFR基因也會啟動甲基化過程，也就是把一個甲基（一個碳原子加三個氫原子）加入體內的某個東西，如基因或酶。甲基化可控制基因表現，決定某個基因的開關。假如你的MTHFR基因有單核苷酸多型性或輕微變異，甲基化過程就會受到干擾，進而影響抗氧化物的產生、細胞修復、能量製造、發炎、免疫反應和腦部化學作用等。美國表觀遺傳學專家、同時著有《骯髒基因》（*Dirty Genes*）的班·林奇（Ben Lynch）自然醫學博士説，MTHFR功能較弱的常見症狀有：焦慮、腦霧、抑鬱、暴躁、易怒和化學敏感。林奇也表示，活性葉酸和甲鈷胺是甲基化過程的關鍵要素，兩者互相合作可使MTHFR功能達到最佳化。如果你的葉酸、B12和升半胱胺酸常常很高；對酒精的耐受力不高；沒有每天吃綠色蔬菜；白血球計數低；有輕微甲狀腺症狀，那麼你就有可能是MTHFR功能較差。進行基因檢測就能確定MTHFR基因的狀況。但，林奇告誡不可過度詮釋基因檢測結果，而是應該先好好多吃綠色蔬菜，攝取適量的葉酸。

PART THREE

復原

「不要放棄。現在多吃點苦，往後就能過著冠軍人生。」

——穆罕默德・阿里（Muhammad Ali）

CHAPTER
7

週期化復原

壓力對生存來說是必需的。此外，壓力也是成長的催化劑，沒有壓力運動員就無法變得更龐大、強壯、迅捷。沒錯，壓力是訓練過程不可或缺的一環，也是人生必要的一部分。運動員必須勤加訓練、辛苦鍛鍊，因此一定會有體能上的壓力。但，一個好的肌力教練或訓練師會告訴運動員，他們不是在健身房變強壯，而是透過休息和復原期間發生的訓練適應變強壯的。可是，什麼是復原？答案好像很明顯，但是科學研究並沒有提供非常好的定義。澳大利亞體育學院運動科學家與復原專家修娜·哈爾森（Shona Halson）博士相信，以下這個定義十分合用：「『復原』讓運動員可以進行最高程度的訓練，並在比賽時發揮最優越的能力。」訓練過後復原得好不好，會受到許多因素影響。如果你是一位高水平運動員，或正為了本地的某場比賽進行魔鬼訓練，那麼壓力就可能來自各種因素。訓練時程緊湊、比賽負荷提高、舟車勞頓頻繁、時區改變和高海拔等，全都會為身體造成壓力。[1] 除了這些，還有比賽對新陳代謝帶來的巨大要求、心理和情感方面的負擔，以及比賽當天的體能負荷（特別是會有肢體接觸的運動項目）。這些因素每一項都會導致疲勞，讓復原過程備受挑戰。羅格斯大學健康與人類表現實驗室的負責人尚恩·雅倫特博士指出：「比賽日付出的體能負荷是無法在實驗室如實呈現的！」因此，復原是表現的解謎關鍵之一。

　　你在一天當中的其餘二十二個小時——也就是沒有在進行訓練或練習的時候——做了什麼，是很重要的。復原就跟在健身房或運動場所做的訓練一樣重要，甚至更加重要，最終也會影響表現。十年前，體壇最優秀的球隊明白了這個道理。追蹤、監測、量化運動員在運動場，或健身房所做的一切後，他們還是無法找出成功的因素，但是他們確實了解到其餘二十二個小時，對運動員的總壓力負荷有多重要。

　　壓力有很多種形式。你要恢復的不只是訓練本身帶來的負荷，還有其他所有生活層面的壓力——工作、學校、朋友、家人、日常生活等，都有可能大大影響總壓力負荷，進而影響最終的復原能力。比方說，去年夏天你完成一個很棒的休賽季訓練計畫，獲得很大的進展，但是今年，你兼了兩份工作、睡眠不足，也沒有像以前那麼認真準備三餐。你覺得你可以適應得跟之前一樣嗎？可能不行。運動員是動態的，訓練是動態的，人生也是動態的，你必須很靈活，願意重新調整計畫。

　　或許，看待「復原」這項議題最好的方式，就是分析運動員對運動的反應。高水平的運動員在某次訓練區塊期間，把自己逼得很緊，會感覺到疲勞、甚至有時候表現降了一點，都是正常的。當運動員有效地休息和復原之後，就會出現正向適應，表現因而有所提升。這就稱作「超補償」，是週期化概念的根本原則。運動員在訓練營準備即將來臨的賽季，一天訓練兩次、把身體逼得很緊的時候，就會發生這個現象。可是，你要怎麼知道該把運動員逼得多緊？適當的壓力是多少？有沒有明確的跡象、症狀和生物標記可以追蹤？這些問題都不好回答。

　　那麼，另一個極端的狀況呢？哈爾森博士點出了另一個重要的問題：有沒有可能「復原過頭」？選手監測現在已深植於各種運動項目之中，只要運動員表現不佳，很快就會聽見有人說這句話：「他需要多休息。」這是正確的嗎？在訓練期間放假休息，到了什麼樣的程度會開始妨礙訓練適應？大部分運動員的直覺是自己有可能復原不足，但復原過頭也會阻礙發炎和肌肉損傷的訊號，而這些都是引起正向適應的要素。理論上，假如比較不疲累、不痠痛，那應該就比較不容易受傷，但是現實卻沒那麼簡單。找到剛剛好的復原劑量，是運動科學家不斷嘗試達成的平衡。這就是復原科學的革命，而世界上最棒的運動科學家現在仍有很多很多關於這方面的問題想要試圖回答。

教練會週期化訓練、營養師會週期化營養攝取，來達成訓練目標，但是週期化復原近日才開始受到關注。身為運動員的你，有沒有可能透過週期化復原在某個階段提升訓練適應，或者（因為沒有正確遵循策略）損失一些寶貴的進展？本章旨在幫助從業人員了解，如何使用實證且系統化的方法，來支持賽季期間的運動員，確保他們在生理和心理上，都已經為訓練和比賽當天的表現做足了準備。

在接下來的篇幅裡，我將回顧運動科學家為不同運動疲勞狀態所下的定義、探討週期化復原這個新概念、點出一些偉大教練的復原哲學中共通的主題，接著介紹支持運動員復原的營養策略。

你可以有多累？急性疲勞、功能性過度努力、非功能性過度努力，以及過度訓練症候群

想要在健身房或任何訓練環境中取得進展，你就必須鞭策自己。想要成為世界第一，你就一定要把自己逼得很緊。訓練要成功，就必須讓自己的負荷超載，也就是持續將身體推到能力範圍之外，以便引發超補償效應，讓運動員能夠進步。在奧運等級的運動圈，世界上最強的運動員訓練

量，自然比國家等級的運動員高。所以，若想要進到最高等級，或是從本地晉級到地區、地區晉級到全國，那就必須付出努力。[2]這聽起來很簡單：增加訓練量就好了。然而，實際狀況其實比表面上還要複雜。

訓練得愈多，睡眠干擾的機率愈大；訓練得愈多，感冒的風險愈大；訓練得愈多，你就愈靠近有益與有害的超載之間的界線，甚至可能陷入健康與表現的深淵——過度訓練。這中間的界線十分難以掌握。你應該踩油門踩到什麼程度？你可以背負多少的量（或強度），而不至於被壓垮？這是球隊運動特別需要考量的因素，因為球隊運動並非只角逐單一比賽的勝負，而是要在整個賽季期間反覆參加一場又一場的比賽。因此，成功的訓練不只包含超載，也要避免超載過量和復原不足兩者同時出現。

適量的超載在運動科學界被稱作「功能性過度努力」，也就是在訓練區塊接近尾聲時，出現短期的表現下降，但又沒有讓自己的情緒、免疫力、健康等方面受到重大的負面影響。在短暫的復原過後，運動員就會變得更強壯、健壯。這是最理想的狀態，適用於肌力、有氧和球隊運動。賽季前的訓練營環境就是這個現象的絕佳例子。

運動員若沒有尊重訓練與復原之間的平衡，事情就會開始走下坡。超載期間自然會感受到的疲勞、虛弱與表現不佳這時候會繼續存在，且在休息過後也無法恢復。你的精力下降、肌肉比往常痠痛，槓鈴好像也比平常重。簡言之，你出現停滯不前的狀況。這就稱作「非功能性過度努力」，也就是有害的過度努力。你把自己逼太緊了，或是沒有獲得充足的復原（更糟的是兩者皆是！）。出現非功能性過度努力的狀況，會需要數週時間恢復表現，因此若發生在重大比賽之前，後果就會非常嚴重。

許多業餘運動員常常就是在這裡出了問題。他們不斷嘗試「迷惑」自己的肌肉，頻繁地進行更動，結果反而沒有達成有效的超載。一開始，這樣做會進步；若很久沒有規律運動，因而沒有受到訓練，要超載很容易。然而，變得愈健壯，就愈是需要明確且縝密地計算，才能達到有效超載。沒有這樣的紀律，你就只是在劇烈運動後，累壞自己的神經系統罷了。每次都發揮全力，最終只會造成停滯，出現非功能性過度努力的症狀。

假如表現卡關的狀況從數天和數週的時間，延伸到數個月的長度，那麼你就是陷入了過度訓練症候群的深淵。布魯塞爾自由大學（Vrije Universiteit in Brussels）的知名運動科學家羅曼・梅森（Romain Meeusen）博士將過度訓練定義為「由於訓練頻率過高、時間過長或強度過大，且兩次訓練之間沒有充分休息，所造成的表現停滯或下降。」[3]現實中，運動員可能兩件事都有做到：訓練過頭、強度過大且沒有充足休息。長期下來，這會釀成悲慘的後果，而這也證實好的教練是解鎖表現的關鍵。

過度訓練症候群指的是持續很長一段時間的適應不良狀態，通常會牽扯到生物、神經化學和激素機制，且狀況比非功能性過度努力還要嚴重許多。過度訓練症候群可能持續好幾個月（有時甚至長達一年以上），伴隨持續疲勞、表現顯著下降、感冒頻繁或持久、情緒與性慾低落、整體健康變差等症狀。從現實面來看，非功能性過度努力，和過度訓練症候群之間的主要差異，是身體恢復到基準點所需的時間。在最完美的狀態下，兩者都不會發生，但是在最高水平的世界中，有益的功能性過度努力，與有害的非功能性過度努力之間的界線，其實薄如蟬翼。

非功能性過度努力和過度訓練症候群有多普遍？耐力運動員約有百分之十會出現這些狀況，但在特定族群之中，這個比例有可能高達百分之二十一。大學運動員的風險特別高。在大學菁英的等級，第一年的訓練其實是未來成敗與否的重要預測因子。近期一項研究發現，在大學第一年出現過度訓練症候群的運動員當中，有百分之九十一之後（在接下來的三年）

會反覆出現這個狀況，至於大一安然無恙度過的運動員，只有百分之三十四會在後來出現過度訓練症候群。[4]這個問題很有可能也出現在業餘運動員身上：如果一開始就做對了，之後成功避免體力耗盡的機率就會大增。耐力運動員基於訓練的本質，及比賽所需的高訓練量，出現過度訓練症候群的機會，比肌力或球隊運動員高。奧克蘭科技大學紐西蘭運動表現研究所（Sport Performance Research Institute New Zealand at the Auckland University of Technology）的研究員兼生理學專家丹尼爾‧普魯斯博士曾幫助紐西蘭的划船國手，在2012年和2016年的奧運贏得五面金牌。身為菁英鐵人三項運動員的他指出：「耐力運動員就像走在分隔訓練壓力與復原的雷射刀片上一樣。」教練或從業人員的任務，是要幫助運動員避開訓練適應不良的反應，如非功能性過度努力（當然還有過度訓練症候群），因為倘若運動員耗盡體力無法訓練，就絕不可能獲勝。他們永遠都會落後。

要支持有效的復原，運動員監測可以發揮很大的作用。急性疲勞是運動員出現壓力的初期徵兆，即身體感到疲累，很想休息。急性疲勞既是生理上的，也是心理上的。只要好好休息，這個狀況就會消失，運動員會變得更強壯。每一個運動員都會經歷急性疲勞；要記住，功能性過度努力尚未發生之前，就有可能出現急性疲勞。有趣的是，研究顯示，出現急性疲勞的運動員，和出現功能性過度努力的運動員之間有明顯的不同。超補償作用在因訓練而感到疲勞的運動員身上，比在出現功能性過度努力的運動員身上還大，因此你評估、監測、支持有效復原的能力是運動員成功的關鍵。[5]此外，嘗試進入功能性過度努力狀態的運動員，其實會增加發展成非功能性過度努力的風險。[6]這些對應該好好監督運動員的訓練師和教練來說，代表什麼意義？運用有效的復原策略、發現運動員疲勞（和功能性過度努力）的早期徵象，以及監測運動員，都是解鎖表現的關鍵。如果你要等到更嚴重的症狀出現，復原就會變得困難重重（假如太接近比賽日，也有可能為時已晚）。

假設你是一位教練或訓練師，要怎麼知道運動員的復原出現了問題？運動員什麼時候會從好的功能性過度努力（幾天後──最多一個星期──症狀就消失，功能恢復正常）跨越到不好的非功能性過度努力？最明顯的症狀有：劇烈運動期間無法保持同等程度的努力，以及運動和休息時疲勞感增加。非功能性過度努力也經常伴隨偏向心理方面的症狀，如：情緒低落、睡眠干擾、飲食習慣改變（例如想吃甜食）、感冒頻繁。[7]非功能性過度努力通常會持續數週（有時數個月），因此發現客戶身上的早期警訊很重要，才能把復原擺在第一位，調整訓練計畫。你應該在他們跨越到過度訓練症候群之前，就發現這些警訊，因為要是運動員真的過度訓練了，就得花好幾個月、甚至好幾年才能復原。這個現象在業餘運動員身上經常發生，因為他們訓練時很拚，還得在辦公室工作許多個小時。對這些人來說，復原障礙通常出現在「其餘二十二個小時」。生活中其他的壓力累積起來，會讓身體不堪負荷。

認識生物標記：邁向復原的一塊拼圖

對運動科學家和醫生而言，最大的挑戰就是如何分辨急性疲勞、功能性過度努力和非功能性過度努力，因為這些狀態之間的差異非常細微。目前並沒有單一的標記、生物標記或一組生物標記，可以判定運動員是否超出了自己的極限。[8]現實生活的症狀並不明確，每位運動員的狀況不一樣，且症狀可能非常多。血液檢查可以是很寶貴的生物標記，告訴我們運動員的健康狀態如何，是否應付得了壓力。再加上運動員的表現和主觀感受，這些資訊便能引導我們擬定正確的復原策略。職業水平的運動員可能每一季會檢測一次，而有些大學運動員——像是羅格斯大學的尚恩・雅倫特博士的團隊——則可能每個月都有機會接受檢測。教練和從業人員通常都會均衡考量以下的問題：生物標記可以辨識過度努力和過度訓練的運動員嗎？可以區別有益（功能性過度努力）和有害（非功能性過度努力）的過度努力嗎？可以告訴你運動員是把自己逼過了頭，還是逼得不夠緊嗎？這些問題都非常好，世界各地最優秀的專家也還在努力尋找答案，但是現階段，並沒有單一的生物標記，或一組生物標記，可以明確分辨功能性過度努力、非功能性過度努力，和過度訓練症候群。話雖如此，深入了解某些重要的生物標記，依然有助運動員判定自己對訓練的反應，也可以在情況變嚴重之前找出潛在問題。以下列出了一些常用的標記。

肌肉分解

肌肉分解最常用的兩個生物標記為肌酸激酶和乳酸去氫酶。肌酸激酶是肌肉損傷非常明確的標記，運動員努力訓練時就會變高。可是，肌酸激酶在菁英水平的運動員身上差異很大，所以不能單靠這個數據來確立非功能性過度努力，或過度訓練症候群。乳酸去氫酶可以讓全貌更清晰。這種酶幾乎在體內所有的細胞中都找得到，細胞受損或被毀時就會釋放到血液中。訓練量高的時候，乳酸去氫酶的數值通常（但不總是）會比較高。同樣地，這不一定表示運動員難以有效復原或適應訓練，只是表示肌肉正在認真做功，出現組織受損的情況。

發炎

高敏感度C反應蛋白是全身性發炎的生物標記，而劇烈運動會造成明顯發炎。你可能會覺得，使用高敏感度C反應蛋白來找出運動員是否訓練過度，是毫無疑問的事。但是，事情沒這麼簡單。高敏感度C反應蛋白是一種急性期反應蛋白，會對體內許多不同的因子產生反應，所以在外來噪音紛擾眾多的沉重訓練期間，並不能提供十分可靠的結果。有趣的是，在運動員休息時測量高敏感度C反應蛋白或許還比較好。為什麼？因為這個時候數值應該要回到正常，但是如果連在休息期，運動員的高敏感度C反應蛋白還是很高，就可能表示有潛在的問題。[9]別忘了，這些生物標記只能呈現當下的狀況，無法告知長期的情況。

血糖

血糖數值也可以讓你一窺運動員的健康與復原狀況。糖化血色素測量的是三個月的血糖估計值，可以幫助你了解運動員的營養策略。跟復原的關聯更直接的是運動員早晨的空腹血糖值，可以看出發炎量（進而知道壓力大小）。這是個成本低廉的做法，早上起床第一件事先刺手指就能測量出來。丹尼爾・普魯斯博士便是使用這個工具，來評估耐力運動員的整體壓力，當運動員的數值高於5.0微莫耳／公升（九十毫克／公合），他就會特別警覺。連續血糖監測儀也愈來愈常被使用，因為它能看出每個人對食物產生的不同反應。此外，連續血糖監測儀還能讓我們得知運動員的血糖在「其餘二十二個小時」的情形。

激素

激素常被認為是可以準確預測壓力、訓練和比賽，對運動員造成的影響的關鍵生物標記。用在運動員身上的典型激素生物標記，有皮質醇和睪固酮，是透過尿液、唾液或血液測得。皮質醇的數值——特別是在刺激試驗期間——可能是對過度訓練最敏感的檢測方法。[10]然而，游離睪固酮和總睪固酮對非功能性過度努力的診斷敏感度，只有百分之二十六，使用唾液或尿液檢測出來的結果更差。[11]睪固酮比皮質醇的比值，也開始被用來當作過度訓練的標記。通常，訓練強度和過多的訓練量愈大，比值會愈小。睪固酮比皮質醇的比值在運動過後很適合用來測急性狀況，卻無法測出長期趨勢，也無法區別過度努力和過度訓練。[12]話雖如此，雅倫特博士最新的研究卻發現，游離皮質醇、游離睪固酮和游離三碘甲狀腺素，有助於辨識出快把自己逼到過度訓練的運動員。雅倫特博士建議，不要把注意力放在絕對的數值上，而是要觀察個別運動員的相對變化。要利用生物標記做出明智的決策，應該進行規律性的檢測，而不是只測一次就好。因為，生物標記呈現的是瞬間的狀態，只是運動員適應和復原全貌的其中一塊拼圖。

另一個用來判斷運動員訓練量耐受度的生物標記，為促腎上腺皮質素比皮質醇的比值。在運動過後的復原階段，運動員若適應良好，促腎上腺皮質素比皮質醇的比值就會提高（因為腦垂腺對皮質醇的敏感度降低，壓力激素的組織敏感度發生改變）。[13]同樣地，詮釋數據的方式是個灰色地帶。例如，受過耐力訓練的男性在休息日時，二十四小時的皮質醇輸出很正常，跟同齡的久坐男性一模一樣。[14]另外，皮質醇輸出會根據一年不同的時節，而有規律變化，因此你不能把夏天做的測驗，跟秋天或冬天做的測驗拿來比。夏天檢測皮質醇，數值通常偏低，冬天的數字則會偏高。基於季節性的變化，你不能把兩個數值放在一起比，因為這兩個完全是不同的東西。除非你能每個月蒐集一次數據，並找人負責分析這些數據，否則大部分的運動科學家都認為，休息日的皮質醇檢測結果一無是處。

兒茶酚胺

那麼，檢測二十四小時的兒茶酚胺數值——例如，腎上腺素、去甲腎上腺素或多巴胺如何？腎上腺素、去甲腎上腺素和多巴胺的輸出量，肯定就能預測過度訓練，協助訓練建議的擬定了吧？很遺憾，這又是另一個無法確定的事。二十四小時尿液輸出，和表現或訓練監測之間的關係並沒有定論，「不適合……作為監測訓練狀態的工具。」[15]你還是可以檢測看看，加進運動員的個人檔案裡，但是請不要過於依賴它。

血紅素

血紅素等血清標記也常被用來評估和監測運動員的負荷量。訓練學員在突破自我極限，或出現過度訓練症候群時，有時會出現血清血紅素（紅血球中負責把氧氣從肺部帶往組織的蛋白質分子）下降的情形。血紅素檢測的問題是，其特異度只有百分之三十三（我知道，我知道……類似的話我說過很多遍了！）。[16]

血液生物標記可以呈現出一個概貌。雖然這些標記具特異性，卻不夠敏感，無法確定運動員是否適應良好。例如，我們來看看出現過度訓練症候群的運動員常見的議題。在過度訓練症候群期間，腦垂激素——包括促腎上腺皮質素、生長激素、黃體素、促濾泡素等——會稍微上升，對一次壓力源特別大的訓練刺激做出反應。[17]腦垂激素的變化理論上來說是很有用的，但是問題一樣在於，這雖然具特異性（可以告訴你是否出現過度訓練），敏感度卻不夠。有些運動員數值沒有很高，卻有可能出現過度訓練症候群，有些運動員則可以表現、復原無礙。在現實世界中，你要如何辨別這兩者？訓練引起的分解代謝，有可能減少白介素-6、似胰島素生長因子-1和胰島素，但是別忘了，運動員若有慢性能量缺失，這些標記也會下降。耐力運動員、減重期間的美感運動選手，和處於漫長賽季後半段期間的球隊運動員，都常常沒有攝取足夠的卡路里，來應付訓練和生活的要求（低能量可用性）。假如運動員長期能量缺失，就會放大壓力激素的反應和發炎細胞激素對運動的反應（主要是由於肝醣耗損）。這就有可能導致某些運動員出現非功能性過度努力，或過度訓練症候群，其他運動員卻不會。簡單來說，復原良好和適應不良的運動員，有可能出現類似的情形。

要理解所有這些複雜難懂的東西，好像很令人卻步。血液檢查生物標記雖是重要的拼圖，卻無法獨力拼湊出全貌。這就是過度依賴數據的危險；運動員的教練、營養師和醫生不應該只根據這些血液檢查結果來擬定計畫。這點出了問題有多複雜，好的教練和表現團隊又有多重要。你必須在使用這些數據的同時，搭配體能表現和運動員的主觀感受（及症狀）來填補空白處。常常，「教練的雙眼」才是最終的依據。升級自己的通才專家技能，你就更能幫助運動員在訓練壓力的正向適應，與適應不良之間取得平衡。厲害的教練和非常厲害的教練就差在這裡。

復原金字塔

很多人認為，復原指的是訓練結束後的那段時間。然而，復原其實也是為隔天、接下來這個星期，以及整個訓練區塊期間的訓練，做準備的一種方法。今天，新科技讓運動科學家能夠更準確地評估，運動員內在和外在的訓練量，理論上便可以擬定更好的訓練與復原計畫。要幫助運動員準備下一次的全速跑，或奧運舉重，最理想的策略是什麼？說到復原，運動員通常會想到冰浴、熱水澡、按摩或緊身衣物。然而，這些雖然確實是復原會用到的工具和策略，卻不是基礎。如果把復原的重點放在策略上，就本末倒置了。曾任金州勇士（Golden State Warriors）表現負責人、現在負責指導澳洲全國橄欖球聯賽的墨爾本風暴隊（Melbourne Storm of the National Rugby League〔NRL〕）的運動科學家拉克蘭・彭佛德（Lachlan Penfold）看重球員（及員工）的復原，提出了所謂的「復原金字塔」（圖7.1）。金字塔的底部是成功復原的基礎：營養、睡眠和壓力管理（心理和情感健康）。彭佛德向員工強調：「如果你睡不好或者在家壓力很大，就算泡幾次冰浴也不可能有效復原。」這說明基礎是極為重要的，而他強調這點就是為了確保在實際應用中，這些基礎可以確實顧到。金字塔的第二層是訓練計畫，再上一層是運動員監測，協助引導（而非控制）決策過程，再來講到的是療法，而最頂端則是復原模組，也就是冰浴、冷療、緊身衣物、神經肌肉刺激等等。這些復原策略不是進步與否的關鍵，但在最高水平的境界，卻有可能提供使復原最大化的些許成效。很可惜，許多業餘和菁英運動員都把重點放在金字塔頂端，而非底部的基礎。

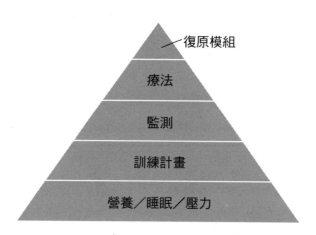

圖 7.1・ 彭佛德的復原金字塔

澳大利亞體育學院的修娜・哈爾森博士也抱持著同樣的觀點。講到金字塔底部的睡眠要素時，她說：「如果你是一位運動員，睡眠是復原的第一步，尤其是對業餘運動員來說。」睡眠不僅是運動員健康的關鍵，對復原來說也很重要。她警告，在訓練時或職場上不斷把自己推向極限，進而影響睡眠，最終還是會損及表現。急於增進表現的業餘運動員，常常會沉迷當紅的復原策略，像是冰水浸泡和緊身衣物。但，如果這些運動員晚上只睡五個半小時，這些策略的功效並不高。我們知道，睡眠是整體健康不可或缺的元素，所以自然也對復原非常重要。不意外地，運動復原這個領域的專家，全都一致強調睡眠的重要性。哈爾森博士建議，運動員應漸進緩慢地調整，每晚多睡三十分鐘，長期下來就可以獲得很大的成果（第一章提到的謝莉・馬、艾咪・本德等睡眠專家，也都抱持這樣的觀點）。但是，如果在重要的訓練或比賽前有一晚睡不好，會發生什麼事？哈爾森博士說，不要為小事情煩惱，你還是可以恢復精力、表現良好的。假如這個情況持續超過一個星期，才需要重新檢驗睡眠品質。

心理和情感方面的穩定性（即壓力管理），是彭佛德復原金字塔的另一個基礎要素。如果工作或課業使你充滿壓力，且感情和家庭又出了問題，你覺得自己有辦法成功適應訓練計畫嗎？很可能沒辦法。你在沒訓練的「其餘二十二個小時」期間所承受的各種壓力，會對你的復原能力造成很大的影響。教練和從業人員很難評估運動員的心理和情感壓力，因為這實在太主觀又因人而異了。儘管如此，運動員的心理韌性愈強，復原能力就愈好。在第四部「超動力」，我會談到如何支持運動員的腦部與情感健康。

營養是復原金字塔底端的最後一個要素。運動員復原的速度愈快，可以運用的訓練壓力愈大，訓練適應就愈好。但，假如運動員無法有效地補充燃料，就會容易造成有害的過度努力，最後甚至演變成過度訓練。現在，讓我們來看看復原營養學的最新實證研究。

復原營養學之一：三巨頭

過去十年來，我們在營養和復原方面獲得了很多進展。大部分的運動員和教練都知道營養是最佳化復原的關鍵，卻還是時常難以完全付諸實踐。營養促進復原的方式有：加強肌肉修復；恢復肝醣貯存；減少疲勞；減緩過度發炎；支持免疫力和消化健康；改善整體健康。[18]週期化復原這個新概念的另一個關鍵原則是，運動員不只會從上一次的訓練中復原，也是在為明天、這一週剩下的日子，以及訓練區塊剩下的時間做好準備。明天早上的訓練內容是輕鬆的恢復跑嗎？還是要進行嚴苛的舉重訓練？這都有可能影響前一晚的營養選擇。

在復原這方面，營養仍是一個常受到忽略的領域，但是這應該被視為根本來看待。教練和從業人員都想知道，要怎麼樣才能好好應用在實踐中。什麼可以讓你的運動員得到優勢？實證研究告訴了我們什麼，又如何能夠有效地讓我們加以實踐？就讓我們好好探討三巨頭：能量平衡、蛋白質攝取，和碳水化合物攝取。

1. 能量平衡

能量平衡在整個復原過程中扮演的角色最重要。在第二部「燃料」，我強調卡路里最能有效停止分解代謝。當你提高訓練強度或訓練量（或兩者皆是！）時，你就需要從食物中獲取很多能量，才能達到這些需求。你所攝取的總能量是告訴身體趕快進行建造的最強訊號。如果提高訓練強度，卻忘了同時提高能量攝取，那就注定會失敗。

能量缺失本身就是引發分解代謝的主要楔子。為了生存，卡路里限制會降低肌肉蛋白質合成，和關鍵的細胞訊號傳送路徑，活化單磷酸腺苷活化蛋白質激酶和SIRT活動，進而削弱建造肌肉的哺乳動物雷帕黴素靶蛋白活動，加快蛋白質的周轉率。[19]其實，就算是在正常能量（攝取的卡路里等於消耗的卡路里）的狀況也不是最理想的，因為為生命器官提供燃料的蛋白質分解代謝過程主要是來自肌肉組織。總而言之，能量缺失會為最佳化復原帶來一大問題。正能量平衡本身就足以刺激合成代謝。[20]你需要多少能量才能復原？這個問題很難回答。國際運動營養組織，建議肌力和球隊運動員應攝取五十到八十大卡／公斤／日，女性運動員的建議攝取量，則是最少四十到四十五大卡／公斤／日。[21]

新的研究正在了解身體是如何因應你為了支持劇烈訓練所增加的能量——減緩靜止代謝率。如果吃得不夠，靜止代謝率會下降；如果睡得不夠，靜止代謝率會下降；如果練得太凶，靜止代謝率也會下降。哈爾森博士和她的團隊所做的研究發現，訓練量愈大，靜止代謝率愈慢，尤其是在耐力運動員身上。[22]處於低能量可用性的狀態，就表示可支持免疫、消化和心肺健康、製造能量和紅血球、支持骨骼健康、促進生長與修復的能量變少了。低能量可用性較常發生在女性和耐力運動員身上，但男性和球隊運動員也有可能出現這個狀況。停經（三個月以上沒有經期來臨）和應力性骨折是最主要的警訊，次要警訊則較難察覺，包括空腹血糖值改變、胰島素，和游離三碘甲狀腺素降低和膽固醇升高。[23]曾指導NHL多倫多楓葉隊、現職NBA多倫多暴龍隊的表現飲食學家珍・西戈（Jen Sygo）便進行了一項有關女性菁英全速跑選手的研究，發現在五個月的室內賽季結束時，已有超過百分之五十的人出現低能量可用性。[24]這個結果令人吃驚，因為大部分的專家依然相信，低能量可用性不會影響肌力和爆發運動員。更令人擔憂的或許是，參加賽季前訓練營的十三名運動員當中，有四名出現低能量可用性，表示新賽季開打時，他們便處於不利狀態。西戈表示，對訓練猛烈的高水平運動員，或必須兼顧工作與體育的業餘運動員來說，要獲取所需的燃料來達成這些要求，有時候真的很困難。這些綜合症狀在研究中稱作「運動中的相對能量不足」，反映運動員的健康狀況未達到最佳化，也點出能量攝取不足會阻礙「以人為本」這個大方向。西戈指出，假如你的卡路里一直處於缺失狀態，會增加復原與表現愈來愈走下坡的風險。如果無法復原，就不能發揮最高水平的表現，就是這麼簡單。你一定要根據個人需求、訓練區塊和終極目標，來擬定總能量攝取（以及蛋白質、碳水化合物和脂肪等巨量營養素之間的平衡）。

2. 蛋白質攝取

　　蛋白質是生命的基石之一。它透過許多方式促進復原，最主要的包括肌肉修復和免疫功能改善。阻力訓練會使運動員出現肌肉損傷，而肌肉需要靠蛋白質修復。球隊運動員常常往各個方向跑、切和移動，不僅大大增加訓練量，也需要反覆的肌肉離心收縮，因此可能導致更多肌肉受損，在比賽完好幾天之後依然有痠痛感（更別提運動中的肢體接觸，所會造成的組織受損）。[25]此外，訓練量增加時，免疫力也會承受很大的衝擊，使運動員容易感冒。身體修復得不夠快，或老是在生病的運動員，就沒辦法進行劇烈訓練，也就無法在比賽中獲勝。因此，蛋白質的攝取對運動員的復原很重要。大部分的運動員都曾聽過教練和從業人員不斷嘮叨「要多吃蛋白質」，但是很多人還是難以達到1.6公克／公斤／日的蛋白質最低建議有效劑量；這個數字是來自麥克馬斯特大學的蛋白質專家史都華・菲利普博士和他的團隊所做的研究。[26]

　　另一個通才專家在復原營養學方面應該要知道的重點是，到了賽季後半段，應該特別留心，因為運動員在這個時期較容易疲勞過度、流失瘦肌肉質量和罹患感冒。運動員疲勞時，經常也會吃得較少（這點常常不會被察覺），不但有可能因能量缺失而造成健康問題，也會跟著減少蛋白質攝取。能量攝取不足，再加上蛋白質攝取不夠，復原肯定出現大問題。近期一項針對大學舉重選手參加休賽季訓練所做的研究發現，所有的選手都沒有達到國際運動營養組織建議的卡路里、蛋白質和碳水化合物攝取量。[27]這項研究告訴我們，運動員真的很容易吃不夠，而這很容易就會影響有效復原的能力。

假如你是一名身材競賽選手、健美先生，或注重體態的運動員，正在從卡路里缺失的狀態中進行復原，提高蛋白質的攝取量就更重要了。先前曾提到艾力克・赫姆斯博士有關增肌的研究，建議應攝取2.3到3.1公克／無脂肪質量公斤數／日的蛋白質，防止瘦肌肉質量流失。在卡路里缺失期間攝取較多的蛋白質，也能支持運動員的免疫力，並幫助受傷的運動員重拾健康，回到場上。運動員很容易落入這樣的思維陷阱：「我沒有練得很兇，所以不需要吃這麼多蛋白質。」大錯特錯。

那麼，訓練後攝取蛋白質好處多多的說法呢？擔任紐約利曼學院（Lehman College in New York）表現主任的知名專家布拉德・施費德博士最近在研究中駁斥了這個迷思。他說，復原是二十四小時的過程，真正重要的是一整天的營養攝取狀況。但是，如果你是空腹進行訓練，或者一天進行一次以上的訓練，且間隔不到四小時，那麼你就可以把攝取營養的時機點列入考量。[28]施費德提供了一個很好的依循準則，建議運動員每天至少要吃四到六餐，每餐的蛋白質劑量大約落在0.25到0.4公克／公斤（二十到五十公克），平均分散一日的攝取量。

3. 碳水化合物攝取

　　碳水化合物是從劇烈訓練中復原，以及替未來表現做準備的重要燃料。低碳和生酮飲食這些年稱霸社群網站，運動員很容易就會被網路上看見的非實證資訊左右。這兩種飲食對肥胖、糖尿病，和代謝出現阻礙的人來說，雖然是很有效的策略，但是對運動員而言，卻完全不是這麼回事。例如，運動員可能會在一天或一季當中不當的時間點，開始減少（或甚至完全中斷）碳水化合物的攝取。很可惜，假如你的燃料策略跟你的目標不符（你在進行訓練適應，還是讓表現最佳化？），低碳飲食很有可能讓你無法攝取復原和表現所需的足夠能量。許多運動員並不了解碳水化合物對復原過程有多重要。對於在賽季期間衝鋒陷陣的球隊運動員來說，前一章曾提過，實證研究建議要把碳水化合物的攝取目標，訂在四到七公克／公斤／日，以達到復原的需求。[30]相較之下，健美先生或必須注重體態的運動員，有時候可能就會需要把碳水化合物的攝取量，減至一到三公克／公

酒精與復原

　　某些年紀或運動項目的運動員攝取酒精的量，可能不是訓練師或教練所樂見的。大學運動員常常狂飲，而英式橄欖球則有著名的巡迴賽飲酒文化。但，飲酒過量不僅有害健康，也對肌肉很不好，因為它會抑制哺乳動物雷帕黴素靶蛋白的活化，影響身體在運動後重建肌肉的能力。[29]簡單來説，如果你知道今晚有酒局，記得事先避開舉重訓練。

斤，而菁英耐力運動員由於一天可能燃燒六千卡的熱量，因此便有需要攝取多達十到十二公克／公斤／日的碳水化合物，才能為長時間付出的努力提供充足燃料。不同的運動項目就是有這麼大的差異！

運動員需要碳水化合物來為高強度訓練提供燃料、預防疲勞、對抗感冒（碳水化合物對免疫力來說十分重要）、防止能量缺失造成的一連串分解代謝事件、避免過度訓練或運動傷害。[31]如果肝醣貯存量沒有補滿，在賽場上發揮最大努力時，表現就會受到影響（不過，第二部「燃料」說過，刻意利用低碳可用性來進行訓練，倒是一種很有效的訓練工具）。[32]

如果身在訓練營的環境、一天要訓練兩次，或者正處於一天需要打多場比賽的巡迴賽事期間，那麼你就需要更積極地補充燃料。請在訓練後一小時內攝取1.0公克／公斤，接著在訓練後四小時的每個小時攝取同樣的量，以補足肝醣貯存。[33]在這段期間，吃高升糖指數和容易快速吸收的碳水化合物較佳，因為這類食物可以迅速補充肝臟和肌肉的肝醣。當然，如果運動強度只有中到輕度、時間沒有超過九十分鐘，或距離下次運動相隔八小時以上，就不需要採取這些激烈的手段。假如你是一位業餘運動員，每週只訓練三到四次，每次持續四十五到六十分鐘，就不需要擔心肝醣貯存量，或快速補充的問題。記住，溝通是幫助運動員做出正確復原營養策略的關鍵。

復原營養學之二：掌控微量營養素

復原營養學的基礎──能量平衡、蛋白質攝取與碳水化合物攝取──都顧好了以後，現在可以再更深入一點，探查將你推上顛峰的小進展。把焦點轉移到微量營養素，就能更好地支持健康與復原。假使你有健康方面的狀況、免疫力下降了、發炎過度、舟車勞頓頻繁，抑或是真的快要突破訓練能力的極限，那麼處理微量營養素不足或缺失的問題，將帶來很大的影響。[34]讓我們回顧一下微量營養素在復原方面的實證研究。

發炎、肌肉痠痛與免疫調節

復原良好，才能在下一場比賽中發揮能力。賽季期間持續的衝擊、殘酷的強度和累人的要求，讓善加利用所有可能的優勢變得至關重要。對運動員來說，omega-3脂肪由於可以直接融入肌肉的細胞膜，因此有助於肌肉重組與修復。肌肉細胞壁的重組會觸發（細胞膜內）訊號傳遞蛋白質的活化，諸如可產生肌肉蛋白質合成的哺乳動物雷帕黴素靶蛋白。[35]有趣的是，引起這些效應的是長鏈的二十碳五烯酸，而非二十二碳六烯酸。Omega-3也具有消炎的調節作用。劇烈運動會引發機械壓力、代謝壓力，以及組織微創傷，進而造成有益的訓練適應。Omega-3補給品已被證實在訓練兩天後，依然有助改善肌肉痠痛感和氧化壓力，特別是在離心訓練之後。[36]在負荷沉重的訓練區塊，或漫長賽季的後期階段之中，這樣的補給品皆能帶來很大的影響。此外，omega-3也能透過止炎素來調節免疫系統，對於必須接受高訓練量、免疫系統可能因此癱瘓的高水平運動員來說，是非常重要的。很可惜，亞麻仁油等植物性omega-3脂肪，轉換成二十碳五烯酸／二十二碳六烯酸的效率很差，僅僅只有百分之十（女性可能提高到百分之二十）。海藻二十二碳六烯酸補給品是解決辦法之一，但是要吃很多顆膠囊才有辦法發揮效用。二十碳五烯酸與二十二碳六烯酸的每日建議綜合攝取量，為男性一千六百毫克、女性一千一百毫克（無論體重高低）。

維他命D、衛星細胞與加速復原

劇烈運動過後，修復受損的肌肉組織是復原的關鍵之一；當衛星細胞因訓練引起的損傷而被活化，就會開始進行肌肉修復。支持此復原過程的因子有很多，但是研究者最近發現，維他命D發揮了一定的作用。不過，上半身和下半身的復原似乎也存在著差異。有關上半身復原——根據最大等長收縮力量的能力來測量——的研究便發現，補充維他命D不會帶來復原方面的好處。[37]另一方面，補充維他命D確實能為下半身的肌肉受損，帶來顯著的改善。[38]一項為期六週的後續追蹤研究發現，運動量活躍的男性每日補充四千國際單位的維他命D，可改善訓練後四十八小時的肌肉復原（效果最多可持續七日）；然而，在肌肉痠痛方面卻沒有效果。當然，這項研究最大的限制是，受試者並非菁英運動員（很多人甚至根本就不是運動員！），因此要詮釋這些數據就很困難。

利物浦約翰摩爾斯大學的格雷姆・克洛斯博士建議，運動員至少要攝取七十五奈米莫耳／公升（三十奈克／毫升）的量，因為這似乎是維他命D對衛星細胞活動與復原，發揮作用的最低閾值。如果運動員缺乏維他命D（低於五十奈米莫耳／公升或二十奈克／毫升），就會損及肌肉重生與表現。[39]曬太陽是獲取維他命D最好的途徑，除了不會出現跟過度攝取補給品一樣的狀況進入全身循環，也可減少過度攝取補給品時，可能出現的軟組織鈣化風險。晴天時，四肢或臉部曬三十分鐘的太陽，大約可以吸收一萬到兩萬國際單位的維他命D3，請避開中午時段的烈日。最後，一般大眾維他命D偏低，還有一個鮮為人知的原因，那就是斯他汀類藥物的普及，包含高血壓藥物（利尿劑）、皮質類固醇和抗生素。抗生素會減少百分之七十五的維他命K，影響身體有效利用維他命D的能力（如果要服用抗生素，就應該添加益生菌的另一個理由！）。若是補給品，第二部「燃料」有提到建議攝取量為每日兩千到四千國際單位。別忘了，提高維他命D需要花四到六週，所以不要最後一刻才攝取。

威力強大的多酚與抗氧化防禦系統

大部分的美國人每天都會從咖啡和茶，獲取百分之五十以上的多酚抗氧化攝取量，其次則是外皮深色的水果、葉菜類和十字花科蔬菜。吃進大量加工食品的運動員（如許多高中、大學、甚至職業運動員），體內的抗氧化物可能較少。運動是氧化壓力的主要來源之一，會引發自由基在體內作亂。當然，人體有自己的抗氧化防禦系統，可以幫助修復與重建，但是如果你不喝咖啡（或茶）或不吃蔬菜，就有可能損害這個抗氧化防禦系統。在這個健全的防禦系統中，超氧化物歧化酶和麩胺基硫過氧化酶扮演了重要角色，可以找出體內的活性含氧物，消滅它們製造的促炎星星之火。[40]

訓練得愈多，身體為了適應就會愈提高體內抗氧化物的製造，增加抗氧化酶的工作量，修復運動造成的損害。身體承受壓力時，就會產生訊號告訴大腦該進行修復了，內在的細胞機制也會加倍努力完成任務。人類的適應力強，這是我們最擅長的。如果你還困在自由基不好、抗氧化物很好的思維裡，試想：活性含氧物是觸發肌肉生長的重要訊號傳遞分子，就算只有少少的活性含氧物，也是支持肌肉力量不可或缺的要素。[41]如果希望運動員強壯、健康、充滿爆發力，就不要懼怕自由基的損害。

現在，我們來談談要注意的細節。抗氧化物不只能從飲食當中攝取，也可以透過補給品來補充。跟運動員有關的抗氧化物研究中，最常提到的有維他命C和E，還有兒茶素（茶）、槲皮素（蘋果和生洋蔥）及花青素（藍莓、黑莓與葡萄）。然而，在訓練後服用高劑量的抗氧化補給品，已被清楚證實會妨礙有益的訓練適應反應，減少進步的空間；肌力和耐力運動員身上都有出現這樣的狀況。[42]舉例來說，運動過後即使只有攝取一千毫克的維他命C補給品，也有可能影響訓練適應。然而，蔬果中的膳食維他命C則不會發揮這種作用。[43]這是攝取營養的時機，有時候會對訓練造成負面影響的絕佳例子。

其實，關於抗氧化物要考量的因素很多，包括運動員的抗氧化基準點、抗氧化物的攝入、時間點與劑量以及訓練計畫等。長期服用補給品帶來的風險，似乎大於好處。如果連世界上最優秀的專家都不敢肯定，那麼通才專家就更應該保守起見。無論如何，請盡量從食物中攝取抗氧化物。

功能食物：蔬果汁

各種濃縮蔬果汁——即功能食物——近年來已成為支持或加速復原的建議攝取食品。在第二部「燃料」，我們曾談到甜菜汁是一種強大的營養增強劑。但，甜菜汁還具有許多復原方面的好處，像是減少肌肉功能因訓練造成的損失（重要的復原因子），還有在特定類型的訓練後，減緩肌肉痠痛的情形。[44]酸櫻桃汁可能也能加速復原，因為研究證實它可以減少發炎標記，和肌肉痠痛感知，並在運動後改善體內抗氧化物的含量。[45]櫻桃本身的槲皮素會引發一連串的反應，有助減緩上呼吸道症狀，而現今也有愈來愈多證據顯示，櫻桃汁可能也是一種很棒的助眠劑，因為它的多酚化合物含有濃度相當高的褪黑激素。石榴汁也有望在離心運動後降低肌肉痠痛，同時在奧運舉重比賽過後四十八小時，減少肌酸激酶和乳酸去氫酶等組織受損的生物標記。[46]除此之外，也有一些證據顯示，黑醋栗汁能夠減緩運動後肌肉發炎的情形，只是必須在訓練後二十四小時攝取才有效果。[47]

在運動營養學的領域中，應用天然蔬果汁的相關研究正快速成長。但，在你全心投入、開始把各種蔬果汁加進自己的飲食之前，請先思考你想達成的目標是什麼。你正處於適應時期，像是訓練營的環境？若是如此，你不會希望妨礙訓練適應必須的發炎訊號。另一方面，如果你正努力讓表現最佳化，在重要賽事或季後賽期間達到巔峰，那麼你的首要目標應該是維持運動品質，這時候多補充抗氧化物就很適當。前面已經說過很多遍，但我還是要再強調一次：脈絡情境是一切的關鍵。

復原營養學之三：補給品

某些專門針對復原的補給品，可加快運動員回到健身房訓練，或是在連續多晚都要比賽的期間，做好準備的速度。

肌酸：被遺忘的加速復原補給品

第二部「燃料」曾經說過，肌酸在實證研究中，已證明可做到以下所有的事項：支持運動員的肌力、增肌與表現。然而，肌酸支持復原的能力卻常被忽略。如果你想尋找一個能提升燃料補給、增加訓練後肌肉蛋白質合成、刺激基因生長因子、減少運動引起的肌肉損傷和發炎的營養策略，那麼肌酸又再一次全包了。[48]有關下半身離心運動的研究發現，肌酸會降低肌酸激酶和乳酸去氫酶，這兩樣可靠性高的組織受損生物標記。[49]此外，肌酸也能改善延遲性肌肉痠痛、預防沉重訓練導致的活動限制，並加速肌肉中的肌酸合成——這些全都能夠大大幫助到一天訓練多次的運動員。[50]耐力運動員常常忽略肌酸的好處，認為那只是針對爆發運動員的。然而，不少研究發現，耐力運動員若實行肌酸加載（每日二十公克，持續五日），可在完成跑步三十公里和半套鐵人三項後，減緩肌肉損傷和發炎的狀況。[51]除了肌酸激酶和乳酸去氫酶，促炎標記前列腺素E2、白介素-1β、腫瘤壞死因子-α也都會降低。如果你的客戶是耐力運動員，而復原時間限制了他們訓練或表現的能力，那麼補充肌酸或許能提供復原優勢，讓他們得以進行更頻繁、更劇烈的訓練。

薑黃素：肌力運動員的復原祕密

薑黃素是薑黃這個傳統印度香料當中的有效成分，可藉由抑制環氧合酶-2和腫瘤壞死因子-α（還有其他路徑），發揮顯著的消炎效果。[52]如果補充薑黃素真能有效減少運動員肌肉痠痛和發炎的狀況，那麼或許就有助於復原。在進行離心阻力訓練的肌力運動員身上，似乎便有不錯的成果。在進行高強度訓練的兩天前及四天後，每日服用四百毫克的高品質薑黃素補給品，可降低肌肉損傷的促炎標記，成效為百分之四十八。[53]另一項研究則發現，在劇烈肌肉損傷訓練後二十四和四十八小時服用薑黃素補給品，可大幅減緩延遲性肌肉痠痛。[54]有趣的是，這些效果在耐力運動員身上尚不明朗，運動員在訓練開始的三天前和訓練前馬上服用五百毫克的薑黃素，對肌肉損傷或發炎標記都沒有展現差異。[55]

吉利丁和膠原蛋白：強健關節

在運動補給品和復原這個領域，吉利丁是新秀。加州大學戴維斯分校（University of California, Davis）的肌肉生理學研究者基斯・巴爾（Keith Baar）博士在有關使用吉利丁補給品，來促進關節健康與復原的研究中，做出了一些驚人發現。沒有磚塊就不能建造堅固的牆；同樣地，沒有膠原蛋白就無法擁有強健的關節。吉利丁源自動物的皮膚、骨骼和結締組織（如果在家煮大骨湯，浮在最上面的東西就是吉利丁），在高溫下會呈現液態，但是當溫度冷卻，吉利丁就會變成果凍般的質地。吉利丁轉換成膠原蛋白後，在熱水和冷水中都可以溶解，使用起來方便許多。表現營養學家時常將吉利丁和櫻桃或石榴汁混合做成軟糖，當作運動員訓練前的零嘴。

膠原蛋白是骨骼、肌腱和軟骨的主要基石與結構蛋白。最近有個研究發現，吉利丁補給品（膠原蛋白的水解形式）搭配維他命C一起服用，膠原蛋白的產生會增加三倍。[56]巴爾博士和他的團隊發現，如果在訓練或復健（機械負載）前一小時服用，搭配四十到五十毫克的維他命C，第一型膠原蛋白的量會增加一倍。[57]此外，每日服用十公克也能增加運動員膝蓋軟骨的厚度，同時顯著減緩膝蓋疼痛。這對因受傷而正在復健的運動員，或任何人來說，會帶來很大的改變。假如你的客戶有骨關節炎，相關補給品也可改善關節機能。[59]有趣的是，比起僅含單一胺基酸的甘胺酸，或脯胺酸等補給品，關節其實更喜歡吉利丁，或膠原蛋白胜肽。對運動員和教練來說，膠原蛋白和吉利丁補給品仍有許多未解之謎。它能加快受傷後回到場上的速度嗎？它能因為結締組織提升阻力訓練適應，而改善表現嗎？有關吉利丁的研究可能很快就會針對這些問題，做出一些令人期待的發現。

* * *

總結來說，復原不是只有發生在訓練過後。世界上最優秀的教練和運動科學家，對於復原所具備的涵義有更寬廣的看法：復原講的是你如何規劃一整天、一整個星期和一整個訓練區塊，讓自己從上一次訓練中獲得最佳復原，同時為下一次訓練做好準備。下一章，我會討論運動員免疫力在復原這方面扮演的重要角色。

CHAPTER

8

運動員免疫力

　　來自波札那（Botswana）的伊薩克‧馬夸拉（Isaac Makwala）在2017年走到倫敦體育場門口，準備參加國際運動聯盟協會主辦的世界田徑錦標賽時，已經做好成為世界冠軍的準備。四百公尺賽跑的決賽場地上，充滿既期待又緊張的氛圍，因為今晚的重頭戲就是馬夸拉與南非選手瓦伊德‧范尼凱克（Wayde van Niekerk）之間的對決。在世界錦標賽的準備階段裡，馬夸拉把自己保持得非常好。那年稍早，在馬德里的另一場比賽中，他成為同一天在二十秒內跑完兩百公尺、四十四秒內跑完四百公尺的第一人。沒想到，當他走近倫敦體育館的安檢大門時，他的完美之夜竟出現悲慘的轉折：他被禁止進入體育場內。他完全不可置信，認定其中必定有什麼誤會，便在一旁等待安檢人員釐清狀況。不幸的是，安檢人員告訴馬夸拉，他因為疾病關係而遭上級管理階層禁止進入體育館。原來，他被懷疑罹患腸胃炎。馬夸拉因可能為其他運動員帶來患病風險而遭禁賽，連參加決賽的機會都沒有。這次怪異的狀況在媒體上和田徑界引起軒然大波。英國公共衛生部指出，他們之所以做出這個決定，是因為有三十名跟馬夸拉下榻同一間飯店的運動員和員工，受到諾羅病毒感染（諾羅病毒是一種常見的腸胃病毒，透過近身接觸或碰觸受感染表面來傳播）。馬夸拉在決賽前幾天身體不適，基於這個理由，國際運動聯盟協會要求隔離他四十八小時。隔離期在四百公尺決賽結束隔天才終止，因此馬夸拉錯失了成為世界冠軍的大好機會。

運動員常常自認免疫力很好，直到生病了才發覺事情並非如此。如果沒有顧好復原的基礎——營養、睡眠、心理和情感壓力，事情很快就會一發不可收拾，影響到免疫系統。身體永遠會把生存看得比表現重要，因此如果你因為經常生病而無法訓練，就永遠贏不了。

在這一章，我會探討以下幾個關鍵問題：高水平的運動員是不是比較容易感冒？經常生病的話，還有辦法成為菁英運動員嗎？光是出現症狀，就會影響表現了嗎？「其餘二十二個小時」會如何影響運動員的免疫力？還有，最重要的——想要減少生病的機率，或是在真的感冒時，希望降低嚴重的程度和持續的時間，可以怎麼做？

現代運動員：壓力、負荷量與舟車勞頓

國際運動與免疫協會（International Society of Exercise and Immunology）在經過三十年的研究之後，終於證實大部分的人在「以身試法」後領悟到的道理：拚命訓練、把自己逼到極限，會大大打擊免疫系統。羅浮堡大學（Loughborough University）的運動免疫學專家麥可·格列森（Michael Gleeson）博士近日做出這項叫人不得不正視的宣言：「現在已經有令人信服的證據顯示，增加訓練量、比賽量和心理壓力，以及跨國旅行，可能全都是現代菁英職業運動員生病的風險因子。」[1]但，就算不是職業或高水平的運動員，也有可能受到這些因素影響。只要你工作或訓練得很兇，這條原則同樣適用在你身上。無論你是在為馬拉松做準備，或必須兼顧家庭與事業，訓練壓力和來自日常生活的各種壓力，都會愈積愈多，影響免疫系統的功能。有時候，這樣雖然好，但有時候卻會帶來不

好的後果。

　　不管是高中、大學、業餘或職業選手，現代的運動員訓練量都比過去大，要參加的賽事也愈來愈多。愈來愈多證據顯示，不當的負荷量管理及長時間的劇烈運動，都會顯著提高運動員罹患急性病症的風險，並短暫傷害免疫機能。[2]之所以特別強調「長時間」，是要提醒耐力運動員必須更謹慎地看待自己的訓練計畫。這些發現促使運動免疫學家提出所謂的「開窗」理論：在劇烈或長時間訓練後，免疫力會在接下來的四小時下降，增加感染風險。[3]很多關於開窗理論的研究都是以耐力運動員為實驗對象，而大部分的教練和訓練師也會告訴你，這些運動員感冒的頻率，確實比球隊或肌力運動員還高。有關洛杉磯馬拉松的一項研究發現，跟未參與馬拉松的同齡跑者相比，參加洛杉磯馬拉松的選手在賽後七到十四天被感染的風險高上許多。[4]在南非，百分之三十三的馬拉松選手在賽後生病了，而同齡的對照組（沒有參與比賽）只有百分之十五生病。[5]有趣的是，研究者還發現，選手完賽的時間愈長，感冒的機率愈大（維持良好體能的好處多多！）。睡眠不足、營養不足等因素，也會影響免疫力，增加感染風險。

　　這是教練和表現團隊所需要克服的挑戰。運動員必須將訓練量最大化，但是這麼做又會提高非功能性過度努力、睡眠品質差、免疫力進而下降的風險。你可能會想，免疫力對復原和表現是不是真的這麼重要。最近發表在《運動科學與醫學期刊》（*Journal of Sports Science and Medicine*）的一篇研究便大膽地說：「菁英運動表現跟高感染率是互相牴觸的。」[6]這真的驗證了一個重點：如果病得太重或太過疲累，就不可能每天報到，進行有品質的訓練。你會落後其他人，永遠無法充分發揮自己的運動潛力。擁有強健的免疫系統是關鍵所在。

然而，這其中存在一個很微妙的離群值。研究清楚顯示，國家級的菁英運動員生病的機率，比更菁英的國際級運動員多了百分之四十。[7]雖然國際級的運動員訓練量更高，生病的機率卻沒有比國家級的運動員高。等等，我剛剛不是才說訓練量愈高愈容易生病？情況確實是如此，只有最菁英的那些運動員是例外。他們似乎就是離群值，因為他們接受極高的訓練量，也不容易生病。這怎麼可能呢？究竟是因為他們是菁英，所以比較不會生病，還是因為他們比較不常生病（因此可以接受更多訓練），所以才能成為菁英？營養和生活型態策略會帶來差異嗎？《英國運動醫學期刊》（*British Journal of Sports Medicine*）最近發現，在最高的水平，「菁英運動員的感染和訓練量之間存在著負相關，也就是愈不會生病，能接受的訓練愈多。」換句話說，全世界最厲害的運動員訓練量最高（且不會生病），而我們其他人卻在掙扎著提高訓練量，同時還得努力不讓自己感冒。運動員的成功，取決於強健的免疫系統。換句話說，身體健康，就能訓練，訓練量比其他人高，打敗他們的機會就會高上許多。但，問題還是沒有得到答案：強者中的強者為什麼訓練量較大，卻較不容易生病（即使在這超級菁英的群體之外，運動員增加訓練量，就會增加生病的風險）？這純粹是基因遺傳的緣故嗎？還是他們的訓練應用比較聰明？或者是有比較優良的訓練量管理和設計？這些問題非常複雜而有挑戰性，但是如果你能找出不讓自己生病，或老是疲憊不堪的辦法，就可以好好跟著訓練的腳步走，讓自己擁有致勝的最佳機會。我們現在就來仔細了解運動是如何影響免疫力的。接著，我們會深入探討免疫營養學這個新興領域，看看特定的營養策略如何支持免疫系統（進而支持復原）。

運動對免疫系統帶來的影響

　　無論你是習慣久坐、活躍程度屬於業餘水準，抑或是高水平的運動員，訓練都會透過不同的方式影響免疫系統。自從運動免疫學出現後，過去這幾十年來，我們對這些影響已有了更深的認識。在1990年代初，知名的科學家和運動免疫學家、同時也是國際運動與免疫協會共同創辦人的大衛・尼曼（David Nieman）博士和他的同事發現，久坐的人得到感染的風險屬於中等，業餘運動家感冒的風險較低（訓練改善了他們的免疫力），而高水平運動員則因較高的訓練量和訓練強度，被感染的狀況大增。[8]這就是所謂的「J形」免疫曲線（見圖8.1）。因此，菁英運動員似乎註定會得到比較多的感冒。

　　二十年後，科學更進步了。我們對這方面的認識更透徹，同時也更細微了。威爾斯班戈爾大學（Bangor University in Wales）的運動免疫學專家尼爾・威爾許（Neil Walsh）博士與他的團隊從自己的數據中發現，J形曲線其實應該要倒過來。這對運動員來說代表什麼？新手的感染風險最大（可能是因為還沒適應訓練壓力）、業餘運動員仍獲得最多訓練帶來的免疫提升好處，而菁英運動員的風險只有稍微偏高。當然，如果你接受的是高水平訓練，這還是無法解釋國家級運動員為何比更菁英的國際級運動員，還要容易感冒。答案或許藏在第三種運動與免疫模型：S形曲線。S形曲線背後的涵義是，在邁向高水平的路上，增加訓練量確實會增加感染風險（大部分努力訓練的人應該都會同意這點），但是訓練量一旦高到某種程度，感染風險反而會下降。[9]這就是最理想的程度，極為菁英的運動員能在這個範圍內取得重大進展，不會因生病而錯過訓練或練習。世界頂尖的運動免疫學家雖然還在充實這些互相衝突的理論，但是有一點是確定的，想要讓表現更上一層樓的運動員必須牢記，那就是菁英訓練和頻繁感冒絕不相容。因此，在免疫力這件事上，運動員的終極復原目標應該是：「要如何在不生病的前提下獲得最高的訓練量？」如果能回答這個問題，領先群雄的機率就會大增。讓我們來回顧最新的實證研究。

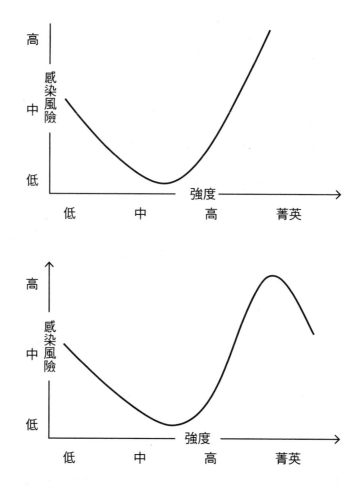

圖 8.1・最初的 J 形曲線（上圖）與後來提出的 S 形曲線（下圖）。資料來源：David C. Nieman, "Is Infection Risk Linked to ExerciseWorkload?" *Medicine & Science in Sports & Exercise* 32, no. 7 (2000), https://doi.org/10.1097/00005768-200007001-00005。

症狀本身就很強大：「教練別擔心，我沒有生病」

高水平運動員最常說自己得到的兩種疾病，為上呼吸道感染和一般感染，分別占了百分之三十和三十二。[10]運動免疫學相關研究最棘手的地方在於，並非所有的感染真的都是感染。聽起來是不是很叫人一頭霧水？讓我解釋一下。國際運動聯盟協會的世界田徑錦標賽所進行的研究發現，運動員說自己得到的疾病中，有百分之四十是上呼吸道感染，但是當運動員實際檢測有沒有受到感染時，只有半數的人被診斷為上呼吸道感染。這就令人不禁想問：剩下半數的運動員如果沒有得到上呼吸道感染，是罹患什麼？原來，當你感覺喉嚨癢、疲勞或不適時，你通常會假定自己感冒了，但是這些其實只是症狀。因此，另外那半數的運動員並沒有被感染，只是身體正在努力適應訓練（或生活）帶來的壓力，出現了早期的警訊。這些上呼吸道症狀跟感染是非常不一樣的。運動員沒有生病，但是卻感覺不適。盡早發現上呼吸道症狀很重要，因為這會妨礙運動員訓練、復原和表現的能力！世界田徑錦標賽的運動員常見的其他病痛，還有運動引起的脫水、腸胃不適（分別為百分之十二和十）以及最常見的諾羅病毒（就像馬夸拉在2017年經歷的一樣）。

一般感冒是運動員最常得到的上呼吸道感染。上呼吸道感染的方式，通常是經由空氣中的飛沫，或鼻腔的分泌物（鼻涕的醫學說法）將冠狀病毒、鼻病毒、腺病毒、流感病毒，及副流感病毒傳入人體。會引起感冒的病毒其實有兩百多種，而鼻病毒在運動員和普通成人上呼吸道感染的原因中，占了百分之四十。[11]最有可能受到感染的方式是？噴霧，也就是醫學上用來描述，有人在你附近打噴嚏的術語。回想一下上次搭飛機的時候，如果你跟感冒打噴嚏的人只有相隔兩個座位，就有百分之八十的機率會被傳染。次要的傳染途徑，是碰觸受感染的表面後再碰觸自己的口鼻。我知道，我知道，這些東西聽起來很老套，但這也是非常容易發揮成效的事情，可以讓感冒離你遠遠的。這可能就是輸贏之間的差距，也有可能是你能不能在世界錦標賽中比賽的關鍵。所以，要怎麼保護自己？洗手是個很好的開始，而且要常常洗。這雖然讓人難以置信，可是最近的一項研究發現，經常洗手可以讓上呼吸道感染的機率，降低整整百分之四十五。[12]運動員和一般大眾花很多錢買提升免疫力的補給品和藥品，但卻忽略了免疫系統的一大基礎，那就是使用肥皂和清水勤洗手（這預防感冒的能力比任何東西都強，而且幾乎不用錢！）。最後，食物中毒（百分之四十發生在家中）、飲用水不乾淨，或在受汙染的水中比賽，也是其他常見的病源。[13]

你可能在想：這些與我有何相關？試想這個常見的情景：你覺得喉嚨癢，有輕微的鼻塞，眼睛下方也有黑眼圈形成，但是你卻告訴教練你沒有真的生病，可以繼續訓練。這感覺很合理——你沒有被診斷出感冒，你覺得有點不舒服，但是沒什麼嚴重的狀況，所以為什麼不能繼續衝刺？讓我告訴你問題出在哪裡。澳大利亞體育學院的運動免疫學家馬里・格列森（Maree Gleeson）博士證實，上呼吸道症狀——即使沒有上呼吸道感染——阻礙運動表現的程度跟感染本身一樣。[14]是的，你沒有聽錯，有沒有感染不重要，只要有症狀，就足以造成復原不良和次等的訓練效果。對某些人而言，這就可能是陷入非功能性過度努力的早期警訊。這些運動員應該告知教練，並調整計畫。事實上，就算沒有發展成全面性的感冒（即上呼吸道感染），出現上呼吸道症狀就能預測表現不佳。[15]總而言之，運動員和教練要記住，症狀並非無關緊要。尼爾・威爾許博士也認同這個說法，強調上呼吸道症狀跟上呼吸道感染，都會對表現做出同等的傷害，

「你有沒有感冒不重要，症狀就會對表現造成負面影響了。」雖然運動員和一般大眾一年會感冒兩到四次，但是運動員出現上呼吸道症狀的風險更大，若沒有好好監控，症狀本身就足以損害進步。英國的麥可‧格列森博士發現，在大型賽事主訴生病的運動員當中，有百分之五十是跟症狀有關（不是真正的生病）。如果在比賽即將開始的時候出現症狀，便很難做出最佳表現。運用免疫營養學策略來支持和鞏固免疫力，就能避免這種情況。

假如你是一位耐力運動員，免疫力應該是你想到復原時的第一優先事項。在進行超過九十分鐘的長時間運動後，免疫系統會受到很大的打擊。固定進行這麼長距離的劇烈耐力訓練，會讓體內的自由基、促炎細胞激素（白介素-1拮抗劑、白介素-6、白介素-10）和壓力激素急遽增加，進而造成免疫系統機能失調。[16]丹尼爾‧普魯斯博士說菁英耐力訓練讓運動員就像是在「走鋼索」，因為其訓練量極高，會讓他們生病的風險增加（但這又是成為菁英的必經之路！）。白介素-10是讓免疫系統良好運作的重要角色，當白介素-10因為訓練壓力過大，或缺乏充足復原而過高時，會阻擋關鍵的免疫細胞，如巨噬細胞、自然殺手細胞和T細胞，使你更容易生病。

留意症狀，可以幫助你在訓練期間有效監測、支持運動員，因為這些症狀跟你試圖避免的非功能性過度努力很像。前來訓練的運動員若出現上呼吸道症狀，可能正游走在適當復原，與非功能性過度努力之間的邊緣。最好的證明是，出現非功能性過度努力的運動員，不僅會出現較多上呼吸道症狀，分泌性A型免疫球蛋白（可看出「第一線防禦」先天性免疫系統，機能是否正常的標記）的指數也會很低。[17]這對復原來說是雙重打擊，會使訓練後大大敞開的「窗」，更進一步演變成充滿感冒風險的「大峽谷」。這不表示，覺得有點疲累就完全不能訓練；只是，你必須開始更密切地監測自我，在訓練、營養和復原計畫上更有彈性。運動免疫學家尼爾・威爾許博士指出，在感染期間，你的運動耐受力會下降，而這個時候運動也會增加感染的時間和強度。如果症狀是發生在脖子以下，像是帶痰的咳嗽、關節疼痛、打顫等，就應該完全停止訓練。[18]

過去四十年來有關運動與免疫的研究催生了「免疫營養學」這個詞，指的是使用飲食（和補給品）策略，來幫助運動員保持健康，確保他們不會罹患感冒，且更重要的是，能夠持續訓練和比賽。近期進行的研究建議，使用個人化的策略可能有助於緩和訓練引起的免疫變化，減少感冒的頻率與嚴重程度。免疫營養學便是運動免疫學的革命。但，在我們深入探討細節之前，我們先來回顧不同形式的訓練會如何影響免疫力。

劇烈訓練、連續征戰、一天訓練兩次

人體會透過各種訊號進行內部溝通，而劇烈運動本身就是蠻大聲的訊號。因此，辛勤訓練會對免疫力產生重大影響，並不叫人意外。單次的劇烈訓練引起的醣解過程，會改變白血球的數量和濃度，像是嗜中性球這種白血球，也就是先天性免疫系統的重要兵卒。這樣的變化會一直持續到復原階段。努力訓練時，壓力激素會被釋放出來，所以白血球才會增加。白血球升高的狀態可以持續到運動後六小時（如果訓練時間超過兩小時，還能持續更久）。[19]事實上，長時間運動後的血液濃度，跟受到細菌感染的人是一樣的（大於7.0×10^6／毫升），只是兩者之間有一個關鍵差異：訓練引起的濃度升高狀態，在復原後會恢復正常。

後天性免疫系統的淋巴球士兵跟嗜中性球不同，會在劇烈或長時間運動後大幅下降，訓練後三十分鐘內就會降得比運動前還低。[20]如果這時候去看醫生，這看起來就會像是感染、自體免疫疾病，或病毒性肝炎等病症造成的結果。但，同樣地，這種因運動而引起的淋巴球抑制狀態，會在四到六小時後恢復正常。訓練造成的壓力和發炎，是改變這些免疫標記的必要過程，但經過適當的休息後，就能恢復平衡與恆定。然而，復原不完全則會提高全身的發炎狀況，產生的「噪音」會淹沒訓練期間傳遞到身體各處的重要訊號。

假如你又決定操得更兇、一天訓練兩次的話，會發生什麼事？無論是十五分鐘的高強度訓練，或一般的團體練習（例如，兩小時的中等強度訓練），身體平均都需要三到四小時才能復原。不過，要記得一件事：這沒有考量到個體差異。如果仔細閱讀文獻，就會發現運動員的個體反應，從四十五分鐘到十二個小時都有。[21]這是非常巨大的差異！假如你的隊友在晨間訓練後。不到兩小時就可以復原，你卻需要花五到八小時的時間，在整個訓練營或賽季期間，很快就會出現問題。教練擬定訓練時程，而運動員和從業人員則要自己想辦法求生存！

令人驚奇的是，業餘、接受高度訓練和菁英運動員的身上，都存在這種個體反應的差異。幾乎可以肯定的是，絕對會有一些運動員需要花較多時間復原，而他們感冒的機會自然也會增加。教練、訓練師或營養師可以帶來轉變。比方說，淋巴球下降有百分之八十是因為自然殺手細胞；長時間運動後兩小時，自然殺手細胞會降到比基準點低百分之四十，有時需要多達七天的時間才會恢復。[22]這就開了很大一扇窗，會讓感染有機可趁。在現實世界中，高水平運動員在一整年的時間裡，會需要打好幾場連續不間斷的比賽。高中和大學運動員打這種比賽的次數應該最多，因為參加巡迴賽，所以常常一個週末得打好幾場。當你一天比好幾場賽時，每打完一場，免疫系統所承受的就會更多。[23]漸漸地，反覆的劇烈運動會讓免疫系統沒有燃料可用。分泌性A型免疫球蛋白會降到比基準點少百分之四十，使你更有可能受到感染。[24]驚人的是，有百分之八十二說自己身體不適的運動員，都在受感染前出現分泌性A型免疫球蛋白下降的狀況。[25]這一切聽起來都非常令人信服，但還是無法確切找出運動員生病的時間點。生物標記跟疾病之間雖然有關聯，但是不能準確預測疾病。先天性免疫系統被入侵時，分泌性A型免疫球蛋白會展開全面的抗微生物活動，抑制入侵者依附、滲透細胞（進而攻占身體）的能力，抵禦各種病毒和細菌病原體。

運動員的訓練量通常會跟分泌性A型免疫球蛋白呈負相關。有關美國大學橄欖球選手的研究顯示，秋末（賽季接近尾聲）和春末（大考期間）是上呼吸道感染的高峰期。[26]容易感冒的運動員會出現以下模式：每週訓練時數增加（急性：慢性比值）、分泌性A型免疫球蛋白下降、白介素-4與白介素-10升高。研究也發現，在為溫網做準備的網球選手當中，分泌性A型免疫球蛋白在即將感冒前降到了最低點。[27]監測奧運游泳選手後也發現，倘若分泌性A型免疫球蛋白下降並出現喉嚨痛的症狀，運動員接下來兩週就會因為身體不適，而沒有參加訓練。[28]在這些時期，運動員較容易受到感染，其中一個主要原因是白介素-10會因劇烈訓練大幅提高。白介素-10是一種重要的細胞激素，會抑制數種免疫細胞，尤其是吞噬外來入侵者、讓你保持健康的巨噬細胞。把一些支持免疫系統的策略納入計畫中，對復原和最終的表現非常重要。

訓練外的時間與感染風險

你現在已經知道，訓練會影響免疫力，那麼訓練以外的二十二個小時呢？這些因素會帶來什麼影響？如果沒睡好，會不會更容易感冒？如果（在職場、學校或家中）壓力一直很大呢？倘若常常需要搭飛機，免疫力會不會出現風險？那麼，能量攝取不足以符合身體需求的話呢？讓我們仔細檢視這些因素會如何影響免疫力。

睡眠問題

睡眠不足對免疫系統有多不好？睡眠品質差的人罹患感冒的風險會增加四到五倍，而每晚的睡眠時數若少於七小時，風險則會增加三倍。[29]第一部「基礎」談到，睡眠是健康的基礎，但運動員不僅非常不擅長評估自己的睡眠品質，而且也常常沒有得到充足的睡眠。更糟的是，高訓練量（菁英運動的同義詞）也會損及睡眠品質，進而重創免疫系統。局面就像滾雪球般愈滾愈大，一發不可收拾。

區分急性與慢性的睡眠問題很重要。在訓練營這個新環境有幾天睡不好，或比賽前幾天睡眠品質不佳，都很正常、也會慢慢改善。慢性睡眠問題（連續十二晚喪失百分之五十的睡眠）就不一樣了，會大幅增加促炎標記（C反應蛋白和白介素-6），阻礙高水平表現。[30]缺乏睡眠傷害免疫系統的關鍵機制是下視丘－腦垂腺－腎上腺軸，和交感神經系統被活化過度，導致皮質醇、腎上腺素和去甲腎上腺素，出現慢性的輸出量升高情形。

睡眠不足也會打亂晝夜節律，引起發炎、干擾免疫系統的節律。專家認為，這很可能就是一般人輪流值班會增加感染，和心血管疾病風險的原因。[31]如果出國前需要施打疫苗，請先確保自己有睡好，因為睡眠不足會降低疫苗的效力。近期有一項研究顯示，如果連續七天沒有睡足七小時，身體對B型肝炎疫苗的反應會顯著降低，進而影響臨床保護（聽起來是不是很像大部分的大學，或高中運動員，或新手爸媽會出現的狀況？）。[32]拿到整年度的外地比賽表時，別忘了這個重點。

心理壓力

壓力在免疫系統中扮演了很重要的角色。有些人天生就比較容易有壓力，但是這就表示他們比較容易生病嗎？謝爾登・寇恩博士1990年代初在《新英格蘭醫學雜誌》發表的開創性研究，便檢驗了這個理論。他調查了一般感冒是如何影響容易出現壓力的人，和情感方面較平衡的人。在這項研究中，寇恩博士將活躍的病毒注射到受試者體內，然後靜觀哪一組受感染的人數最多。結果或許不讓人意外，性格比較悠閒自適的人，跟比較容易產生壓力的人相比，因病毒而染病的機率低上許多。[33]簡單來說，你察覺壓力的程度對免疫力有極大的影響。你愈是容易察覺到壓力，生病的可能性愈大。這點出了心態對健康與表現有多麼重要。如果你常常感冒或因為生病，而錯過平常的練習，那麼從現在開始，你應該把復原和免疫營養放在第一位，加強自己的韌性。

搭飛機和避開打噴嚏的乘客

在高水平和職業運動的世界裡，搭飛機是常態，而這也是最有可能讓你生病的活動之一。你處在一個密閉的空間，吸入的是不斷回收循環的空氣，如果又剛好坐在打噴嚏或咳嗽的人旁邊，感冒的機率就會非常高。還記得嗎？如果跟咳嗽的人只相隔兩個座位，就有百分之八十的機率會感冒。[34]更糟的是，搭飛機旅行和橫跨多個時區本身，就能使血糖急遽惡化，打亂晝夜節律，並提高菌叢失衡的風險。[35]這可不是成功之道。經常搭飛機的運動員必須積極一點，支持自己的免疫系統和晝夜節律，避開頻繁又難纏的感冒。

微量營養素缺乏

如果維他命D不足或缺失，得到一般感冒的風險就會增加三到四倍。在黑暗陰冷的冬季，你不可能從太陽那裡獲得足夠的維他命D（如果是在擁有明顯冬季氣候的地區的話），因此你應該把補給品視為免疫系統的重要武器（進而幫助復原）。麥可‧格列森博士最近的研究發現，血液中的

你容易用口呼吸嗎？

你早上起床時，有沒有曾經感覺口舌乾燥、黏黏的，很想喝一大口水？口舌乾燥對免疫力來說可能是個大問題。如果口腔屬於慢性乾燥，唾液的分泌性A型免疫球蛋白流動速度會顯著下降，影響免疫系統。脫水、搭飛機、冬季乾燥的氣候，也有可能造成口舌乾燥。如果你常常起床後出現這個情形，便表示唾液流速顯然較慢。此外，用口呼吸——這個舉動其實比一般人以為的還要常見——也會造成口舌乾燥。假如鼻竇有輕微阻塞，就很容易改用口呼吸。然而，這樣呼吸並不自然，還會讓你口舌乾燥，使唾液的分泌性A型免疫球蛋白流速變慢。倘若你對麩質過敏，或在FODMAP飲食方面出現問題，也有可能導致用口呼吸和分泌性A型免疫球蛋白流速下降。這會讓你對感染較無抵抗力，睡眠品質也會變差，而這兩者都對健康的免疫機能有害。拿一小塊膠帶黏住嘴巴，已被證實有助於恢復正常、健康的鼻腔呼吸。試試看有沒有用吧！

維他命D若達到一百二十奈米莫耳／公升（四十八奈克／毫升），可最大幅度地改善免疫力。[36]在冬天，沒有靠補給品根本不可能達到這個數字，光憑脂肪含量高的寒冷氣候魚種、蛋黃和菇類，是無法攝取足夠的維他命D來達成這個目標的。運動員常常會有維他命D不足或缺失的問題，所以假如你的免疫系統出了狀況，應該進行檢測，並在十一月到三月這段期間，每日獲取兩千到四千國際單位（根據檢測結果、膚色和健康狀態而定）。

免疫營養解決方案

太常生病，就不能好好訓練；不能好好訓練，就跟不上其他選手。避免頻繁或久久無法好轉的感冒，是復原的重要關鍵。即使沒有生病，跟一般感冒有關的上呼吸道症狀，也會讓訓練成效和表現變差。監測非常重要，可幫助運動員成功游走在進步和停滯之間的界線上。想要知道通才專家能夠如何幫助運動員，應該先重新回顧什麼樣的人容易受到感染。在上一章，我有談到復原金字塔的基礎，強調睡眠、壓力和適當營養的重要性。經常睡眠不足、心理或情感壓力太大，或者飲食不夠營養，都會損及免疫力。密德薩斯大學倫敦運動研究所（London Sports Institute at Middlesex University）的運動免疫學家莉婕里·迪米特里烏（Lygeri Dimitriou）博士表示：「生病的必要條件有二：你的免疫系統出現漏洞；你接觸到病原。」免疫營養學會透過食物（和補給品）改善免疫力、防止生病或降低感冒的嚴重程度和持續時間。不想生病還有一個方法，那就是別接觸到感染源，但這在球隊運動、高中、大學或工作環境中不容易做到。培養良好的個人與口腔衛生習慣、勤洗手、不接觸病人，是成功的關鍵（如果你是有年幼孩子的父母，就多保重了！）。身為運動員的你，是否經常接觸健身房環境、隊友、訓練團隊、生病的朋友，以及是否擁有好的衛生習慣，都是感染風險能否降低的重要因素。

免疫營養學的根本

大多數的教練、從業人員和運動員都常常忽略洗手這件事，但這其實是避免接觸病原體的最佳辦法，也是絕對能夠有效預防運動員生病的好用工具。你不需要有博士學位也會洗手，運動免疫學家也提供了實證方法，教你怎樣使用肥皂和清水洗手最有效，幫助你完美掌握「洗手的藝術」的每一個小細節。提示：大部分人都遺漏了指尖、拇指背面以及掌心的隙縫。

如果你處在一個有隊友或其他運動員抱病在身的環境，或者是住在訓練營或宿舍這樣的環境中，經常洗手（每三到四小時）並避免碰觸口鼻，是最重要的預防之道。最後，不要共用水瓶，否則感染單核白血球增多症的風險會增加八倍。勿共用水瓶這點，對高中和大學運動員等高風險族群來說特別重要。[37]

碳水化合物也是在訓練期間支持免疫系統的重要功臣。麥可・格列森博士解釋道：「當你的血糖下降時，具有消炎作用的激素和細胞激素會增加分泌，對免疫系統會有很不好的影響。」運動期間若能預防血糖降得太低，就可以大幅減少發炎反應。格列森博士強調：「進行高強度訓練或劇烈的訓練區塊期間，一定要在飲食中多攝取碳水化合物。」這一點對高水平運動員來說格外重要，因為他們的訓練強度比業餘運動員高上許多。此外，格列森博士指出，這麼做也可以讓你有好幾天的時間可以調整碳水化合物可用性，引發希望達成的訓練反應（第二部「燃料」提過的「訓練低、睡眠低」原則）。然而，他也有強調，這些策略不應該天天做。跟擁有表現團隊的菁英運動員相比，水平較高的業餘運動員較常發生這個情形。格列森博士警告，如果長期在低碳可用性的狀況下進行訓練，而且訓練量大或訓練強度高，「你最後一定會生病、出現情緒波動，或睡眠受到干擾等。」

在長時間或劇烈運動期間（想想耐力和球隊運動），攝取碳水化合物可以顯著限制訓練造成的促炎細胞激素飆高情形，對嗜中性球、自然殺手細胞和淋巴球也會產生作用。[38]在訓練期間維持穩定的血糖，有助減緩壓力激素和兒茶酚胺（腎上腺素、去甲腎上腺素等）在運動期間和過後釋出。因此，時間點很重要。假如你在運動前六十到七十五分鐘喝下含糖飲料（職業運動員常常會在下了球隊遊覽車後，或在比賽前暖身時狂喝運動飲料），便很有可能在即將開始運動前，出現反應型低血糖（血糖值大幅下降，降到靜止血糖值以下）。[39]這對表現非常不利。然而，如果你是在訓練或比賽前的十到十五分鐘喝下同樣的飲料，血糖則不會出現劇烈起伏，你也可以馬上把血糖當作燃料使用。在劇烈運動、一天兩次訓練或者疲勞已累積到一定程度，且肝醣偏低的賽季尾聲期間，時間點特別重要。如果你正在實行「訓練低、比賽高」策略，也要牢記這一點。研究顯示，在進行數次訓練後，攝取較多的碳水化合物，總是能阻止免疫標記下降。[40]長期在劇烈訓練期間極端限制碳水化合物的攝取量，是遵守低碳或生酮飲食的運動員常犯的錯誤。[41]請務必根據自己的目標來擬定策略。

蛋白質是在支持免疫系統方面，經常遭到忽視的一塊。運動員談到蛋白質，只會想到肌肉質量，但是免疫系統也需要有蛋白質才能好好運作，特別是當你拚盡全力訓練的時候。你應該確保自己達到1.6公克／公斤／日的運動員蛋白質建議攝取量。在劇烈的訓練區塊期間，若感覺喉嚨癢或疲累不堪，便多多攝取蛋白質，這會帶來很大的不同。如果你正處於卡路里缺失的狀態、難以應付較沉重的訓練時程、舟車勞頓變得頻繁、工作（或學校）出現壓力等，攝取2.2公克／公斤／日以上的蛋白質，可以提供更多免疫支持。額外攝取的蛋白質可在劇烈訓練後，降低因運動引起的淋巴球變化。[42]如果你是教練的話，一定要記住這點，因為研究顯示，為配合卡路里和碳水化合物而攝取較少的蛋白質，沒辦法對運動員的免疫力帶來好處。當然，增加蛋白質也會增加飽足感，所以要特別留心總卡路里的攝取量，不要因此減少了。這點出了蛋白質對免疫系統的重要性（專家祕技：在白天或睡前多喝一杯奶昔吧！）。

　　如果發現運動員因為身體不適缺太多次練習、訓練或比賽，你應該多了解為什麼發生這件事。運動員免疫篩檢問卷（如傑克森問卷〔Jackson Questionaire〕）是個不需要花錢的好用工具，可以在問題出現之前，就找

運動員生病時的訓練訣竅[43]

　　很多運動員會問我：「如果我生病了，還可以訓練嗎？」以下列出最新研究提供的建議：

- ·感染期間進行訓練會增加感染的嚴重程度和持續時間。
- ·假如症狀出現在脖子以下（帶痰的咳嗽、關節疼痛、打顫等），就不要訓練。
- ·如果還是決定要訓練，請減少強度和時間。
- ·感染期間，對運動的耐受度會下降。
- ·生病時，要與隊友隔離。

出可能需要幫助的運動員，接著進行更進一步的檢測來釐清問題的根源。表8.1將血球分類計數檢查中常見的免疫生物標記列出來，有助區分一般大眾、健康的運動員，和訓練過度的運動員。雖然這些免疫參數還是不具有判定的特性（有些運動員的檢測結果看起來很不好，但是他們卻不會生病，或是與此相反的情況），但是從業人員依然可以參考這些基準點。當然，這還是必須跟其他標記——如訓練量、自覺運動強度、每日感受問卷等——一起評估才行。

表8.1｜訓練過度的免疫生物標記

生物標記	一般大眾	運動員	過度訓練
總白血球	6.62（+/-0.86）	4.36（+/-1.15）	3.72（+/-1.04）
嗜中性球	3.83（+/-0.86）	2.46（+/-0.87）	1.92（+/-0.86）
淋巴球	2.02（+/-0.27）	1.36（+/-0.20）	1.25（+/-0.28）
分泌性 A 型免疫球蛋白	118-641	可能偏低	偏低或非常低

資料來源：Thomas B. Tomasi et al., "Immune Parameters in Athletes Before and After Strenuous Exercise," *Journal of Clinical Immunology* 2, no. 3 (1982), https://doi.org/10.1007/bf00915219; Neil P. Walsh et al., "Salivary IgA Response to Prolonged Exercise in a Cold Environment in Trained Cyclists," *Medicine & Science in Sports & Exercise* 34, no. 10 (2002), https://doi.org/10.1097/00005768-200210000-00015; A. K. Blannin et al., "Effects of Submaximal Cycling and Long-Term Endurance Training on Neutrophil Phagocytic Activity in Middle Aged Men," *British Journal of Sports Medicine* 30, no. 2 (1996), https://doi.org/10.1136/bjsm.30.2.125。

從業人員需要有實用、實證的解決方案，才能及時用在運動員和客戶身上。分泌性A型免疫球蛋白的數值就是個很有用的工具。在劇烈或長時間訓練過後，這個數值在把自己逼向極限、快進入非功能性過度努力的運動員體內，會往下掉好幾個小時（基準點會更低）。[44]唾液檢測很容易做，結果也很快就會出來，但是如同所有的免疫和復原生物標記一樣，單憑一項檢測的結果無法預測是否生病。生物標記只是可以先幫助你，更清楚地了解運動員的健康和復原狀態，了解之後，接著就要選擇適當的策略，讓訓練和進展持續下去。以下就來看看幾個經過實證的選項。

眾多研究都曾探討益生菌對復原的好處，而這其實跟免疫有關。近期有一份回顧分析了二十項有使用安慰劑對照的研究，發現益生菌補給品可減少生病天數，縮短生病的長度。[45]另一份考科藍審查則發現，益生菌可

維他命C補給品：預防還是治療？

說到免疫力，總是會認為維他命C最有效。維他命C可刺激免疫細胞的產出和功能，因此把它納入補給選項之中，似乎再理所當然不過。然而，對運動員來說，最重要的問題是：維他命C補給品能否減少感冒的嚴重程度和持續時間？近期的一份統合分析告訴了我們答案：如果你已經生病了，它不太可能帶來幫助。如果你經常進行劇烈訓練，那就可以攝取補給品，減少感冒的次數和嚴重程度（有補給的運動員感冒的次數，是沒有補給的運動員的一半）。前一章曾提到，若在訓練後馬上攝取維他命C，反而會影響適應。但，如果現在是冬天，你又感覺疲累，這會是個很好的感冒預防方式（只要別在訓練後馬上服用就好）。

減少百分之四十七的上呼吸道感染，並將平均生病天數減少兩天。[46]這些結果都很令人激賞，但是卻有一件事不能忽視：受試者都不是運動員（雖然對一般大眾來說，這些結果仍是很棒的消息）。

　　若是在運動員身上，益生菌會發揮什麼效果？澳大利亞體育學院的運動免疫學家尼克・威斯特博士，與大衛・派恩博士最近進行了一項研究回顧，發現在所有關於益生菌補給品與運動員的研究中，有近三分之二出現生病頻率降低的結果。[47]在感染風險大增的劇烈訓練期間補充益生菌，似乎也有助維持分泌性A型免疫球蛋白的數值。[48]這就點出了腸道微生物相，跟免疫力和增強韌性之間，其實是密切相關的。益生菌補給品的其他潛在好處尚有：在馬拉松或超級馬拉松期間減少腸胃不適；在炎熱天氣下運動期間減少內毒血症發生的機率；出國旅行時減少腸道感染。益生菌之所以能發揮這些好處，似乎是因為它增加自然殺手細胞的活動、提升白血球（可吞噬病原體）的活動，並影響細胞激素和免疫球蛋白的機能。最重要的是，這些效果不只是局部的，還能延伸到遠端的黏膜部位（鼻子和喉嚨），可見人體的複雜度、整合度與互聯程度有多高。教練與相關從業人員不應忽視這些實證的好處。研究建議，應尋找每顆膠囊含有10^{10}乳酸菌和雙歧桿菌等多種活菌的配方。不過，益生菌專家會告訴你，益生菌並不會重建你的腸道，而只是會傳送訊號給腸道微生物相。因此，益生菌的菌株和細胞數量，有可能出現很大的差異。最理想的做法是，在你、你的運動員，或你的球隊感染風險可能增加的兩週前，就開始服用益生菌補給品。

　　維他命D會對基因表現造成影響，因此在先天性和後天性免疫系統中都扮演重要的角色。你的整個人類基因組約有百分之五會受到維他命D的影響。[49]假如你的維他命D不足，這些基因（以及它們編碼的蛋白質）的表現，和免疫細胞的活化都會受到限制。維他命D愈低，感冒的風險愈大；反之，運動員若能在冬春兩季獲取較高的維他命D，感染的頻率就會減少。[50]在較寒冷的氣候區，冬天維他命D缺乏的問題最嚴重。諷刺的是，在冬天較溫暖的氣候區進行訓練的運動員——如肯亞的耐力運動員——也會出現缺失的現象，因為這些地方太炎熱了，運動員常常會在室內訓練，即便到了室外也會把全身包得緊緊的。維他命D數值偏低的運動員出現上呼吸道症狀的天數較多，症狀的嚴重程度也較高；如果你還記得尼爾‧威爾許博士所做出的發現，應該就會知道症狀跟實際的感染一樣都會影響表現。此外，維他命D在冬天時似乎也能增加分泌性A型免疫球蛋白；最近一項研究發現，連續三個月補充五千國際單位的運動員，可顯著提高具保護作用的分泌性A型免疫球蛋白的數值。[51]麥可‧格列森博士發現，運動員若含有一百二十奈米莫耳／公升（四十八奈克／毫升）的維他命D，可持續改善免疫力。如果擔心免疫力不夠，可考慮在冬季月分補充兩千到四千國際單位的維他命D，讓數值保持在一百奈米莫耳／公升以上。有一個重點要記住，那就是維他命D跟整體健康也有密切的關係，如果數值一直偏低，就有可能出現慢性高血糖、發炎指數高、內臟脂肪高，或腸道機能不良（通常跟自體免疫有關）。

　　如果你才剛生病不久，應該立即呼叫援兵。對運動員來說，鋅錠是個快速、便利又有獲得實證研究支持的解決方案，在症狀發生後的二十四小時內服用，可減少一般感冒的持續時間。[52]鋅錠似乎能為罹患上呼吸道感染，以及需要針對鼻腔上皮減緩發炎的人提供額外的優勢。我個人發現，醋酸鋅錠用在運動員身上比較有效，但是近期的一份統合分析發現，這種錠跟比較常見的葡萄糖酸錠相比，並沒有比較優越。每日建議服用七十五毫克，分次吃完。

關於麩醯胺酸的迷思

麩醯胺酸是人體內最普遍存在的游離胺基酸，也是最受運動員、以體態為訴求的訓練者，和一般大眾所歡迎的補給品。麩醯胺酸聲稱可以支持復原、免疫和消化機能，但實證研究的結果是？在復原和表現方面，絕大多數的研究都沒有發現顯著的好處。[54]關於免疫方面說詞也有些誤導人。假如你是燒燙傷患者，或使用注射的方式得到麩醯胺酸，確實就能支持免疫力，否則的話，幾乎沒有文獻顯示運動員會從中獲得任何助益。然而，麩醯胺酸在消化這一塊確實能帶來幫助。麩醯胺酸補給品會由腸細胞所吸收，因此對消化方面有問題的運動員來說，很有幫助。但，假使消化方面沒有問題，補充麩醯胺酸來促進免疫與復原並不值得。

維他命A在免疫方面扮演了很重要的角色，但是經常受到誤解。動物來源的維他命A稱為視網醇，植物來源的維他命A則是類胡蘿蔔素。動物性視網醇的生物可用性，比植物性的類胡蘿蔔素還高，因為後者必須在體內轉換成視網醇後，才能加以使用，而這個轉換過程並不容易或有效率。比方說，就維他命A來講，你必須吃超過1.8公斤的紅蘿蔔，才能得到吃一百公克有機紅肉的好處。此外，血糖不好、實行低脂飲食、消化方面有問題，或甲狀腺機能不良的人，也比較無法有效地將類胡蘿蔔素轉換為視網醇。傳統的解決方案是，冬天使用魚肝油來同時獲取維他命D、A和

omega-3（然而，如果想要提高維他命D，不要攝取太多魚肝油，否則很有可能增加過多維他命A，反而造成中毒）。

多吃菇類（真菌）可能也能支持免疫力；研究顯示，經常攝取菇類，免疫力也會獲得改善。一項為期四週的研究顯示，健康的男性和女性吃五公克的菇類，就能使自然殺手細胞的活動增加一倍，而T細胞也會增加百分之六十。[53]有趣的是，腸道裡的分泌性A型免疫球蛋白，也會隨著促炎的C反應蛋白減少而增加。難就難在如何讓運動員吃下支持免疫力所需要的量。因此，補給品可以帶來幫助。

＊　　＊　　＊

專家們意見一致：經常感冒跟菁英表現是不相容的。免疫營養學策略有助減少生病的頻率、持續時間和發生率。巔峰表現的新科學是以營養、睡眠和壓力管理為基礎（這些全都會影響免疫力）。但是，究竟要怎麼知道運動員的壓力有多大？你逼自己究竟逼得多緊？運動員監測可能就是答案，而這就是我們下一章所要探討的。

CHAPTER

9

運動員監測
與復原策略

　　托馬斯・霍文（Thomas Hoving）一走進房間，就知道那座雕像是贗品。雖然多位頂尖科學家進行了一連串測試，來檢驗這件有可能是無價之寶的古董，是否為真品，但是世界頂尖的專家霍文不過看了一眼，就知道這不是真的。作家麥爾坎・葛拉威爾（Malcolm Gladwell）的精采著作《決斷2秒間》（*Blink*），便是以這樣一個令人折服的故事作為開場：專家經過多年的觀察、經驗與實踐，只需要一瞬間的時間，就能立刻憑直覺看出旁人無法看見的東西。聽了霍文的話，蓋蒂博物館（Getty Museum）馬上重新分析這座有兩千年歷史的雕像，並發現所謂的考古大發現確實是造假的。霍文的瞬間推斷正確無誤。數十年的研究、實踐與經驗所累積的知識，會培養出這種宛如與生俱來的能力，判斷某個結論是否適切。經驗豐富的教練和從業人員，其實也有這種能力，但是同一時間，大數據的興起讓人們試圖量化小至基因的一切事物。葛拉威爾在書中提出一個論點，認為非常快速做出的決定，也可以跟慎重考慮過後所下的決定一樣好。當最佳化的解決方案不可能出現，或太不切實際時，就需要靠「走捷徑」的方式加快速度，找到令人滿意的辦法。「經驗法則」、「受過教育的推測」、「直覺判斷」等，都是屬於這種心理捷徑，在極其複雜的情境中是很強大的武器。

直覺還是分析，這是一個很有趣的兩難，特別是在比賽的每一個層面，都講求量化與分析的今日體壇。本章將探討運動員監測是否能夠帶來更好的表現，並且減少傷害的發生，還是帶來了更多問題。讓我們看看菁英表現團隊如何在霍文的直覺和客觀數據之間取得平衡。

在前幾章，我討論到適量訓練壓力的重要性，也就是要在有益的功能性過度努力，與有害的非功能性過度努力之間，取得對的平衡，運動員才能成功。此外，也有談到「其餘二十二個小時」對運動員的總壓力量，扮演了何等重大的角色。訓練壓力、生活壓力和復原之間，若無法取得平衡，就會導致非功能性過度努力和過度訓練。[1]教練和從業人員若刻意安排一些功能性過度努力的橋段，就能為運動員激發生理適應，等運動員充分復原過後，就會出現正面的效果。在適應期間，運動員的表現可能會下降，可是只要休息或積極復原了幾天後，就可以恢復良好，體能變得更優越。[2]但，要是沒有恢復良好呢？刻意安排的過度努力橋段，理論上好像很有用，最後卻可能會讓運動員感覺到負面症狀，像是長時間或過度的肌肉痠痛、持久不散的疲勞感、自覺努力增加、表現下降、運動過度造成的傷害，或是心情低落、喪失幽默感等心理症狀（這時常會持續很長一段時間）。[3]然後呢？你已經越界進入適應不良，和有害的非功能性過度努力的狀態。這時候是不是應該像霍文那樣，做出不假思索、全靠直覺的決定？還是說，是不是應該仰賴你累積的所有數據？要回答這個問題，首先必須確定一件事情：要怎麼知道運動員是不是超過太多了？各種血液檢查或生物標記就足夠了嗎？運動員的主觀症狀呢？表現參數？很可惜，雖然經過幾十年的研究，依然沒有診斷非功能性過度努力，或過度訓練症候群的鐵則。[4]

假使你或你的運動員，長期處在非功能性過度努力的狀態中，最終一定會導致過度訓練。訓練太拚或休息太少（或兩者皆是）的情況持續太久，就會出現問題。然而，要知道過度訓練症候群是在什麼時間點出現，真的很困難，因為幾乎沒有明確的區別因子（不過，耐力運動員確實比球隊或肌力運動員，還要更容易出現過度訓練症候群）。最能夠清楚區分過度訓練症候群的因子，就是長時間復原仍無法解決問題。復原是一個漸進的光譜，從完全復原到急性疲勞，再到功能性過度努力、非功能性過度努力，最後再到過度訓練症候群（見圖9.1）。

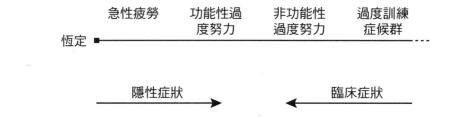

圖 9.1 · 復原光譜，改編自 Rod W. Fry, Alan R. Morton, and David Keast, "Overtraining in Athletes: An Update," *Sports Medicine* 12, no. 1 (1991), https://doi.org/10.2165/00007256-199112010-00004。

　　難就難在，你必須使訓練過量，才能達到引發期望的適應反應所需的訓練壓力。把自己逼得不夠緊，就無法變得更強壯、更快速、更有力。反之，若把自己逼得太緊，或是沒有讓自己充分復原，也沒辦法變得更強壯，做出最好的表現。[5]剛剛好的訓練量，對支持復原來說至關重要。曾在金州勇士隊擔任體能表現與運動醫學負責人、現任職澳洲全國橄欖球聯賽墨爾本風暴隊表現主任的拉克蘭·彭佛德也強調，適當的訓練過程可支持復原。彭佛德直白地說：「訓練內容規劃、執行得很爛，泡再多次冰浴也無法幫助你復原……訓練過程搞砸了，復原階段做什麼都沒用，太遲了。」彭佛德強調，如何規劃每一天、每一週、每一個訓練區塊，才是最佳化復原的關鍵。為了有效做到這點，你必須了解運動員的訓練量，並以實證策略監測運動員對訓練的反應，和做好準備的程度。

認識工作量：外在與內在的差別

過去三十年來，訓練量的監測方法已有了很大的進步。從架設在體育館屋頂上的攝影機，到球場周圍的攝影機，再到GPS監測設備的添加，運動員監測現在已經是每一個菁英等級計畫的必備要素。運動科學家會同時評估外在和內在的訓練量，來判定一位運動員的總工作量。理學博士、同時也是NBA沙加緬度國王隊（Sacramento Kings）肌力與體能訓練教練的拉姆齊・尼傑姆（Ramsey Nijem），列出了運動員身上可能承受的各種外在負荷：運動員做的體能工作、肌力教練設計的訓練計畫、做的組數、舉重的重量、全速跑的數量、騎車的公里數等。因此，外在負荷十分直觀，很好計算。但是，尼傑姆說，內在負荷就不是了。內在負荷是訓練對運動員的個別生理數值（如心率），和自覺運動強度（他們認為該次訓練有多辛苦）造成的影響。某一位運動員認為這次訓練很辛苦，另一位運動員可能覺得沒那麼辛苦。尼傑姆表示，評估內在負荷比評估外在負荷難多了，但卻可以提供有效監測訓練計畫、進而使復原和表現最大化所需的依據。[6]年齡、訓練史、體能水準和傷害史都會影響結果。

像尼傑姆這樣的專家為什麼要監測高水平運動員的訓練量？因為這個工具極為重要，可以判斷運動員是否有出現適應反應，也可以將非功能性過度努力、傷害和病痛的風險降到最低。[7]當然，有一個常見的迷思是，監測是用來告訴你讓運動員「多一些休息的時間」。有時候雖然是如此，但訓練不夠努力也有可能造成嚴重的復原和表現阻礙。

澳洲的提姆・加貝特（Tim Gabbett）博士等知名專家，在早期所進行的訓練量研究發現，運動員的訓練量愈大，受傷的風險愈高。[8]此外，研究也顯示，高速跑步做得愈多，軟組織受傷的風險愈高。[9]然而，在後來的十年間，出現了一件非常出人意料的事情：訓練量愈大的運動員愈不常受傷。[10]他們不需要更多的休息時間，只需要更多訓練。不僅如此，訓練量低的運動員受傷的狀況反而較多。因此，復原過度和復原不足，都有可能增加受傷的風險，進而影響表現。[11]專家開始找尋訓練量和受傷風險之間的劑量反應關係。

第一個發現高訓練量可以保護運動員不受傷害的研究，是關於板球投球者的——在為期四週的期間內，投最多球（很類似棒球投手投出快速球）的運動員，受傷風險最低。[12]後來，這個現象在其他運動中也獲得證實。[13]原來，短時間工作量（一週內做的工作量）和長時間工作量（一個月或一個訓練區塊期間做的工作量）之間的比例，才是最佳的傷害預測因子。短時間和長時間的工作量比大約落在0.8–1.3之間時，運動員受傷的機率會低很多。超過1.5，受傷風險就會提高（也就是你這一週做的工作量比前幾週多上許多）。

這怎麼有可能呢？專家認為，工作量帶來的好處有二：運動員接觸愈大的負荷，就愈有辦法承受更大的負荷，而訓練可以培養運動員不容易受傷的特質（即肌力、高強度跑步和有氧體能）。費格斯・康諾利博士在他的精采著作《翻轉輸贏》中一針見血地點出：「這世界上沒有所謂訓練後可完全復原這種事，只有訓練適應。身體總是持續在適應與學習，以便生存下去。」高速跑步就是一個很好的例子。高速跑步絕對會增加受傷的風險，但是運動員的訓練量如果提高，這個副作用就會大打折扣。[14]記住，請審慎地在訓練計畫中增加負荷。德瑞克・韓森（Derek Hansen）等肌力與全速跑專家教練一致同意，在訓練一開始或訓練週剛展開沒多久、運動員復原最充分的時候，最適合進行高速跑步。高速跑步對神經系統來說負擔極大，如同韓森所言：「全速跑或許可說是打或逃反應最純粹的表現。」

這是不是表示，短時間和長時間的工作量比，是運動員監測的關鍵所在？很可惜，並不是。拉姆齊・尼傑姆博士指出，監測這樣的比率有很多細節要考量。實證研究提供了基礎，但是實踐在現實生活中時，事情當然會變得複雜許多。訓練太少或太多，會增加生病或受傷的機率。如果生病，就無法進行訓練；如果受傷，就無法進行訓練。如果不能訓練，最終就無法適應、變得更強。監測可以在運動員出現風險時盡早發現。

每日感受：你會給自己打幾分？

現在，你已經知道有害的過度努力和過度訓練，並沒有一個公認的診斷標準或生物標記，但是運動員確實需要用力逼自己、游走在正面適應的邊緣，才能成為最棒的。人體這部機器極其複雜，而在第四部「超動力」你也會看到，情感是最快引起大腦反應的事物。因此，情緒和情感狀態的改變應該好好記錄，視為運動員有害過度努力（及過度訓練）的早期徵象，也就不令人意外了。[15]事實上，心理標記和表現下降這兩者，似乎是發覺非功能性過度努力，或過度訓練症候群最實用也最有效的方法。[16]換句話說，你的感受非常重要。

教練和運動員常常太過聚焦在訓練和比賽這兩件事情上，很容易忘記運動員的其他生活面向，也會對他們的復原能力帶來重大的影響。時時了解運動員的感受是復原的關鍵，因為研究清楚顯示，心理狀態和訓練量之間具有劑量反應關係，對教練來說是相當好用的工具。[17]使用每日感受分數時，運動員要針對以下五個層面用一到五分評估主觀感受：疲勞、睡眠品質、肌肉痠痛、壓力和心情。這有助於判定他們對訓練做出的反應有多好。近期發表在《肌力與體能訓練研究期刊》（*Journal of Strength and Conditioning Research*）的一項研究，調查了一支澳洲橄欖球隊一整個賽季的時間，發現每日感受的主觀評分準確反映了每週訓練計畫的改變。[18] 運動員在週間表示睡得較好、生理負擔較少（使復原可以最佳化），但到了週末比賽完後，分數也如預期般掉了下來。在卸載期（訓練量、訓練強度，或兩者都減少的時候），感受分數則有大幅改善。球隊運動使用每日感受評分最大的優點或許是，這樣做可以看出個人的肌肉負擔等項目，在比賽和訓練時期的差異。[19] 每日感受評分是一個簡單、便宜又經過證實的方法，可以看出運動員有多拚（或不夠拚）。若是一對一的客戶服務，這也是很有用的工具，可更好地追蹤、監測運動員（對線上教練來說特別好用）。

訓練計畫就像一份幫助你從起點走向目標的路線圖，但這條路線很少會一路筆直順暢。教練必須要能夠很有彈性，根據個別運動員的需求來調整計畫。在你看來，你的運動員看起來、感覺起來、表現起來怎麼樣？你不能只是坐在電腦前分析數據，一定要實際跟運動員互動才行。每日感受評分就是藝術碰上科學的時候。然而，在某些高水平表現的環境中，這個做法很難實踐於複雜的現實世界場景。跟運動員索取回答感覺很麻煩（大部分的人都討厭額外的工作），蒐集數據並加以分析、詮釋也要花不少時間（大部分的從業人員沒有什麼多餘的時間）。就連對亞利桑那州的 ALTIS 這樣的尖端科技表現中心——這裡有世界上最優秀的肌力教練和運動科學家，也是奧運田徑運動員的重要訓練基地——來說，要實行每日感受評分也是困難重重。身兼 ALTIS 運動醫學主任與表現治療領頭的賈斯・蘭達瓦（Jas Randhawa）博士說，教練在訓練前跟每一位運動員聊天是非常重要的，可以從中詢問不具侵略性的問題，進而了解運動員適應和進步的狀況。擁有多年豐富經驗、提問技巧高超的專業人士，可以帶來寶貴的見解，因此ALTIS即使有辦法取得所有最新的科技，卻寧可把金錢投資在人（而非科技）身上，為他們世界一流的運動員提供最強大的支持。脈絡十分重要，因此你必須找到最適合個別運動員，或球隊需求的工具。

自覺運動強度量表：你覺得這次訓練有多難？

運動科學家很喜歡客觀的測量方式。今天，到處可見數據，教練也愈來愈常根據分析結果做出決定。這些決定帶來的結果在場上顯而易見：籃球的三分球、棒球的防守移位都大幅增加，橄欖球隊也愈來愈常選擇兩分轉換。然而，主觀的自覺運動強度評分也可以提供寶貴又可靠的資訊，有助於了解短時間和長時間的訓練量，甚至可能比以科技為基礎的客觀測量更敏感一致。短時間訓練量如果增加，主觀感受就會下降；訓練量減少，主觀感受就會改善。這也適用於長時間的訓練量。雖然有各式各樣的進階檢測，以及生理、生化和免疫生物標記，但是單純詢問運動員他們感覺怎麼樣，或許就是偵測有害的過度努力最有效（且實用）的方法（還非常省錢！）。[20]

自覺運動強度是評估運動員內在負荷的一種主觀方法，運動員會針對某一次訓練付出努力的程度打一個分數。自覺運動強度量表最初是由貢納爾・博格（Gunnar Borg）在1970年代發展出來的，他稱之為博格自覺運動強度。量表最低六分、最高二十分，感覺好像很怪，但是這其實是有特殊涵義的：將這些分數乘以十，就相當於運動員當下的心率（表9.1）。比方說，九分代表非常輕鬆的運動，像是走路；十三分表示有點難度，但是還練得下去；十七分表示非常困難，要很努力才能繼續下去，而十九分則是你從來沒經歷過的嚴苛訓練（二十分大概就要一命嗚呼了！）。這是監測內在訓練量的好方法，因為可以針對不同人進行評估。

近年來，博格量表已修正為一到十分的評分方式（表9.1），大部分的教練和運動員都認為這比較直觀好用，數字對應的顏色也能幫助運動員判定正確的自覺分數。將運動員的自覺運動強度分數，乘以訓練的分鐘數，得到的數字就稱作任意單位，可用在大學、菁英和職業運動上，為運動員的內在訓練量提供一些依據。

想要改變運動員的訓練量，可以改變訓練的頻率、強度、時間或類型。在現實世界中，強度是練習和比賽最重要的差異，也是訓練師和教練最容易操縱的因子。自覺運動強度可以幫你規劃一整個訓練週，為運動員提供不同的活動，並讓他們有適當的休息和復原期。你會開始看出每位運動員的狀況，當不正常的數值出現時，就能及時發現。不正常的數值並不表示運動員不能訓練，而是暗示運動員和教練（或表現團隊）之間應該聊一聊，看看發生了什麼事。這只是小插曲，還是真的需要擔憂的大問題？近日一項有關格鬥運動的研究發現，自覺運動強度可以作為一種間接標記，判斷運動員對於各回合、連續比賽和訓練，所感受到的努力和壓力程度。[21]研究者也分別使用了兩種以心率為基礎的測量方法，證實自覺運動強度的確相當可靠，並點出成人運動員及賽前階段，跟自覺運動強度的關聯最大。他們的結論是，自覺運動強度成本低、無侵入性，是教練、運動科學家和運動員，用來監測格鬥運動訓練量的寶貴工具，特別是針對有氧運動比例較高的訓練。

看起來，自覺運動強度對球隊和格鬥運動員來說。是個很有效的工具。但是，耐力運動呢？加拿大太平洋運動學院的知名耐力專家特倫・斯特靈沃夫博士，大力贊成使用自覺運動強度（搭配外在負荷參數），來監測與追蹤菁英耐力運動員的進展。那麼，業餘運動員呢？自覺運動強度能否引導他們規劃訓練內容？近期有項研究首次證明，自覺運動強度用在跑者——男性和女性皆然——身上，可有效推算跑完全程所需的時間。[22]跑者先是在實驗室完成評估測試，接著進行一場十一公里的比賽，然後隔週再完成一次半馬。當然，在比較短程的十一公里競賽中，自覺運動強度理所當然會比較高，因為運動員跑得比較快，但是若將自覺運動強度和完賽時間百分比描繪在一起，就會發現兩次的自覺運動強度非常相近。即使吩咐跑者使用不同的配速策略，依然會發生同樣的現象。這項研究的作者認為：「大腦會透過預期心理，來調節自覺運動強度和體能表現」，而這樣的預期心理是以燃料貯存量，和生物機械表現為基礎。這支持了南非榮譽教授提姆・諾克斯提出的中央管轄理論，也就是大腦是體能輸出的主要管轄者。大腦在比賽還沒開始之前，就知道自己「願意」讓你付出多少努力，而這樣的預期能力便為你能拚到什麼程度設下了界線。總而言之，自覺運動強度也適用於耐力訓練。

表9.1 │ 自覺運動強度評分

博格量表		修改過的博格量表	
6		0	休息狀態
7	非常非常輕鬆	1	非常容易
8			
9	非常輕鬆	2	有點容易
10			
11	相對輕鬆	3	適中
12		4	有點困難
13	有點困難	5	困難

14		6	
15	困難		
16		7	非常困難
17	非常困難	8	
18		9	
19	非常非常困難		
20		10	非常非常困難

資料來源：Gunnar A. V. Borg, "Psychophysical Bases of Perceived Exertion." *Medicine & Science in Sports & Exercise* 14, no. 5 (1982), https://doi.org/10.1249/00005768-198205000-00012。

　　然而，就跟所有的測量法一樣，自覺運動強度也有其缺點。在球隊運動中，自覺運動強度最大的問題是，優秀的球員運動量很大，而替補選手的運動量則少很多。因此，到了比賽隔天的練習時間，前一天比賽時不斷移動的先發選手，要跟沒有上場的替補選手完成同樣的工作量，問題就會浮現。不意外，先發選手練習時看起來無精打采，替補選手卻好似精力無窮。有些運動員訓練太多，有些則是太少，這會造成很嚴重的表現問題（在現實世界裡，球員通常不會想告訴教練自己太累，無法練習）。[23]其他類型的菁英運動員——通常是耐力運動員——甚至會完全否認自己感覺到任何疲累。他們認為這是軟弱的表現，所以即使運動生理學家很明顯可以看出他們就快要爆氣了，他們還是一直給自己打七分！如果你有一大群運動員要指導，也不適合使用自覺運動強度，因為在完成主要治療師，或肌力教練的各種責任之餘，還要蒐集每一位運動員的自覺運動強度，是非常困難的。當教練決定在某一天刻意規劃的長時間訓練期間，提高訓練強度，把自覺運動強度從四分（較不劇烈）變成七或八分，也會出現問題。

運動員會付出更多努力，疲憊不堪地迎接這星期剩下的訓練日，或即將來臨的比賽。話雖如此，自覺運動強度仍是評估訓練量的一種實證工具。蒐集分數最好的時間點是訓練後十分鐘或三十分鐘。[24]

運動表現輸出：有望成為復原標記的數據

運動員在訓練期間所做出的表現，是另一個發現過度努力，或復原能力受損的大好機會。有關運動科學的文獻最一致的其中一個發現是，在用盡全力期間，最大乳酸濃度會降低——肌力和耐力運動員皆是，而低於最大閾值的數字則大約維持不變（有時會低一點，有時不會）。[25]多重運動檢測也可用來評估復原。假如在標準的第一回合訓練過後，運動員無法進行第二回合，可能就表示他出現過度訓練的狀況，而更重要的是，這可幫助從業人員區分出跟正常訓練反應不同的地方。在現實中，除非你在大學、職業或研究環境工作，否則是無法進行這些檢測的。現場從業人員該如何得知運動員的內在負荷？內在負荷非常主觀，一個劇烈的訓練區塊，對某個人的復原所造成的影響，可能跟對另一個人的復原造成的影響非常不一樣，即使兩人經歷的是一模一樣的訓練計畫。表9.2列出了一份症狀或徵兆清單，可以快速篩檢出正逐漸走向非功能性過度努力的運動員。

當然，不要以為運動員沒有這些症狀，就表示他們可以進行劇烈訓練，事情沒那麼簡單。我們現在要來看看比較需要科技輔助的評估策略：心跳變異性。這能為運動員的復原與準備程度提供更深入的實證依據。

表9.2｜運動員非功能性過度努力，與過度訓練症候群的症狀檢視清單

生物標記	症狀（增加程度）
早晨靜止心率	增加十下或以上
運動心率	增加十下或以上
血壓	增加十毫米汞柱或以上
主觀症狀	自覺運動強度增加
生物標記	症狀（減少程度）
最大耗氧量	減少
最大心率	減少
最大乳酸	減少
最大爆發力	減少
姿勢性低血壓	減少十毫米汞柱或以上（站姿測量後）

資料來源：Romain Meeusen et al., "Prevention, Diagnosis, and Treatment of the Overtraining Syndrome: Joint Consensus Statement of the European College of Sport Science and the American College of Sports Medicine," *Medicine & Science in Sports & Exercise* 45, no. 1 (2013), https://doi.org/10.1249/mss.0b013e318279a10a。

心跳變異性與運動員監測

　　訓練和復原是非常複雜的過程，如果陷入簡化思維的圈套，只會更加渾沌不清。例如，皮質醇低，不一定代表運動員有問題；同樣地，游離睾固醇在正常值內，不一定代表運動員就沒事。一切都要根據脈絡而定。你的訓練計畫現在處於什麼階段？你在適應期，還是最佳化期？運動員訓練後是出現成效與進展，還是停滯不前？這些問題的答案是決定採取何種策略的關鍵。血液、唾液和尿液生物標記的問題在於，這些都只是當下的數據。如果一年只測兩次，真的有辦法告訴你運動員短期內的狀態嗎？這些檢驗可以發現明顯的問題，但是你不會有足夠的數據，找出比較微妙動態的機能失調狀況。想把全貌看得更清楚，就必須頻繁進行測試（每天、每週、每個月之類的），但這麼做非常花錢。為了在這些生物標記之外提供更多參考依據，菁英團隊和教練會使用各式各樣的監測工具，來評估運動員的壓力，而其中一個就是心跳變異性。

心跳變異性指的是兩次心跳之間出現的變化（或稱變異）。舉例來說，如果你的靜止心率是每分鐘六十下，就表示心跳每一秒鐘大約會跳一下。然而，仔細觀察，會發現這六十下心跳之間可能存在很大（或很小）的變異性。心跳之間的變異性可用來評估運動員的自律神經系統功能，更準確來說的話，就是交感神經與副交感神經之間的平衡。自律神經系統是由負責「打或逃反應」的交感神經，和「休息與消化」的副交感神經這兩個分支組成的。這兩個系統就像油門和煞車，會對你所接觸的一切刺激和壓力源做出反應，但你是無法有意識地控制它們的。使用心跳變異性來測量運動員，和常常活動的人的壓力（進而評估復原），是現在很受到歡迎的策略。荷蘭的專家馬可・艾爾提尼（Marco Altini）博士解釋，心臟並不是像節拍器一樣跳動，而是每一拍之間都有微小的變異。這些變異可以讓你一窺自律神經系統的機能，尤其是副交感神經系統。心跳變異性被認為能夠可靠地評估副交感神經的活動（進而評估復原）。[26]

就讓我們來深入了解心跳變異性的運作機制。神經細胞會釋出「乙醯膽鹼」這種神經傳導物質，跟心臟的特定受器結合，而這就是副交感神經系統跟心臟的調節器「竇房結」溝通的方式。乙醯膽鹼跟心臟上的毒蕈鹼受器進行這些溝通，速度是極快的。交感神經系統也會跟心臟的竇房結溝通，不過是經由另一種神經傳導物質「去甲腎上腺素」的釋出來進行。去甲腎上腺素會對心臟造成多一點點的延遲效應，而副交感神經（乙醯膽鹼）與交感神經（去甲腎上腺素）反應時間的細微差異，能幫助你了解這兩個系統是如何各自影響你的身體。科學家只要分析心跳的微小變化，就能大概知道身體承受的生理壓力。測量出來的數值，就是心跳變異性的分數。

大體上，身體愈強健，心跳變異性愈大，因為心跳之間的差異愈大，就表示適應壓力和新挑戰的能力愈強。這通常是個好現象（大部分的時候），但是心跳變異性也會因為訓練區塊而有所不同。通常，心跳變異性愈大，你的適應能力和韌性就會愈強。過重、身材走樣，或是沒有受過訓練，心跳變異性的分數則會傾向偏低。變異性降低表示交感神經系統處於支配地位（使你卡在「打或逃反應」之中），適應壓力的能力就會下降。這時候，心臟跳動的速率會變得十分穩定，就像節拍器，心跳之間的變異性非常小。因此，心跳變異性愈低，你就愈沒有韌性和適應能力（但是別忘了，上面說的只是一個概觀，要幫助你了解心跳變異性的概念，當中其實還有很多需要考量的因素）。

復原金字塔與心跳變異性

自律神經系統會大大影響你對運動的反應，而且很遺憾，你無法有意識地控制它。除此之外，每個人的自律神經系統對訓練做出的反應，有很大的差異。強度更高的訓練夾雜更多休息的時間，是否讓你變得更強？或者，你是否需要比較多節奏慢，但時間長的訓練來達成目標？自律神經反應會受到基因、睡眠充足與否、營養、生理年齡、訓練年資和心理因素所影響。過去，運動員會決定缺席訓練，主要是根據教練的肉眼判斷與經驗，以及運動員盡可能主觀猜測自己的感受來判定。經驗豐富的教練固然可以使你進步，但是運用心跳變異性這樣的監測工具（搭配其他參數），可以在「教練之眼」不足以判斷當下狀況時提供協助，像是何時應該暫停訓練（著重在復原上）、何時應該再操一點。心跳變異性測量的不只有訓練壓力，還有考量酒精、咖啡因、搭飛機、工作壓力、心理壓力、情感壓力和睡眠不足等生活壓力源，而這些全都會影響你的訓練量，進而影響有效復原的能力。

心跳變異性可提供眾多寶貴的數據，但是單獨來看卻不能告訴你有關運動員的一切。心跳變異性是以心臟的輸出為基礎，因此跟肌力和球隊運動相比，更適用於耐力運動。此外，心跳變異性也不能測量訓練當下承受的壓力、舉重的機械和肌肉壓力，或是肌肉痠痛與不適等其他層面。短期來說，急性壓力源對心跳變異性的影響最大，但是長期來看，晝夜節律等因子扮演的角色更重要。讓我們看看睡眠、血糖和心理情感壓力會如何影響心跳變異性。

睡眠、血糖與壓力

如果你正在為了某場比賽做準備，或突破自己的最佳紀錄而辛苦訓練，你很有可能早上很早起床，或晚上很晚出門進行訓練。如果睡不夠多，或總是改變睡覺和起床的時間，就有可能大幅提高白天的靜止心率、降低心跳變異性。[27]睡眠專家謝莉・馬博士直白地說：「睡眠是不可妥協的。」點出睡眠對復原來說有多重要。澳大利亞體育學院的復原專家修娜・哈爾森博士也說，睡眠應該是復原第一個要強調的事情。你不可能犧牲睡眠，卻又想使復原最佳化。

職業運動界是出了名地愛吃糖，甚至還會有上癮的狀況。著有《深度營養》（*Deep Nutrition*）一書的凱特・沙納（Cate Shanahan）醫學博士過去是洛杉磯湖人隊（Los Angeles Lakers）的醫學指導，曾幫助NBA全明星德懷特・霍華德（Dwight Howard）戒掉晚上比完賽後，在深夜嗑掉數包奧利奧的惡習，所以她非常清楚這個現象。甜食成癮的不只有霍華德。幾個賽季以前，多倫多暴龍隊的全明星控球後衛凱爾・洛瑞（Kyle Lowry）也因為不再於晚間完賽後吃糖果餅乾，體重顯著下降，大大改善了身體組成。不只是球隊運動，耐力運動員恐怕是最容易出現慢性嗜糖的高風險族群。

以過重人口為受試對象的相關文獻，清楚顯示了一個趨勢：空腹血糖和糖化血色素的數值如果比較高，心跳變異性的分數就會下降。[28]其他研究也顯示，使用胰島素抗性之恆定模式評估法，測得的胰島素敏感度，也跟心跳變異性呈負相關。研究者的發現是：「日常生活的心跳變異性改變與胰島素抗性有關。」有一點要記住，那就是這些研究不是以運動員為受試對象。但，它們確實點出我們需要達成對的能量平衡才能增進表現，同時不影響健康。

前面提過，運動員也會出現憂鬱症。日前，NBA全明星球員德瑪爾・德羅展坦言自己過去曾受憂鬱情緒纏身，NBA全明星球員凱文・洛夫（Kevin Love）也承認自己對抗焦慮已有一段時間了。許多A型人格會困在持續活躍的交感神經反應中，導致身心俱疲、情緒低落，並出現焦躁症狀。對大部分的人來說，運動是改善心情很好的工具，可提高腦部大腦衍生神經滋養因數的量。然而，菁英等級的運動強度和運動量，卻可能將運動員推向過度訓練，增加情緒紊亂的風險。運動科學文獻早已證實，情緒紊亂會隨著訓練刺激的增加而增加，兩者之間具有劑量反應關係。近日的一項統合分析發現，憂鬱跟心跳變異性下降有關，心跳變異性會隨著憂鬱程度的增加而降低（這是在沒有心血管疾病的人身上得到的結果）。[29]
即便使用抗憂鬱藥物，結果也是一樣。

心跳變異性與脫水

　　大部分的人都知道，保持體內水分是運動表現的關鍵。水分只少百分之二，就會使耐力運動員的表現下降百分之五到八，而肌力和球隊運動則有多一點點的空間──百分之三到五。[30]血漿是血液裡的液態部分，百分之九十二由水組成，且占據總血液量的百分之五十五。因此，如果水喝不夠多、訓練期間流太多汗，或攝取過多咖啡因或酒精，血漿量就會降到正常值以下。結果，交感神經系統會做出反應，立刻增加心率以補償液體的流失，恢復血壓穩定。這對神經系統很不好，心跳變異性也會下降。近日有一項以大學運動員為受試對象的研究，試圖了解脫水對心跳變異性造成的影響，發現訓練後四小時沒有適當補充水分的組別，心跳變異性顯著下降。[31]補充水分之後，血漿量會增加，進而增加靜脈回流到心臟的量，因此便能提高每次心跳打出的血液量。這就是身體強健時所發生的情況：更多血液回流到心臟，而你因為每次心跳可以打出更多的量，靜止心率就會降低。這強調了補充水分對復原的重要性。

訓練如何影響復原？

　　知道自己的心跳變異性會如何影響你調整訓練計畫，或支持復原的能力？喬治亞南方大學（Georgia Southern University）的研究人員安卓・弗拉特（Andrew Flatt）博士發現，大學女性足球選手初展開訓練營之時，所有的選手每週的心跳變異性分數，都有很大幅度的起伏（這就稱作變異係數）。[35]到了第三週，進步最多的運動員每日起伏很小，顯示她們已經

心跳變異性與壽命

如果你想透過飲食、訓練和復原，促進老年期的身體健康，心跳變異性或許是個蠻有用的生物標記。總是維持得很高的心跳變異性，被證實與總死亡率下降有關，而且也是健康老化和長壽的可靠預測因子。[32]當然，年紀漸長，心跳變異性難免會跟著下降。專家認為，心血管構造改變、動脈彈性減少，或其他老化過程中出現的調節過程，是心跳變異性隨著年齡下降背後的機制。[33]讓身體保持健康，就有可能減緩一般人身上出現的心跳變異性下降現象。如果你常喝咖啡，那就更好了，因為咖啡已被證實可提高心跳變異性，還能加長端粒這個同樣可靠的健康老化生物標記。[34]

適應了訓練壓力，變得更強健。反觀那些無法跟上、進步最少——甚至還退步——的選手，心跳變異性的每日起伏則偏高。這不表示她們是不好的選手或不強健，只是表示她們對訓練刺激沒有做出適當的反應。心跳變異性監測工具有助於找出、鎖定復原策略需要進行個人化調整的運動員，幫助他們更有效地適應訓練。

心跳變異性評估有很強的有氧特性，因此諸如丹尼爾・普魯斯博士，和保羅・勞爾森博士等耐力專家都認為，在耐力運動員身上運用心跳變異性是非常好的。通常，進行耐力訓練時，只要遵循制式化的訓練表，就能有效增進表現。然而，加入心跳變異性，可以帶入一點個人化的元素，將運動員的適應狀況也納入考量。這些每日的變化對耐力運動員來說，比較有意義，訓練計畫也可以及時根據蒐集到的數據進行調整。總而言之，對於以有氧為基礎的訓練，心跳變異性是測量復原非常好的方式。然而，在球隊和肌力運動中，就比較不易過濾出你想要的數據。安卓・弗拉特博士表示：「在有氧運動後，心跳變異性降低比較一致和線性，若是肌力運動就沒這麼直截了當。」弗拉特博士說，他只有在「非常劇烈」的訓練過後，才看見心跳變異性出現急遽變化，而且這通常只發生在水平非常高的菁英舉重選手和運動員身上。他指出，心跳變異性只是一個工具，不是所有的決定都是以此為依據。

使用心跳變異性還有其他限制，例如，使用心跳變異性並無法測得運動員的最大耗氧量。但，你確實可以拿心跳變異性的基準點平均值——七天連續平均——來比較運動員的正常數值。有比較低嗎？是否低上許多？這可能是、也可能不是問題所在，一切都要看脈絡而定。或許，你應該推遲較為劇烈的訓練區塊，增加復原時間或復原活動。近期有一項研究就是關於這個的，一群過度努力的耐力運動員被分為兩組，一組根據心跳變異性的數據選擇適當復原，延後沉重的訓練，另一組則照常訓練。結果，有充分休息的組別，表現得比咬緊牙關忍痛完成訓練的組別還要好。[36]沒錯，訓練較少的組別反而做得比較好。要有好的表現，不是只需要拚命訓練就好，還要懂得聰明訓練、個人化訓練刺激和復原，才能獲得最大的進步。

考量脈絡非常重要。心跳變異性所能給你的，就是讓你一窺身體承受的壓力源有多大，幫助你監測訓練量，使訓練反應最大化。運動員的目標並不是要擁有俱樂部或球隊中「最好」的心跳變異性。監測可以使你有系統、有條理地複製訓練計畫，讓表現更一致。普魯斯博士列出了心跳變異性可以幫你回答的三個有關耐力訓練的重要問題。

1. **訓練的類型對嗎？** 今天是否該進行復原練習了？你盡力的程度是否能夠讓你獲得想要的成果？心跳變異性有助引導（而非操控）你所從事的訓練類型，確保你沒有離開正軌。

2. **你能反覆做到嗎？** 維持一致在高水平的耐力運動中非常重要。心跳變異性有助找出整個訓練區塊的正確訓練強度和訓練量，使你有效完成訓練週期。你是否太過疲勞，無法持續下去？你是不是失速了？普魯斯博士說，他很訝異還有這麼多耐力運動員看不清全貌，從不評估身體對訓練做出何種反應。

3.你的進展如何？你距離目標有多遠？你有往目標邁進，還是落後了？或許你表現得很好，但卻耗費許多能量，因此需要暫緩訓練，以復原為優先。普魯斯博士點出了數據的價值：「如果不確定，數據可以讓你看得更清楚……數據可以降低不確定性。」心跳變異性可以大概告訴你訓練計畫帶來的內在負荷有多大。假如短時間負荷比長時間負荷大上許多，就表示你很有可能哪裡做錯了。你應該重新評估訓練計畫，做出適當的調整。

　　HRV4Training、Elite HRV等檢驗心跳變異性的應用程式好用又有效，客戶和運動員都可以自行使用。[37]但是有一個基本原則是，不要單靠心跳變異性做出建議，因為這種過度簡化的方法長期下來是沒有用的。在採用心跳變異性之前，請先看看專家提出的幾點訣竅：

- 心跳變異性不應該成為你的第一種監測工具。
- 不要單憑心跳變異性就調整訓練計畫，而是當作次要標記看待。
- 要記住，分數高不見得總是好事，分數低不見得總是壞事。
- 心跳變異性只是一種工具，你應該找教練或從業人員監測自己。
- 不要什麼都追蹤，從一、兩個變因開始。

冰浴、冷療和緊身衣物

　　現在，我們來談談復原金字塔的頂端：復原策略。表現主任拉克蘭・彭佛德的復原金字塔（圖7.1）強調基礎的重要性，也就是營養、睡眠與壓力（心理情感健康）。第二重要的部分是正確的訓練。彭佛德說：「訓練計畫不可能完美，但是你可以盡量接近完美。」當你確保金字塔的每一層都有顧好了，接下來就可以利用冰浴、熱水澡、冷療等策略，獲取更多一點點的進步。有一點很重要，那就是彭佛德會給自己的運動員不同的選項，讓他們選擇喜歡的策略。這是增加運動員順從度，並確保球隊的每一個成員都有機會使用到策略的好方法。下面回顧了目前最受歡迎的一些實證復原策略。

冰水浸浴法

冰浴就像是每位菁英運動員必經的成年禮。我永遠忘不了第一次看見1980年代活躍的芝加哥熊隊（Chicago Bears）知名防守線鋒「冰箱哥」威廉·佩里（Willian "The Refrigerator" Perry）在訓練營的一次練習後，爬進裝滿冰塊的桶子讓自己冷卻一下的那張照片。看起來好痛苦！劇烈訓練很快就會造成明顯的延遲性肌肉痠痛、肌肉功能降低，甚至是表現下降。過去這十年出現了大量有關冰浴——學術界稱之為「冰水浸浴法」——的研究，許多研究者都想趕快找出這個策略，是如何支持復原的，又是否真能支持復原。最近有一項關於冰水浸浴法的統合分析，調查了這個方法在離心和高強度運動過後，所產生的復原效果。在運動完進行冰水浸浴法之後，運動員接著進行落下蹲跳、健身車上全速衝刺，及模擬球隊運動比賽。結果發生了什麼事？冰浴法最久確實能減緩肌肉痠痛九十六個小時（四天），而運動員的肌酸激酶也有小幅度減少。[38]有趣的是，完成冰水浸浴法的二十四小時內，運動員的肌肉爆發力有改善，但肌肉力量卻沒有。冰水似乎能為快縮、高速的二型肌纖維帶來復原優勢。

冰水浸浴法的運作原理是？大部分的人會認為冰浴有助減緩劇烈訓練造成的發炎反應，藉此幫助復原。然而，澳大利亞體育學院的喬納森·皮克（Jonathan Peake）博士所做的新研究發現，跟積極復原相比，在劇烈訓練後進行冰水浸浴法並不會改變發炎反應。[39]如果冰水浸浴法沒有減緩發炎狀況，那它究竟做了什麼？專家還在努力解開確切的機制原理，但是他們認為根本原因可能是血流重新分布、局部冷卻，以及止痛效果。[40]專家雖然一致認同冰水浸浴法，有助減緩運動員的肌肉痠痛問題，但是很多人對於這個方法是否能為肌肉功能和表現帶來幫助，則抱持存疑的態度。[41]有些研究顯示這個方法會帶來些微幫助，但也有很多研究沒發現任何幫助，因此爭議依然很大。不過，研究的確有證實冰水浸浴法在訓練過後，改善肌肉痠痛的效果比消極復原更佳，所以下一個該問的問題是：要浸泡多冰？多久？關於溫度和時間，各研究的說法不一，所以你有個人化調整的空間。在相關文獻裡，時間長度從三分鐘到二十分鐘都有，浸泡深度則從腰部到肩膀都有。復原專家修娜‧哈爾森博士認為浸泡十一到十五°C的冰水，十一到十五分鐘是個不錯的實證做法。[42]

熱水浸浴法

水療也可以用熱水浸浴的形式進行，通常是在三十六°C的熱水中，浸泡十到十四分鐘。有關熱水浸浴法對運動表現帶來的效果，還沒有什麼證據顯示這樣做有助於表現（競賽）復原。有一項研究發現，每天浸泡三十八°C的熱水十四分鐘，對自行車競速賽或計時賽的表現沒有成效。[43]但是，另一項使用同樣方法的研究卻發現，每天實施熱水浸浴法可在進行等距深蹲訓練後，改善復原長達七十二小時。[44]由於證據有限，專家同意熱水浸浴法還不能被當成高品質訓練，或比賽後的復原方法。要如何應用熱水浸浴法幫助運動員進步？這是運用週期化復原的絕佳範例。修娜‧哈爾森博士使用圖9.2的表格，點出應用熱水或冰水浸浴法的恰當時機。[45]

週期化復原			
冰水療法			
耐力訓練	訓練量增加	高品質訓練	比賽
👎 👎	👎	👍	👍 👍
熱水療法			
耐力訓練	訓練量增加	高品質訓練	比賽
👍 👍	👍	👎	👎 👎

圖 9.2 · 週期化復原策略。資料來源：Shona Halson, "Controversies in Recovery," (presentation, University of Notre Dame and Australian Catholic University Human Performance Summit: The 24 Hour Athlete, South Bend, Indiana, USA, June 2018)。

冷療

在過去這幾年，冷療已經成為復原領域的熱門關鍵詞。全身冷療看起來就像科幻電影的場景：你會站在一個艙室裡（只有脖子以上露出艙外），其他部位則暴露在極冰的溫度（零下八十到一百九十℃）中兩到四分鐘。全身冷療據說具有減緩訓練後發炎、水腫、肌肉損傷和肌肉痠痛的好處。那麼，文獻怎麼說？冷療重複進行多日，才會得到最好的效果。有好幾篇研究顯示，進行三到五次冷療可加速高峰肌肉力矩的復原，並減少疼痛感知。[46]在落下蹲跳訓練後立即進行冷療，也能夠加速肌肉力量的恢復（若在訓練後二十四小時進行，則沒有幫助）。

冷療有一些重大的限制。冷療最大的賣點就是會讓身體接觸到極冰的溫度，因此看起來好像比冰浴更厲害。然而，當你比較八℃的冰浴和零下一百一十℃的冷療，兩者對肌肉和核心體溫的影響其實是一樣的。這怎麼有可能呢？空氣的熱傳導性比水差，因此不會讓皮下和核心組織出現大幅度的降溫現象。冷療當然會讓皮膚冰上許多，但是這樣的效果在六十分鐘後就會消失，比冰浴還快回到基準點。[47]

　　冷療跟冰水浸浴法仔細一比，會有什麼結果？跟冷療相比，使用冰水浸浴法作為復原策略的運動員，肌肉痠痛程度較低、肌酸激酶生物標記減少、運動引起的肌肉爆發力下降情況減緩、復原感知提升。[48]另一項研究測試了倫敦馬拉松跑者完賽後的肌肉功能標記、肌肉痠痛感和訓練壓力。選手被分成冰水浸浴法、冷療和安慰劑三組，並在賽後馬上接受療程、二十四和四十八小時後進行後續療程。研究者發現，跟冰水浸浴法相比，冷療對肌肉功能、痠痛感知和血液標記反而有不好的影響。更甚者，在這個研究中，冷療的效果並沒有比安慰劑組別來得好。[49]冰水浸浴法看來是比冷療優越。但是從現實面來看，要運動員進行三分鐘的冷療，會比叫他們坐在冰桶中五到十五分鐘還要容易。還有一點值得注意：某些菁英職業球隊的表現團隊，會定期讓運動員進行冷療。

緊身衣物

　　收看你最喜愛的運動賽事時，你有可能也會看到緊身衣物的廣告。自從多年前NBA的艾倫‧艾佛森穿袖套（原本被認為是為了遮住刺青；刺青現在已經普遍被接受）引起熱潮之後，緊身衣物的使用在過去十年來便大受歡迎。緊身衣物被認為可以加快血流速度，進而有助於移除肌肉在劇烈訓練過後，堆積會影響復原的代謝物。科學是否支持這樣的說法？就像其他的復原策略，相關的研究結果各不相同。近期的一項統合分析發現，在劇烈運動期間，或者劇烈運動期間「和」之後都穿著緊身衣物，能適度減緩肌肉痠痛、降低肌酸激酶、協助肌肉力量與爆發力的復原。[50]但是在耐力運動方面，好處就沒這麼明顯了。運動後七十二小時穿著下半身緊身衣物的跑者，跟安慰劑組相比，並沒有獲得肌肉損傷或發炎的改善。[51]緊身衣物最難控制的就是施加的壓力大小。專家認為，緊身衣物之所以能帶來復原好處，原因就是壓力。壓力不夠大，就不會產生復原效果，但是壓力太大又會加劇損傷和腫脹的情形。[52]你必須找到適合自己的劑量。

運動員監測解決方案：從科學到實踐

在急著把上述的策略加進復原計畫之前，有幾個重要的原則要了解。第一個就是脈絡。你一定要採取能夠提升訓練計畫成效的策略。如果你正處於適應期，限制發炎反應可能並太好。跟對照組相比，在下半身力量訓練期間使用冰水浸浴法的運動員（每週進行兩次，連續進行十二週），其肌肉質量、最大力量、發力率都有顯著減少。[53]在後續的追蹤研究中，研究者發現冰水浸浴法會在肌力訓練後的復原期間，抑制衛星細胞的活動，以及p70S6（哺乳動物雷帕黴素靶蛋白的調節者）。總之，脈絡很重要。可以採用某個復原策略，不代表你應該採用。釐清脈絡和應用某一策略所需考量的眉眉角角，是成功的關鍵。因此，冰水浸浴法最好的使用時機是比賽前後，而非適應訓練期。

反之，如果你正要進入比賽期，需要盡快恢復，冰水浸浴法或許就很理想。脈絡情境改變，結果就有可能不一樣。在耐力運動員身上，哈爾森博士發現每週進行四次冰水浸浴法的菁英自行車手，可在持續五週後改善表現。[54]冰水浸浴法似乎能夠活化PGC-1α，支持粒線體生合成，而這在科學研究中早已被證實是骨骼肌粒線體生合成的主要調節者。[55]事實上，單純實行冰水浸浴法就足以上調這條路徑，只是不像運動後再進行冰水浸浴法那麼有效。

＊　＊　＊

　　總結來說，復原是運動員在訓練後重新充電、為接下來的訓練做好準備的關鍵。無論是生物標記、大數據或老派的主觀標記，都有助釐清運動員健康狀態和準備程度的全貌。紐約的表現專家和物理治療師道格・科齊建（Doug Kechijian）強調可使用監測工具提醒你，何時該跟運動員好好聊聊，同時告誡不可過度詮釋數據。要跟運動員互動，跟他們說說話。你的用詞也非常重要，特別是跟復原有關的。修娜・哈爾森博士總是不斷提醒教練：「永遠不要說疲勞是不好的……永遠不要說痠痛是不好的……永遠不要說感覺累是不好的……重點不是減少疲勞，而是控制疲勞。」這一點非常重點。哈爾森也提出一個選擇復原模組（如果有的話）的簡單法則：「如果運動員使用某個復原策略感覺比較好，那這個策略長期下來就很有可能幫到他們，因為運動員的主觀感受是表現的關鍵。」如果運動員感覺不恰當，那就會影響表現。

　　穆罕默德・阿里說出以下這句名言時，並沒有復原科學可以幫助他：「不要放棄。現在多吃點苦，往後就能過著冠軍人生。」將復原放在第一位不僅能讓整個過程好受一點，科學也證實這樣做確實能提升收穫。

PART FOUR

超動力

「你最大的對手不是另一位爭冠者，而是人性。」

——鮑比 · 奈特（Bobby Knight）

腦部健康與
腦震盪

　　時間是2017年，休士頓德州人（Houston Texans）的四分衛湯姆・薩瓦吉（Tom Savage）承受舊金山49人（San Francisco 49ers）的防守邊鋒埃爾維斯・杜默維爾（Elvis Dumervil）重重一擊後，隨即失去意識，倒地不起。薩瓦吉的頭部撞到地面，使他失去意識，而他的雙手也很明顯在顫抖，彷彿出現癲癇的狀況。場面十分嚇人，薩瓦吉恢復意識之後，顯然也驚魂未定，艱難地走到場邊。癲癇只持續一瞬間的時間，因此在場邊負責評估薩瓦吉傷勢的神經創傷諮詢師，並不曉得有發生這種狀況。進行評估時，球場大螢幕多次重播當時的畫面，就連硬派的橄欖球迷也對一邊顫抖、一邊失去意識躺在地上的薩瓦吉，這樣驚悚的景象感到震撼無比。五分鐘後，醫護人員同意讓剛承受重擊的薩瓦吉回到場上。沒有看到重播的醫護人員，被提醒應該看看影片，接著薩瓦吉便被迫中止比賽。這個例子絕佳展現了職業橄欖球員每次踏上球場，所需面臨的風險，也顯示醫護人員要有效做出反應是多麼困難。

　　NFL的腦震盪事故愈來愈多，球隊為了支持球員的健康，開始提供獨立作業的神經創傷諮詢師，在現場進行測試評估。要在這麼短的時間內完成必要的檢測，是非常困難的。大部分的選手和教練雖然都同意這個方向是對的，腦震盪遺產基金會（Concussion Legacy Foundation）的執行長兼波士頓大學慢性創傷性腦病變中心（Chronic Traumatic Encephalopathy Center）的共同負責人克里斯・諾文斯基（Chris Nowinsky）博士卻不以為然。從諾文斯基針對這起事件所發的推特，就可看出他的鄙視：「休士頓德州人居然在湯姆・薩瓦吉經過頭部撞擊出現這些可怕的 # 腦震盪症狀（那是癲癇吧？）後，兩次進攻後就讓他重回場上。就算是我最大的敵人，我也不會讓他經歷2017年 # NFL的場邊腦震盪程序……」顯然，局勢已經到了必須扭轉的地步。

然而，不是只有急遽的頭部創傷，會對運動員的認知健康造成影響。在整個職業生涯期間日積月累承受撞擊，會帶來很多問題。兩度榮獲NFL超級職業球員、被公認為那一代最會傳深球的華盛頓紅人隊（Washington Redskins）四分衛馬克・雷賓（Mark Rypien）在近期一次受訪時幾乎落淚，談的就是這方面的議題。不，這不是喜悅的眼淚，跟1992年他在華盛頓紅人隊贏得第二十六屆超級盃，以三十七比二十四分擊敗水牛城比爾隊（Buffalo Bills）、獲得超級盃最有價值球員頭銜那時候可能流下的那種淚水，完全不一樣。不，這是在2018年雷賓五十五歲的時候。受訪時，他談到自己曾經靠一瓶酒吞下一百五十顆藥丸，企圖自殺。1998年退出職業球壇之後，雷賓一直受到心理健康問題的困擾。他說，超過二十年的橄欖球生涯為他帶來「心理健康狀況、黑暗、憂鬱、焦慮、錯誤的決定和選擇，而這都是數十次腦震盪，以及數千次未達腦震盪等級的傷害所造成的。」雷賓的處境不是NFL才會出現的獨立事件；他的故事在其他會有肢體接觸的職業運動中，已經愈來愈常見，像是職業冰球選手就一定很清楚。[1]

尼克・波東（Nick Boynton）在NHL當了十一年的保鑣（enforcer）角色，每晚都到冰上跟對手進行肢體接觸。最近接受《選手開講》（Players' Tribune）的訪問時，波東坦承：「自從2011年退出球壇後，我經歷了很多困難……面對了許多不同的心魔。」他講的正是自己的心理健康狀態，還有同樣身為冰球球員的朋友史提夫‧蒙塔多爾（Steve Montador）、韋德‧貝拉克（Wade Belak）、德里克‧布加德（Derek Boogaard）和瑞克‧雷賓（Rick Rypien）的遭遇——他們全都死於焦慮、憂鬱與藥物濫用相關的情形。[2]波東雖然是第一個承認自己一生中做過許多糟糕決定的運動員，但他也說他常常覺得死亡是一種解脫，可以逃離痛苦。反覆遭受頭部創傷的職業運動員，常常提到痛苦這件事。

過去，人們大體上都沒有意識到肢體接觸，對腦部健康所造成的影響。但是在1990年代晚期，病理學家班奈特‧奧瑪魯（Bennet Omalu）醫學博士為許多已逝的前NFL選手解剖時，發現了一件不尋常的事，就此改變這個局面。奧瑪魯博士在球員們的腦部組織切片上，老是發現褐色汙點，立刻就認出這是所謂的tau蛋白，也就是阿茲海默症普遍為人所接受的標記；阿茲海默症是一種慢性的神經退化性疾病，會不可逆地持續破壞腦細胞，導致記憶喪失、認知衰退。[3]令奧魯瑪博士震驚的是，汙點的規模使他聯想到八十多歲的重度阿茲海默症患者，不應該是四十幾歲、身體健康的前職業橄欖球選手會出現的狀況。奧瑪魯博士的觀察結果，讓世人發現慢性創傷性腦病變這種疾病（威爾‧史密斯在《震盪效應》〔Concussion〕這部電影裡飾演奧瑪魯博士，使這種疾病變得十分出名），而他發表的研究更改變了NFL的球員安全狀況。雖然如此，NFL最初卻矢口否認，不願承認腦部創傷跟橄欖球之間有任何關聯。但是，隨著案例愈來愈多，聯盟終於認同是時候該做出行動了（雖然他們還是不承認兩者之間的因果關係）。2017年，波士頓腦部銀行的研究團隊檢視兩百零二位已逝橄欖球員的大腦，發現有近九成出現程度不一的慢性創傷性腦病變。令人吃驚的是，在這當中的一百一十一位NFL球員，有一百一十位出現慢性創傷性腦病變的跡象。[4]NFL與NHL依然否認兩者之間的因果關係，堅稱兩者只是互有關聯。今天，兩個聯盟都有腦震盪標準程序，但從湯姆‧薩瓦吉和其他許多類似的例子就可看出，要在場邊成功執行程序是很困難的。除此之外，即使選手沒有失去意識、進而完成腦震盪程序，撞擊還是有可能造成腦部創傷。當然，腦部創傷不只是職業運動員會有的問題。

創傷性腦損傷：深入探索

腦震盪在醫學上稱作輕微創傷性腦損傷，全美約有一百七十萬人出現這個狀況，占每年因受傷而死亡的案例的三分之一。美國每年有三到四百萬人被診斷出頭部傷害，而在四千五百萬名的青年運動員當中，有將近兩百萬名十九歲，或十九歲以下的孩子，因運動和娛樂相關活動出現腦震盪，而被送急診。容易造成頭部創傷的高風險活動和運動，包括足球、冰球、橄欖球、騎馬、袋棍球、摔角、溜冰、騎單車、在遊樂場玩耍以及跌倒。事實上，最常發生腦震盪的並不是男性橄欖球員，而是女性冰球球員。有趣的是，高中和大學女生及年輕女子發生腦震盪的情況，比男孩和年輕男子還多。例如，女性足球和壘球球員腦震盪的機率是男性球員的兩倍。專家並不確定原因，但是他們猜測這跟女性激素，或女性頸部肌肉組織較弱有關，導致女性較易發生腦震盪。

美國疾病管制與預防中心的數據顯示，腦部損傷的通報案例有百分之七十五屬於輕微腦震盪（輕微創傷性腦損傷），雖然未通報的案例，和未尋求醫療幫助的患者數量很有可能也很高。在腦震盪期間，大腦發生了什麼事？馬克‧雷賓多年來從防守線鋒那裡接收到的重擊，或是德里克‧布加德從其他保鑣那裡接收到的臉部毆擊，為什麼會影響腦部的生理機能和健康？這是個很複雜的現象，以下將描述研究者目前所知道的資訊。

　　大腦當然不能在頭顱裡滾來滾去，所以它被液體所包圍，以預防震動、擾亂和創傷。神經元是負責執行大腦絕大部分資訊處理的腦細胞，而其他的支持細胞則負責讓神經元開開心心、正常運作（你可以把他們想成是角色球員）。其中，又以星狀細胞和微膠細胞，為最重要的角色球員，負責保護寶貴的神經元不受外在因素所威脅、幫助它們在受傷後復原，並為它們提供能量。[5]在健康的大腦裡，小小的星狀細胞會建立一個薄膜網絡，監測週遭細胞的健康與活動，就像監視器系統，可確保大腦避開威脅。著有《住在大腦的肥胖駭客》一書的神經科學專家史蒂芬‧基文納特博士說，假如大腦受傷了，「這些細胞的大小和數量會大增，以抵禦威脅、加速癒合。」星狀細胞和微膠細胞開始擴大、增殖和糾纏，而這是健康的大腦不會出現的情況。基文納特博士表示：「微膠細胞和星狀細胞的活化是腦部損傷的普遍標記。」[6]肢體接觸運動所造成的創傷，很容易就會出現這種薄膜重疊的現象，無論是來自敵對線鋒的撞擊、冰球裡的身體阻截、足球裡兩名球員的碰撞，或者單純的意外或跌倒。

　　問題不只是最初的撞擊或摔倒所造成的創傷，一連串的次要效應遭到觸發，才是許多負面症狀在腦震盪期間和之後出現的原因。這些腦震盪的次要效應會在承受撞擊之後發生（即使沒有失去意識），包括：

‧離子流

‧細胞機能中斷

‧自由基損壞

‧微膠細胞活化

‧慢性發炎

- 血流紊亂
- 體神經系統和自律神經系統機能失調
- 血腦障壁通透

　　這些次要效應是人們在腦震盪後出現各種症狀的主要元兇，如頭痛、頭暈、疲勞、易怒、焦慮、失眠、專注力和記憶力喪失，及耳鳴。[7]球員可能會尋求藥物來緩解持續不散的疼痛和磨難。輕微腦震盪需要多久時間才能恢復？證據顯示，百分之七十到九十的腦震盪，會在十到十四天內解除。[8]當然，後續的頭部創傷發生的時機點，也會對復原良好與否帶來很重要的影響。如果在第一次腦震盪發生的一週內，頭部又受到創傷，症狀將會惡化。因此，專家才會這麼注重腦震盪後的頭幾個星期，因為如果在第一次創傷發生的十五天之後，又發生一次腦震盪，兩者出現的反應並無不同。如果不讓大腦有足夠的時間復原，後續的頭部創傷會施展更有害的效果，像是改變代謝與發炎地域、症狀惡化、恢復正常機能的能力下降。

　　讓這一切變得更加困難的是，至今尚未有可靠的生物標記，或影像檢測可診斷腦震盪，或確定運動員是否已經能夠重回場上。因此，當運動員頭部受到撞擊後，症狀消失了，就會被允許回去比賽。這個做法的問題是，臨床復原──症狀完全消失──並不等於生理機能復原。[9]也就是說，即使運動員沒有症狀了，那一連串有害的次要效應還是存在，會持續傷害運動員的腦部健康。遺憾的是，近幾年腦震盪標準程序雖然有所改進，依然常常會在生理機能尚未完全復原前，就做出重回場上的決定。老實說，教練和管理團隊也會給菁英球員很大的壓力，要他們盡快重返比賽。

　　經歷腦震盪的人約有百分之三十會出現腦震盪症候群，也就是症狀持續超過三十天。腦震盪症候群的症狀包括：頭痛、疲勞、頭暈、易怒、壓力耐受度降低與認知損害。[10]專家雖然沒辦法確知造成這些症狀的機制，但他們認為這是血流或代謝機能不良、生物心理社會因素、認知儲備較受傷前為低，以及持續性發炎等綜合起來的結果。事實上，腦震盪後三個月C反應蛋白（全身發炎的生物標記）若依然偏高，跟抑鬱、疲勞和認知受損的風險偏大有關。[11]

如果說症狀不足以判定運動員是否能回到場上，那目前的判定標準是什麼？在2016年，國際運動腦震盪研討會集結了全世界的頂尖專家，要評估腦震盪研究的現況。他們從可取得的科學文獻中做出的結論是，判定臨床（症狀）與生理機能完全復原的最佳方法，似乎是生理檢驗：比較運動員的正常基準值和腦震盪後的輸出值。[12]換句話說，如果在運動員健康的時候事先檢驗，他們受到頭部撞擊之後，醫護人員就可以再檢驗一次頭部創傷之後的數值，跟腦震盪前檢驗的基準值進行比較。這樣有助醫護人員判定運動員復原的程度。那麼，加速復原的標準程序呢？很可惜，這部分的相關研究還很少。此時，學界大致認同症狀閾值以下的輕微運動可幫助復原，應該在腦震盪後兩到三週開始進行。

大部分的運動員會在頭部受到撞擊後，吃消炎或止痛藥來減輕症狀，但是目前很少有證據證實這些藥物，可以有效減緩傷害的負面效應，或加快重回場上的速度。專家在柏林運動腦震盪共識聲明會上表示：「支持藥物可治療腦震盪的證據目前十分有限。」更雪上加霜的是，藥物還可能仿效或蒙蔽運動腦震盪的許多症狀。比方說，加巴噴丁等止痛藥的副作用，就包括頭暈、頭痛、記憶方面的問題和焦慮等等；用來治療憂鬱症狀——經歷過多次腦震盪的運動員常會出現——的藥物會導致專注力受損、焦慮、頭暈、記憶力變差等；布洛芬等治療發炎的藥物會造成腸胃不適、頭痛、噁心等。由此可知，要將腦震盪的症狀跟這些藥物的副作用區分開來有多困難。

藥物干預的好處是，藥效通常十分迅速，有助在短時間內減輕疼痛、疲勞和發炎等重大症狀。問題是，單一的行動方針並無法解決複雜的狀況，也不能解決多個因素造成的狀況根源。副作用會愈積愈多，營養缺乏的可能性也愈來愈大。假如藥物策略有經過實證證明有效，那你或許可以忍受一下副作用；然而，藥物的效力還有待驗證，因此你必須注意自己吃藥吃了多久，評估這類干預的性價比。

內心的折磨：痛苦的另一面

在最近的一次訪問中，班奈特・奧瑪魯博士說到，現今關於慢性創傷性腦病變的討論，正漸漸把焦點轉到錯誤的方向。應該擔心的不只是明顯的慢性創傷性腦病變後期階段，還有創傷對腦部造成的累加效應。奧瑪魯博士語出驚人地說：「慢性創傷性腦病變，只是腦部創傷引起的眾多疾病當中的一個……到了職業水準，百分之百的人會出現某種程度的腦損傷……無論他們的大腦是否出現慢性創傷性腦病變。」這是非常有力的一段話。雖然他這麼明確地警告了，運動員還是繼續上場，為什麼？為什麼有些人會困在吃止痛藥和藥物濫用的惡性循環中不可自拔，但絕大多數人卻不會？這個問題十分複雜，沒有人可以肯定答案是什麼，但經常被提出的理論有：回到場上比賽的壓力；這是運動員賺錢的方式；害怕被球隊踢出去；醫護人員或教練的逼迫（某些運動仍有這樣的狀況）；運動員未被告知藥物的潛在副作用等。

當然，慢性疼痛和腦震盪管理還有一個常常被完全忽視的層面，那就是承受慢性疼痛和反覆頭部創傷的運動員，不只要努力對抗生理上的痛苦，還要努力忍受持久不散的深層情感磨難。疼痛與類鴉片專家阿布悉曼瑜・樹德（Abhimanyu Sud）醫學博士指出，心理磨難跟疼痛之間有著非常密切的關聯。過去這十年來，一般大眾愈來愈常使用類鴉片藥物來治療疼痛，樹德說：「今天，死於類鴉片藥物的人比在1990年代初，人類免疫不全病毒／後天免疫缺乏症候群高峰期死亡的人還要多……而且我們好像還離類鴉片高峰期很遠。」[13]專家預估，在接下來的十年間，會有五十萬人死於跟類鴉片藥物直接相關的死因。這甚至還沒計算藥物過量造成的其他負面影響、受到藥物成癮影響的人們，以及被類鴉片所影響的其他人。

　　類鴉片藥物是衍生自罌粟，或者結構跟罌粟裡的化合物類似的化學物質，用於緩解慢性疼痛，常見的藥物有嗎啡、可待因、二氫嗎啡酮、羥考酮和酚太尼枸櫞酸鹽。類鴉片藥物具有強大的止痛效果，已經在醫學上被使用數千年，用以治療各種疼痛相關的情況。過去十年來，車禍、背痛、手術、癌症等慢性疼痛的情況愈來愈多，導致醫生愈來愈常開類鴉片藥物給病患。類鴉片藥物有一個很重要的現象，那就是耐受度。你會逐漸耐受最初的劑量，持續需要依靠愈來愈大的劑量，才能發揮同樣的效果。逐漸增強的耐受度，是對這些藥物產生依賴性的原因之一。新一類的類鴉片藥物製造商，聲稱這些藥具有「低成癮風險」，因此各地的醫生便開始開這種藥，來治療癌症的慢性疼痛，希望減緩病患的痛苦。然而，事實並非如此，新的類鴉片藥物還是具有很高的成癮性。該領域的許多專家相信，這是類鴉片危機的開端。

　　病患很快就對類鴉片藥物產生耐受度，再加上這些藥具高成癮性，使得我們今天出現了類鴉片高峰期。類鴉片藥物在醫療體系中被廣泛使用，你可能會假定絕對有相關的實證研究，大力支持類鴉片可緩解慢性疼痛與折磨的說法。令人震驚的是，事實並非如此。沒有任何試驗期間長、擁有安慰劑對照組的隨機試驗顯示，使用類鴉片藥物治療非癌症的慢性疼痛是有效的。換句話說，即使完全沒有證據證實其效力，醫生仍持續開類鴉片藥物，給病患治療非癌症的疼痛。事實上，研究者比較類鴉片藥物，和非類鴉片藥物管理疼痛的能力時，發現非類鴉片藥物的結果較好，有害的副作用也少很多。[14]

　　體育界非常需要疼痛管理策略。在肢體接觸的運動中，這個現象更明顯，運動員整個賽季都需要靠疼痛管理策略對抗疼痛、維持最佳比賽狀態，或是在受傷後重回場上。沒多久以前，類鴉片藥物被認為是可以接受的抗疼痛策略，但是今天的情況已有所轉變，雖然還是有人持續這樣的做法。尼克·波東在《選手開講》的文章開頭所列出來的那幾位運動員——史提夫·蒙塔多爾、韋德·貝拉克、德里克·布加德和瑞克·雷賓，他們的死有一個共通點：服用酒精和類鴉片藥物。會因類鴉片藥物而死，通常跟其他物質的搭配有關，特別是具有鎮定效果的酒精，或苯二氮卓類（醫生治療睡眠和焦慮經常會開的藥物）。兩者的致命組合常常是運動員死於類鴉片相關死因的主因。運動員大量飲酒的情況確實比一般人常見。經常或過度飲酒，再加上愈來愈高的類鴉片劑量，兩相結合就會讓換氣不足和死亡的風險大增。

　　類鴉片藥物絕對可以止痛，但卻無法減少病患的折磨。運動員想逃離的常常不是生理的疼痛，而是難以承受的心理情感磨難。你愈是無法獲得健康的關係、情感的穩定，和社會的融入等，愈有可能濫用類鴉片等止痛藥物，來麻痺心理情感的折磨。但，其實還有別的選擇。關於大腦對情感和痛苦，如何做出反應的新興研究，正逐步解開一些新的治療策略。研究人員現在比較了解大腦和神經系統之間的分工合作，能夠區別疼痛強度與痛苦磨難，也知道負責這兩個完全不一樣的效果的大腦部位是哪些。[15]這項新發現讓專家可以研發出新方法，來支持大腦跟疼痛和折磨有關的特定部位，不再需要仰賴高劑量的止痛藥物。令人驚訝的是，「呼吸」也扮演了很重要的角色。

沒錯，各式各樣的冥想是治療慢性疼痛的實證方法。實證研究顯示，冥想的止痛效果甚至比藥物還好。[16]研究發現，長期冥想者跟初學，或沒有冥想的人比起來，皮質厚度較厚。[17]有慢性下背部疼痛的患者，大腦皮質區域會出現萎縮，常常比該有的大小還小，進一步證實冥想（增厚皮質的作用）對忍受病痛的人來說，是個很寶貴的療法。冥想可以減緩疼痛到什麼程度？冥想是藉由對大腦視丘區域發揮影響，而減少疼痛作用（折磨）的；視丘是感官的門戶，可以把它想成感官的處理中心。在慢性疼痛的人身上，視丘的活動和質量較多，而在冥想的人身上，視丘的活動和質量則較少，顯示調息或許能改善疼痛的作用。[18]樹德博士點出：「冥想不只是改變大腦這麼簡單；冥想是針對疼痛改變大腦。」哪一種類型的冥想最有效？冥想有很多種，樹德博士建議你找到適合自己性格的類型，選擇能夠讓你進入放鬆狀態的那一種就對了。他也建議要找一位好老師來加速整個過程（我會在第十一章討論更多）。我們愈是知道大腦怎麼運作、知道如何分辨疼痛強度與痛苦磨難，就愈懂得如何支持腦震盪的運動員。

實情是，即使知道有這些風險，大部分的高水平運動員還是會上場。有些人甚至會說，過去世世代代的運動員都知道，運動帶有某些不可避免的風險。話雖如此，每一位決定上場的運動員，都應該知道有哪些風險，還有他們可以做什麼來降低部分風險，保護自己的腦部。我們有沒有可能培養「大腦的韌性」，加速腦震盪的復原？相關研究目前還在初步階段，但是我們已經可以開始看到一些進展。但在討論支持腦部健康的策略之前，我們應該先了解認知衰退，和失智症患者身上常見的共通點，因為奧瑪魯博士發現，出現慢性創傷性腦病變的橄欖球員，其腦部掃描結果跟罹患阿茲海默症的人一模一樣。就讓我們深入了解一下。

失智症、認知衰退與腦震盪

阿茲海默症是失智症最常見的原因。加州大學洛杉磯分校最近進行的一項研究發現，有四千七百萬名美國人有症狀出現前的阿茲海默症，而且這個數字在2060年之前可能成長將近一倍，來到七千五百萬人。失智症一詞描述的是失憶及思考、解決問題或使用語言困難等症狀組合。阿茲海默症造成的失智症會出現的症狀非常因人而異，但初期症狀常常包含記憶缺失、想不起最近發生過的事、無法學習新資訊等。專家認為，這些是大腦的海馬迴——負責將短期記憶轉換成長期記憶的部位——受損所造成（人生早期階段的記憶在疾病初期，通常不會受到影響）。當情況愈來愈惡化時，你會開始在家裡找不到東西、對話時找不到適當的字眼、忘記最近的對話內容、在熟悉的地方迷路等等。阿茲海默症進展到後期時，病患的每一件日常活動都會需要人幫忙，自己也愈來愈沒有意識到周遭發生的事物。專家一直在拚命找出辦法，來減緩失智症病患身上出現的神經病理變化。

失智症有很多種，但阿茲海默症和血管型失智症是最普遍的。[19]我在第三章有提到，罹患第二型糖尿病的人出現心血管疾病、腦血管疾病和失智症的風險較高。[20]今天，強而有力的證據證實第二型糖尿病，會增加認知受損和某些失智症的風險。[21]近期的一項統合分析發現，糖尿病患者得到阿茲海默症的風險高了百分之六十五、血管型失智症的風險高了百分之一百二十七，顯示血糖控制對大腦的健康扮演了很重要的角色。[22]此外，有百分之八十的阿茲海默症患者被診斷出糖尿病或血糖失調。[23]嬰兒潮時期出生的人口正在老化，且有超過半數的美國人出現糖尿病前期或糖尿病，使這一切慢慢呈現出流行病的趨勢。對運動員來說，可能可以預防失智症的解決方案，或許也會對他們的腦部健康，和腦震盪復原帶來好處，畢竟這些病症具有共通的病態生理機制。

第二型糖尿病和失智症在世界各地，正逐漸逼近流行病的等級，各種運動項目也愈來愈常出現腦震盪，因此我們一定要了解血糖不耐對腦部健康，會造成什麼樣的影響。阿茲海默症患者的腦部血糖代謝會受到嚴重的損害，可以說大腦出現了能量危機。專家現在常常把阿茲海默症稱作「第三型」糖尿病，因為身體的組織（這裡指的是大腦的組織）就像第二型糖尿病一樣，無法吸收血糖。雖然攝取了超量的血糖，但是由於大腦對血糖具有抗性，因此仍迫切需要燃料。從細胞的層次來看，情況會是如何？膜電位快速再極化，進而內化神經元的葡萄糖轉運體3受器，損及血腦障壁上的葡萄糖轉運體1。[24]因此，大腦沒有辦法取得血糖。除此之外，血腦障壁也會變得通透，進而引起發炎級聯反應。發炎體讓大腦持續發炎、影響癒合、改變血糖代謝（如NLPR3發炎體），而這又會引發一連串有害的次要反應，很快就會陷入萬劫不復的境地。這樣的進程其實跟腦震盪十分相似。

當然，這些病理情形會比失智症和腦震盪的臨床症狀早發生，因此學界非常積極地在尋找兩種病症的可靠生物標記。若有可靠的生物標記，有害的級聯反應一出現就會被偵測出來，幫助醫護人員減緩失智症的進程，或更好地辨識腦震盪。阿茲海默症最可靠的生物標記是 β 澱粉樣蛋白斑與tau蛋白，但是這些經過驗證的標記，因為檢測成本高昂且侵入性高，所以在實際應用上非常有限。檢測脂蛋白等位基因是個有潛力的做法，因為這種蛋白質已被證實，為阿茲海默症較早發生、進程加快的風險因子之一

（兩者屬於劑量反應關係）。[25]至於腦震盪，專家還在盡力找出有效的標記，不只是為了運動員，也是為了每年受到輕微創傷性腦損傷所苦的數百萬人。軍事人員的風險特別高，估計百分之十一到二十三在伊拉克或阿富汗服役的軍人，有輕微創傷性腦損傷（腦震盪）的病史，另有約百分之八通報出現腦震盪症狀。[26]此外，腦震盪病史也跟創傷後壓力症候群出現機率增加有關，軍人和平民皆然。[27]

加州大學洛杉磯分校的研究人員，最近使用簡易的血液檢查找出四種有助診斷腦部創傷，和輕微創傷性腦損傷的生物標記。腦部受到創傷或撞擊當下，星狀細胞的外細胞膜會破裂，使蛋白質立即釋出到血流中，而星狀細胞所釋放的蛋白質就是研究人員使用的生物標記。[28]目前，醫生會使用標準的分數系統，來評估頭部受到撞擊的運動員，意識清醒的程度，但是這種做法跟復原之間的關聯很小，而且可能會查不出較輕微的腦損傷。科學家現在還在尋找「大腦標記」，以便準確診斷出腦震盪，判斷有害的次要反應何時開始發生（通常是在症狀還沒出現前就發生了）。加州大學洛杉磯分校的神經科學家伊娜・瓦勒（Ina Wanner）博士發現，發生損傷後，星狀細胞會滲出大量特定的蛋白質。瓦勒博士研究了輕微創傷性腦損傷的病患，發現他們體內有同樣的星狀細胞蛋白質標記。這樣的新進展雖然非常鼓舞人心，但目前專家對於生物標記尚未有一致的看法。

假如我們尚未有一個可靠的生物標記，可以警告我們頭部創傷，或認知衰退的有害影響，那麼幫助腦部維持最佳健康狀態的預防性措施，或許能減緩這些情形。有沒有辦法讓大腦變得更有韌性？我們能不能幫助大腦更快從腦震盪中復原？回顧演化史或許可以找到一些有趣的想法。

大腦的演化：愈大愈好？

我們龐大的腦部雖然只占體重的百分之二，卻會用掉每日總能量攝取量的百分之二十。要從營養學的角度，了解大腦需要什麼才能健康又有韌性，就應該先了解大腦是如何演化出來的。大腦是很了不起的演化傑作，其神經連結的數量比天上的星星還多。人類擁有動物界最大的頭腦，最接近我們的黑猩猩雖然早在人屬出現前五百萬年，就已生活在這個世界上，大腦卻只有我們的三分之一。最接近我們的靈長類祖先，大腦質量跟五百萬年前差不多，但人腦卻能以前所未見的速度成長，這是怎麼做到的？這個問題極為複雜，專家也只能猜測，但是目前有幾個領先的理論：高耗能組織假說、富含omega-3的飲食，以及火的使用。

人類和黑猩猩的基因組只有百分之1.2的差異，但我們卻演化出截然不同的特性，最終影響了我們大腦的複雜度和大小。在這些差異中，最顯著的就是消化系統的不同。人類的大腸占了腸胃道的百分之二十，因此我們發酵膳食纖維的能力有限。相較之下，黑猩猩的大腸占了腸胃道百分之五十以上（所以牠們才有可愛的啤酒肚！）。黑猩猩以發酵作用為主的腸道，會將牠們咀嚼了一整天的高纖植物轉換成短鏈脂肪酸，為大腦和日常活動提供燃料。同樣地，像牛這樣的反芻動物有百分之七十到八十的卡路里，也是來自發酵草類後得到的短鏈脂肪酸，所以牠們也必須整天把頭埋到草堆中吃個不停，以攝取自己所需的卡路里。反芻動物的腸道細菌，會將大量的纖維轉換成卡路里，為牠們的日常能量需求提供燃料。

人類演化出來的消化系統就不一樣了，是以鹽酸作用為主。我們吃下的動物已經事先幫我們提取、合成這些營養素，因此我們的腸胃道主要是由小腸組成，在我們的肚子裡繞來繞去，以便從我們所吃的食物當中盡可能提取、吸收最多的養分。不過，腸道的大小跟腦部的大小有什麼關係？

關係可大了。這聽起來好像很微不足道，但是人類學家所提出的高耗能組織假說認為，我們在腸道的大小和腦部的大小之間進行了一場演化交易，透過犧牲前者來為後者的生長與發育提供燃料。[29]這樣的取捨讓人類站上食物鏈的最頂端。但，情況並非總是如此。

在冰河時期以前，人類的生活環境充斥著大型動物，諸如毛茸茸的猛瑪象、巨大的劍羚和大角鹿等。人類學家相信牠們的體積有百分之五十是由脂肪組成。這是我們的直立人祖先偏好的食物來源，而攝取大量富含二十二碳六烯酸的脂肪，也有助加速人腦的成長。此外，大腦的成長似乎也加快了我們身體的成長。近日，美國自然史博物館的博士後研究員馬克‧格拉博夫斯基（Mark Grabowski）博士提出相關數據，強烈暗示人類龐大的腦部帶動了身體的生長。[30]他的研究顯示，使大腦偏向變大的強大基因選擇偏差，扮演了雙重角色，選擇性地增加體型，因此讓這兩個關鍵因素有了連結。格拉博夫斯基為他的發現下了這樣的結論：「腦部大小是這兩個特徵，在直立人演化之初變大的唯一原因。」簡單來說，我們需要比較大的身體來容納比較大的頭腦。

早期的人類究竟是吃了什麼，才能長出這麼大的腦部？森肯堡人類演化中心（Senckenberg Center for Human Evolution）的艾維‧波切倫斯（Hervé Bocherens）教授和他的同僚，便研究了克里米亞半島上目前已知最古老的化石（位於烏克蘭的布蘭卡雅洞穴〔Buran-Kaya caves〕），想要了解早期現代人的飲食習慣。他們使用一種革新科技，重建了這些早期人類最有可能吃的東西，並評估骨頭裡穩定的碳和氮同位素百分比，以及當地可能存在的獵食動物。四萬年前的早期人類每天究竟都在吃什麼，才能長出這麼龐大又健全的腦部？研究者做出了一個結論：「我們的直立人祖先跟尼安德塔人一樣，盤中飧主要是由猛瑪象和植物所組成。」[31]有趣的是，調查團隊「在他們的飲食中竟找不到魚類。」今天，魚類普遍被認為是大腦的終極食物，但奇妙的是，在人腦成長的巔峰時期，人類的飲食中卻找不到這種食物。這不是說，現代人不該吃魚——魚類確實富含補腦的二十二碳六烯酸，是很棒的食物。可是，如果我們的祖先不是從魚類獲取omega-3，那是從哪裡得到的？答案是油脂豐富的紅肉。

丹麥的馬塞洛・馬尼諾（Marcello Mannino）博士發現，即使是在以對心臟和大腦很好的飲食出名的地中海地區，過去的人類也是「中度到重度的草食性動物」，不像今天一樣攝取大量魚肉。很可惜，富含omega-3的巨型動物大餐後來隨著冰河期的來臨而消失，對我們的大腦發揮一種怪異的影響，使它們變小了。知名的人類學家克里斯多福・斯金格（Christopher Stringer）在《科學人》雜誌中指出，我們的大腦在過去一萬到兩萬年間持續變小：「這（要支持較大的腦部）很耗費能量，除非必要，否則不會藉由較大的體型維持之。」[32]動物界可以看到同樣的例子，豢養動物的腦部比野生動物小，很有可能就是因為牠們不需要狩獵或躲避掠食者。人類現在也愈來愈像豢養動物，依靠加工食品來支持久坐的生活型態。所以，我們應該擔心自己的大腦愈變愈小嗎？斯金格說，大腦變小不一定會影響我們的智力，因為愈小的腦計算速度愈快（只要我們持續運動，並用正確的方式餵養我們的大腦！）。

用腸道的大小交換腦部的大小，並攝取富含長鏈omega-3二十二碳六烯酸的食物，似乎就是複雜的人腦發育出來的主要因子。但，還有一項因素。第一章曾提到馬修・沃克教授針對早期人類用火的見解，他認為：「學會用火讓我們的祖先可以從睡在樹上變成睡在地上。」這樣做使人腦獲得前所未見的大量快速眼動睡眠，迅速增加大腦的連結與複雜度。沃克接著說：「快速眼動睡眠小心謹慎地校正、微調人腦的情感迴路⋯⋯快速眼動睡眠的做夢狀態可激發創造力……幫助建造腦中龐大的資訊網絡。」因此，睡眠品質差和腦部不健康之間有所關聯，也就不叫人意外了。

睡眠、腦震盪與認知衰退

愈來愈多研究發現，隨著年紀漸長，睡眠品質不好是認知衰退、失智症和阿茲海默症的預測因子。如果經歷了頭部創傷，睡眠干擾的風險也會增加。近期一項關於輕度到重度創傷性腦損傷的統合分析，估計有百分之五十的患者在事件發生後會出現睡眠干擾，包括失眠（百分之二十九）、嗜眠（百分之二十八）、阻塞性睡眠呼吸中止症（百分之二十五）、睡覺期間四肢週期性活動（百分之十九）以及猝睡症（百分之四）。[33]另一個縱向研究發現，有百分之六十七經歷過腦震盪的人，在輕度到重度創傷性腦損傷發生三年後，睡眠週期仍出現干擾。[34]事實上，這個研究中有百分之四十五的病患，沒有出現其他相關的精神症狀，如焦慮或抑鬱，因此腦震盪對睡眠品質的影響，並沒有受到進一步的混淆。這點出了睡眠和腦部健康之間的深層連結。

晝夜節律也會受到腦震盪影響。許多有關創傷性腦損傷的研究，都發現晝夜和褪黑激素節律失調的現象。有趣的是，研究顯示，使用高劑量的褪黑激素可大幅降低腦震盪造成的創傷性神經細胞死亡，並且減少水腫和血腦障壁通透。[35]這些動物研究適用於人類嗎？很可惜，目前還沒有足夠的證據可以證實。

腦部健康解決方案：睡眠與營養

睡眠是腦部健康的根本，那麼營養呢？營養能否在老化過程中減緩認知衰退，或甚至在頭部創傷，或腦震盪後加速復原？這很難說，但初步的動物研究有助於找出一些潛在的解決方案。研究者使用高脂飲食、限制卡路里和標準飲食，來評估健康大腦的機能標記，結果發現限制卡路里的組別，他們的大腦衍生神經滋養因數和SIRT1基因數值較高、端粒長度增加，全是公認的大腦健康標記。研究者的發現顯示，限制卡路里的飲食可能可以培養大腦的韌性。[36]後續一項腦部受傷的研究發現，短時間限制卡路里或許能改善認知功能失調，因為「自噬作用增加，星狀細胞的活化遭到抑制。」[37]高脂飲食的結果如何？老鼠在輕微創傷性腦損傷之後，若攝取類似生酮的高脂飲食，出現負面影響的狀況會減少。換句話說，低碳或生酮飲食可能也能提供潛在的好處。透過飲食改善創傷前的腦部韌性，和創傷後的復原，這樣的結果聽起來很令人振奮，但是這些研究都是以老鼠為實驗對象（有一位專家近日諷刺地說：「我的老鼠如果出現腦震盪，我一定照做！」）。

跟人類有關的研究怎麼說？腦震盪方面的相關研究非常稀少，但有愈來愈多研究顯示，生酮飲食可以為阿茲海默症和失智症患者帶來好處。當然，就如同生命中的其他事物，最難的地方在於將實證發現（老實說還在初期階段）應用在真實世界裡。假如運動員因腦震盪而被停賽兩週，你真的可以完全翻轉他的飲食，獲得復原方面的好處嗎？運動員會乖乖聽話嗎？事情很複雜，尤其是當你考量到以下這個狀況時：發炎基準點愈高，微膠細胞和星狀細胞的活化閾值愈低（下一節會討論到一個可能的捷徑：酮補給品）。

最理想的營養策略就是把血糖控制好。在第三章，你已讀到血糖控制在整體健康上扮演的重要角色，也知道機能失調會造成情緒低落和認知衰退。本章前面也已探討過慢性血糖機能失調，與失智症之間的深層連結，還有血糖失調跟腦震盪病理機制的驚人相似之處。因此，你的第一要務應該是要建立健康的血糖（測量糖化血色素、胰島素抗性之恆定模式評估法，以及起床後的早晨空腹血糖）。更多細節可參見第三章。

過去四十年來，過度加工、高度美味的食品快速成長，導致卡路里的攝取量大幅提升，繼而造成第二型糖尿病、肥胖症和失智症達到流行病的等級。至於在腦部方面，加工食品不僅因為糖含量高（卡路里也高），可能有害大腦，裡頭含有的促炎脂肪濃度很高，也有可能引發腦部發炎。比方說，植物油在今日的食物環境中無所不在。工業革命期間，天才的人類成功從玉米、菜籽、大豆、葵花、棉籽、紅花和米糠中提煉出油，拿來用在工業裡製作蠟燭和蠟、潤滑引擎等等。這些油原本被稱作工業種籽油，不是要拿來食用的，但是二十世紀中葉為了確保食物容易取得，保存期限長的食品需求增加，使得這些工業種籽油被放入包裝和加工食品。1950年代左右，許多食品製造商開始把這些油加入包裝和加工食品，這些油便改稱作植物油，雖然它們根本不是從植物中萃取的。起初，這樣的做法對食物供應短缺的地區來說是一大幫助。

過去四十年來加工食品大爆炸，幾乎每一種你吃得到的加工和包裝食品都有加植物油，包括爆米花、健身後食用的蛋白質營養棒、果乾、杏仁奶等，名單列也列不完。大量攝取omega-6脂肪，已經大大破壞傳統的omega-6和omega-3比值。我們現在攝取的omega-6是omega-3的十倍，而我們的祖先攝取的比值則是二比一到一比一。

這對大腦的健康為什麼會造成問題？因為，這些加工和包裝食品裡的多元不飽和脂肪，跟煮晚餐可能會使用到的植物油，極容易發生反應，也非常易燃。我最近訪問凱特・沙納醫學博士時，她解釋富含植物油的飲食最大的問題在於，這種油非常容易起反應，會讓抗氧化防衛系統產生很沉重的壓力。沙納醫生說：「就算只是吃一餐用放了一週的植物油下去炸的薯條，也可能導致內皮機能失調，長達二十四小時……攝取植物油後，會出現飲食引起的動脈老化。」本章前面曾提過，腦震盪會引發有害的發炎反應和氧化壓力。因為大腦乾重有百分之三十是由多元不飽和脂肪組成，這些發炎的星星之火會在大腦裡，變成足以燎原的森林大火，就像把一根點燃的火柴丟進點火盒裡一樣！食用過量的植物油也會很容易引起類似的狀況。當然，如果抗氧化物攝取得不夠多，更會使問題加劇，因為沒有抗氧化物，你就無法替大腦滅火。典型的美國人抗氧化物攝取量，約有百分之五十是來自咖啡和茶的多酚，所以兩種飲品都不喝的人就有可能落於人後。[38]蔬果是抗氧化物的第二大來源，因此請確保攝取適當的蔬果，做好抗氧化防衛（見表10.1）。

表10.1 | 富含多酚的食物和飲品，以及每份所含的多酚

富含多酚的食物和飲品	每份含量（毫克）
黑醋栗	1,092
咖啡	408
藍莓	395
甜櫻桃	394
草莓	390
黑莓	374
覆盆莓	310
黑巧克力	283
綠茶	173
純蘋果汁	168
紅酒	126
石榴汁	99
紅茶	90

資料來源：J. Pérez-Jiménez et al., "Identification of the 100 Richest Dietary Sources of Polyphenols: An Application of the Phenol-Explorer Database," *European Journal of Clinical Nutrition* 64, Supplement 3 (2010), https://doi.org/10.1038/ejcn.2010.221。

　　大腦具有內建的抗氧化防衛機制。抗氧化酶是身體對付氧化反應的第一道防線，可清除、消滅活性含氧物，但它需要含鋅、銅、鐵、硫等重要礦物質的胺基酸，才能有效運作。維他命E和A可提供脂溶性的抗氧化物；維他命C可提供水溶性的抗氧化物；蔬菜和香料可提供植物營養素，像是綠花椰菜的蘿蔔硫素、深色莓果的花青素、肉桂的桂皮酸。例如，假如你很少攝取維他命E等膳食脂溶性抗氧化物，大腦中的二十二碳六烯酸等脆弱的多元不飽和脂肪，就會出現更嚴重的氧化傷害，使大腦的氧化壓力升高。富含蔬果的飲食可提供許多強大的抗氧化物，保護腦部和身體。最理想的做法是，使用低到中火和健康的單元不飽和脂肪（如特級初榨橄欖油、酪梨油、夏威夷豆油和核桃油）調理大部分的食物，omega-6植物油只使用少到中量。若要高溫烹調，則使用適量的穩定飽和脂肪，如奶油、印度酥油（澄清奶油）、牛油、鴨油等；請注意，椰子油雖然屬於飽和脂肪，但是發煙點只有一百七十五℃，因此不該高溫烹調。

腦部健康解決方案：補給品

　　睡眠、血糖控制、富含抗氧化物的飲食、減少攝取促炎的omega-6脂肪，這些都是腦部健康的重要支柱。那麼，補給品呢？遭受腦震盪的患者以及罹患失智症等慢性退化病症的人，都想知道有沒有補給品可以帶來任何益處。補給品是否具有預防的效果，可增加大腦的韌性，免受頭部創傷的損害？相關的實證研究雖然還不多，但有愈來愈多證據顯示以下這些補給品，可能可以帶來好處：酮酯、omega-3、肌酸、薑黃素。

酮酯

曾在牛津大學進行研究的酮專家布莉安娜・司圖伯斯（Brianna Stubbs）博士說，因為創傷性腦損傷會影響大腦吸收血糖，所以提供替代的燃料來源可能會有重大的治療效益。酮作為大腦的燃料來源，比血糖多出了百分之二十五的效力，而且阿茲海默症患者大腦吸收血糖的能力雖然受損，卻能有效吸收酮。[39]腦震盪後，負責把酮移到細胞的轉運體，增加了百分之八十五之多，顯示大腦在創傷所引起的能量危機期間，會試圖尋找其他燃料來源。酮也被發現會增加粒線體機能和抗氧化酶活動，抑制自由基的產生。[40]研究顯示，補充酮酯可改善胰島素訊號傳遞、增加大腦衍生神經滋養因數，來促進神經生長和修復、支持粒線體健康，還有減少發炎。[41]這些全都是腦震盪和認知衰退的病理生理學，所具備的特徵。

為腦震盪補充酮酯的一個關鍵優勢是，患者不需要完全改變營養策略、採取百分之百的生酮飲食，就能獲得同樣的好處。生酮飲食對運動員來說可能會困難重重、充滿限制，難以實行，而且換成非常低碳高脂的飲食，前幾週可能會出現許多副作用，更別說可能喪失大量電解質（稱作「酮症流感」）。此外，實行生酮飲食也會很容易卡路里攝取不足，陷入低能量可用性的狀態。限制卡路里雖然可能對大腦有所助益，但是運動員在賽季期間，通常需要維持瘦肌肉質量，隨時準備重回場上。在實際應用上，補給品可以讓你輕鬆快速地增加血漿中的酮濃度，也不需要完全實行生酮飲食。

南佛羅里達大學的神經科學研究者和副教授多米尼克・達戈斯蒂諾

（Dominic D'Agostino）博士認為，腦部能量代謝受損，再加上神經發炎，是腦震盪以及進展到危險的慢性創傷性腦病變背後的主因。目前，診斷腦震盪最困難的地方是，核磁共振和電腦斷層等典型的影像技術不夠清晰，無法看出細微的變化。達戈斯蒂諾博士比較偏好可以檢視大腦內部機能活動的新式分子成像技術，如氟化去氧葡萄糖正子斷層造影，因為這種設備能測量大腦吸收血糖的程度，進而偵測腦震盪後微小但重要的變化。氟化去氧葡萄糖正子斷層造影，或許是病患在腦部受傷後最能夠預測大腦狀況的儀器，因為它可以有效測出腦中的血糖代謝。這進一步說明了血糖控制對腦部健康有多重要。

　　跟病理學家奧瑪魯博士一樣，達戈斯蒂諾博士也說，就算沒診斷出腦震盪，有害的次要效應還是有可能會發生。在重擊、跌倒或創傷後，輸往大腦的小動脈和微血管會出現微小的撕裂傷，傷害丙酮酸去氫酶複合體等重要的酶，導致乳酸堆積。在這種情況下，氟化去氧葡萄糖正子斷層造影的成像強度會減少，證實在大腦受傷後，能量流動的確有受到影響，也有出現輕微局部缺血，以及星狀細胞活化所造成的神經發炎。[42]就連沒有診斷出腦震盪的輕微創傷，也還是有可能出現這些嚴重且有害的作用。這個情形很有可能就是馬克‧雷賓、儒尼奧爾‧紹（Junior Seau）、大衛‧杜爾森（Dave Duerson）等NFL球員在職業生涯中經歷過的，也是在NHL扮演保鏢角色的尼克‧波東、韋德‧貝拉克、德里克‧布加德（以及許多許多人），在承受多年肢體撞擊和頭部創傷後出現的狀況。研究清楚顯示，如果沒有給腦部適當的時間修復，頭部反覆受到的創傷，會對大腦不斷累積影響。

　　氟化去氧葡萄糖正子斷層造影，也顯示了腦震盪和阿茲海默症之間的相同點。失智症和阿茲海默症患者的成像較黯淡，類似腦部受傷的運動員會出現的成像。在那些出現慢性創傷性腦病變，已逝的NFL球員身上，可以發現他們的大腦有阿茲海默症後期的典型特徵。服用酮補給品或許能帶來實際的好處，因為阿茲海默症患者的大腦，雖然無法利用血糖這個燃料，卻仍然能夠吸收利用酮補給品。[43]達戈斯蒂諾博士指出，酮補給品也有助於降低興奮的麩胺酸鹽濃度、提高 γ-胺基丁酸的濃度，進而減緩腦震盪造成麩胺酸鹽釋出過量，而導致的過度興奮。酮補給品也能活化麩胺基硫，保護細胞膜不受氧化壓力的損害，並抑制發炎體。這些機制發現都讓酮補給品，看起來像是治療腦震盪和認知衰退的萬靈丹，但相關研究還在非常初期的階段，且絕大部分都是以動物為實驗對象。這些發現可直接適用於人類嗎？這還處於灰色地帶，但是研究正在加快腳步了，未來會得到什麼結論，我們拭目以待。

二十二碳六烯酸

大腦有百分之六十都是脂肪，而其中又有三分之一是由長鏈的omega-3脂肪二十二碳六烯酸所構成，可支持大腦內細胞膜的流動性和結構、細胞訊號傳遞、消炎及神經成長（透過大腦衍生神經滋養因數）。[44]在胎兒發育時期，長鏈的omega-3脂肪二十二碳六烯酸和omega-6脂肪二十碳四烯酸，在中樞神經系統內大量累積，二十碳五烯酸的量則非常少。專家認為，這些高度不飽和的脂肪在人的一生中會不斷地交換，但是我們對於跨越血腦障壁的過程，其實所知甚少。在動物實驗中，補充二十二碳六烯酸可增加中樞神經系統內的二十二碳六烯酸濃度，而補充omega-3則有助改善認知功能、減少神經水腫、提高樹突成長、穩定大腦的能量高低。[45]

在阿茲海默症患者的身上常常可發現腦部二十二碳六烯酸偏低的現

象，研究也顯示多吃富含omega-3的魚類，跟阿茲海默症風險降低，以及認知衰退延緩有關。[46]二十二碳六烯酸數值若偏高，也跟正常老化過程中認知功能喪失，以及出現失智症的風險降低有所關聯。在腦震盪方面，研究顯示補充omega-3可以減輕引起許多症狀的有害次要級聯反應。[47]最近一項有關NFL選手補充二十二碳六烯酸的研究顯示，選手每日可補充多達兩公克的二十二碳六烯酸（基於劑量反應關係），來增加血漿中的二十二碳六烯酸濃度，同時輕微減少腦震盪損傷的替代標記。[48]假如兩公克就能保護神經，使用兩倍或三倍的劑量呢？大腦健康教育與研究所（Brain Health Education and Research Institute）的創辦人邁克爾・路易斯（Michael Lewis）醫學博士，在有關輕微創傷性腦損傷的研究中發現，超生理劑量在臨床實踐上非常有效。路易斯博士經常在腦部受損的頭一個星期，使用高劑量的二十二碳六烯酸（每日二十七公克，分成三次服用）來加速復原。他在最近一篇學術文章中表示：「早期服用最佳化劑量的omega-3，即使是用在預防也能改善結果……在有絕對安全與容忍度的證據下，（omega-3）應被當作主流固定的藥物使用。」[49]擁有數十年臨床經驗的專家所說的話，威力是非常強大的。然而，研究尚未發現四到六公克的劑量，會比三公克的效果還好。腦震盪和認知衰退是極為複雜的，因此研究起來也困難重重。雖然還有很多研究需要完成，但將目前已知的資訊告訴你的醫療團隊負責人可能會有幫助。受傷後最適合的傳統劑量為每日兩到三公克，持續一個月。

支持腦部的肌酸

在運動表現和復原方面，肌酸是很受歡迎又有大量實證加持的補給品，但是卻有很多人不曉得它也能支持腦部。本章前面已經提過，腦震盪

治療疼痛和焦慮的大麻二酚油

　　大麻二酚是六十多種大麻鹼化合物當中的其中一種，最常出現在大麻中。四氫大麻酚是抽大麻者感到狂喜興奮、精神層面受到影響的原因，但大麻二酚不會影響身體的四氫大麻酚受器，因此不會產生四氫大麻酚的典型快感。事實上，身體會透過內生性大麻系統，來製造自己的內生性大麻，有助調節睡眠、免疫機能和疼痛。大麻二酚會活化或抑制內生性大麻系統的其他化合物。比方說，大麻二酚會減少大麻素這種跟疼痛調節有關的化合物的吸收。動物研究顯示，血液中的大麻素含量如果偏高，可減少慢性疼痛、焦慮和發炎。這些都是腦震盪患者常見的症狀，因此「使用大麻二酚作為腦部創傷和焦慮的輔助療法」現在成為十分熱門的研究主題。Omega-3有一個重要的下游效應，就是跟內生性大麻系統產生作用，再次點出它具有強大的治療效果。大麻二酚通常是以油的形式服用，一開始最好使用低劑量，再慢慢增加。大麻二酚的副作用有：疲勞、軟便、食慾改變、體重增加或減少。

會導致大腦出現能量危機，而這時候補充肌酸，便有助於腦震盪後對腺苷三磷酸的需求大增時，維持腺苷三磷酸的穩定。肌酸也能夠恢復膜電位、防止鈣流入細胞（腦部損傷的重大次級反應之一），進而減少活性含氧物、緩和乳酸、直接降低麩胺酸鹽的興奮毒性。[50]腦震盪的病理生理學，和肌酸補給品所能帶來的好處不謀而合，使肌酸不僅可以作為創傷後的治療策略，也能為運動員提供防範，是很不錯的選擇。大部分會進行劇烈肢體接觸的運動項目——橄欖球、英式橄欖球、冰球、綜合格鬥——都會使運動員出現腦震盪的機率大增，並要求他們在訓練上改進自己的肌力、爆發力與速度。因此，這些運動員非常適合補充肌酸（而且肌酸又很安全）。對於完全健康、從未經歷創傷性腦損傷的人（無論是年輕或者較年長的族群）來說，補充肌酸也可改善工作記憶、資訊處理的速度與認知表現。[51]若要預防，男性建議每日攝取五公克，女性每日三公克；但若是在腦震盪後，有些專家推測採取典型的肌酸加載期（每日二十公克，分次服用，連續五到七天）或許可帶來額外的助益，因為肌酸濃度急速增加。

薑黃素

薑黃素是薑黃這個傳統印度香料當中的有效成分，具有多重補腦的效果。它能增加負責把 α-次亞麻油酸，轉換成二十二碳六烯酸的酶，進而提高大腦的二十二碳六烯酸濃度，也能預防脂質過氧化，而這兩種機制都能支持腦震盪復原。[52]然而，在飲食中添加薑黃粉或薑黃汁是不足以發揮這些功能的。薑黃乾重只含有約百分之五的薑黃素，所以你需要食用十公克的薑黃，才能獲取五百毫克的有效劑量。十公克的薑黃非常多！此外，薑黃的生物可用性也不高，所以服用補給品較為理想。目前為止，加州大學洛杉磯分校的專家研發出以脂質為基礎的薑黃粒子，是唯一有用來進行人體試驗的補給品，且研究人員發現單一劑量就能有效改善工作記憶和專注力。不過，這項研究是以較年長的族群為對象，因此效果可能僅限於特定人口。高品質的薑黃素配方，可提高生物可用性（從腸道吸收到體內循環中），也能增加生物活性（吸收後組織利用化合物的能力）。[53]建議選擇含有百分之九十五類薑黃素的配方，每日服用一千兩百毫克（分次）。在飲食中添加膳食脂肪或黑胡椒，也能大幅提升薑黃素的生物可用性，但是潰瘍患者不建議這麼做。

＊　＊　＊

最後，你是否還記得在第二部「燃料」有說到，抗氧化物補給品的實證依據十分薄弱？急性腦部創傷或許是例外。《美國醫學會雜誌》（*Journal of the American Medical Association*）近期所發表的一篇文章表示：「倘若在腦部受傷後盡快服用有效的抗氧化物，有可能大幅限制損傷和發炎的擴散。」[54]大腦在受傷、特別是急性期間，對抗氧化物的需求會大增。一份綜合性的回顧說到：「臨床醫生將抗氧化物治療納入實踐中，有助減弱創傷後的腦部損傷，使病患復原最佳化。」[55]在現實世界中，出現腦震盪的運動員會中止訓練，因此不用擔心抗氧化物會阻礙訓練適應。發生腦震盪時，補充抗氧化物可以為復原帶來正面效應。

心理情感健康是巔峰表現新科學的重點之一。讓睡眠、消化發炎免疫健康和血糖控制達到最佳化，或許有助增加大腦的韌性。如果你的運動項目會需要肢體接觸，一定要確保這些基礎都有顧好，積極參與相關策略。不過，心理和情感健康不只跟生物化學有關，也跟情緒和心態有關。在下一章，我們要來探討情緒和心態如何影響運動表現。

CHAPTER

11

情緒和心態

　　事情發生得令人措手不及。法國和義大利在2006年世界盃決賽延長賽以一比一的比數陷入僵局時，超強足球員席內丁・席丹（Zinedine Zidane）跟義大利隊的後衛馬可・馬特拉齊（Marco Materazzi）你一言、我一語的說了幾句話。稍早，席丹和馬特拉齊已各得一分，整場比賽不停互嗆。此時，在比賽的關鍵時刻，他們在場中央大眼瞪小眼，彷彿兩名隨時準備拔槍的牛仔。然後事情就發生了。席丹情緒失控，出人意料地用頭朝馬特拉齊的胸膛直接撞下去。馬特拉齊戲劇化地倒地。席丹被判紅牌，立刻出場。延長賽繼續，席丹走過隧道，但是藍衣軍團的希望也破滅了，最後因12碼PK戰以五比三輸球。席內丁・席丹輝煌的職業生涯因為這傳遍世界的驚人之舉而宣告終結；他會做出這個舉動，完全是被馬特拉齊的話給激的。眨眼間，席丹在他以職業足球選手的身分，所進行的最後一場比賽中，從英雄變成狗熊。為什麼？在這麼關鍵的時刻，怎麼會有人失控呢？原因就是所謂的杏仁核劫持。

　　你是一個感性的人嗎？你可能不這麼認為，但其實你是。你是人類，所以你很感性。在重要比賽前夕，你是否曾感到緊張？重要時刻來臨前，你是否曾因為滿心期待而心跳加快？碰到棘手困難的事情時，你是否曾感到焦慮煩躁？在陌生環境過夜時，是否曾感到不自在？這些就是情感造成的生理效應。情感會影響你的行為、決策和人際關係（不管你有沒有意識到），如果沒有用對的方式宣洩，你不僅會表現下降，健康也會變差。今天，有百分之七十五的人看醫生是基於跟壓力有關的原因，導致醫療體系每年花費十億美元之多。[1]慢性壓力會使感冒、心血管疾病、憂鬱症、甚至是提早死亡的可能性增加。在辦公室待一整天和現今永不間斷的連網文化，讓人們總是處在忙碌的壓力狀態之中——無論你是運動員、生意人或為人父母者，而這種持續不斷的打或逃狀態會對大腦、韌性和情緒穩定造成很沉重的負擔。

持續性的壓力會從根本上影響你的大腦，改變其運作的方式。有一項研究以每週工作超過七十個小時、日常壓力總是很大的人為對象，發現他們的杏仁核——大腦偵測威脅的雷達中心——特別大，且前額葉皮質和杏仁核之間的連結（在壓力大的時候，負責減少劇烈的情緒反應）較弱。[2]壓力過大的人無法下調自己的情感反應，因為他們的大腦持續被困在壓力反應過大的狀態之中。如果白天訓練或工作無數個小時（運動員經常是兩者皆是！），又無法控制好心理和情感的壓力，你很容易就會復原不良，損及訓練和表現的能力。

情感的力量是個很強大的武器。任何一個高水平的運動員或教練都會同意，情感對菁英運動表現來說非常重要。在國家橄欖球聯盟、英格蘭足球超級聯賽、美國國家大學體育協會，工作超過十四年的運動心理學家兼神經生理學家約翰・蘇利文（John Sullivan）心理學博士說：「跟運動員產生連結最快的方式就是透過情感。」為什麼？情感大腦對事件做出回應的速度，比思考大腦還要快，若能有技巧地掌握情感，便有可能提升表現。反之，如果你缺乏這些技巧，情感就有可能限制運動員（或是一般人）的表現與成長。蘇利文博士表示，大腦的情感系統是第一個發育出來的，讓我們遠離威脅，必要時甚至靠近危險。從演化的觀點來看，情感系統成功幫助了我們生存興盛。情感讓人與人之間產生連結，進而找到伴侶繁衍後代。

但，究竟何謂情感？不同的領域雖然有許多科學定義，但是蘇利文博士說，專家一般同意以下的說法：「情感是一種複雜的心理生理狀態，具備三個要素：主觀經驗、神經生理反應，和行為或表現反應。」例如，如果一場大比賽讓你感到充滿壓力，你會經歷各種神經生理反應，像是心率、呼吸速率和腎上腺素上升，接著你會做出反應。高水平運動員通常可以在這種情況下大放異彩，但是在面臨這麼大的風險時，許多人沒辦法。蘇利文博士說：「面對自己的情感如何做出反應以便支持（而非妨礙）自己的表現，是解鎖表現潛力的關鍵。」

當然，壓力不是壞事，不管是在訓練或生活上皆然。健康心理學家兼史丹佛大學的講師凱莉·麥克高尼戈爾（Kelly McGonigal）博士說：「壓力是你的朋友！」她的研究發現，在高壓環境之中卻不認為壓力不好的人，不會出現任何壓力造成的健康風險，甚至擁有最低的早死風險。她指出，光是「認為」壓力對自己不好，就會使健康惡化，提高提早死亡的風險。麥克高尼戈爾博士也說，感到壓力不是一件壞事，因為這代表兩件非常重要的事：你很在乎，而且你覺得自己可以帶來改變。壓力變大時，銘記這點很重要。在過去十次冬季和夏季奧運幫助加拿大奧運隊的知名運動心理學家彼得·傑森（Peter Jensen）博士同意這個說法，認為壓力是一種殊榮。他說到傳奇冰球教練麥克·巴布柯克（Mike Babcock）在2010年奧運冰球決賽前夕，對加拿大隊所說的話：「沒在這裡的運動員，沒有一個人感覺到壓力。」巴布柯克教練的意思是，如果你不夠優秀，進不了這支球隊，那你就不會有壓力。傑森博士告訴他的運動員：「你會有壓力的唯一原因，是因為你有機會。」壓力是一種殊榮。壓力讓籃球得以回彈；傑森相信，這也能讓人們得以回彈。如何控制情感和精力，是在太多和太少之間達成平衡的關鍵。

情感不僅會影響每天的表現，也會影響你如何回應訓練旅途上所面臨的挑戰，和運動生涯中遭遇的阻礙。進步不是筆直的，一定會有高低起伏。到了某個點，進展會停滯，你沒辦法一直打破個人紀錄，或是成為場上或健身房最強的運動員。這時，你的情緒智商和心態就會變成克服挑戰、獲得成功的祕密武器。大腦對表現有多重要？去年，我跟MLB、NBA、NHL、NFL等體育聯盟的職業運動負責人，一起參加表現領導者負責人論壇的研討會，大家一致認同人類表現的下一個探索目標就是大腦。人類靠情感產生連結，那可以是運動員跟運動員之間、教練跟球員之間，或是醫生跟病患之間。激勵、學習、傳授和領導的能力，非常仰賴一個人的情緒智商。

但，什麼是情緒智商？著有《情緒智商》（*Emotional Intelligence*）一書、同時也是正念與冥想先驅的心理學家丹尼爾・高爾曼（Daniel Goleman）博士這樣描述一位具有情緒智商的人：「可以察覺自己感受到的情緒、加以控制並不被其所淹沒。」[3]高情商的人具有很強烈的動機；高情商的人有辦法察覺他人的情緒反應；高情商的人會根據自己察覺到的東西有效管理人際關係。運動員、教練和從業人員最在意的可能是最後一點。聽起來很容易，對吧？可是，情緒智商大部分在童年時期就已形成，因此在你發覺它有多重要之前，就已經根深蒂固了。你當然無法讓時光倒流，重新塑造自己的情商，但好消息是，你可以加以訓練之，從其他運動員之中脫穎而出。

運動是情緒化的活動。如果無法處理負面情緒，就無法在最高的水平上獲得成功。如果不能有效地抒發負面情緒，就永遠不能發揮最大的潛力。簡單來說，如果情感方面的能力不到位，如果沒有辦法自我覺察，如果不能控制令人沮喪的情緒……，無論你有多聰明，也走不遠。蘇利文博士下面的這番話說得相當好：「不是要壓抑情緒，而是要懂得運用情緒來達成目標。」這個觀念可以應用在體育上，也可以應用在日常生活中。為了培養冠軍心理，你應該先了解自己感受到某種情緒時，大腦發生了什麼事，接著才能充分體會那些培養同理心、自我同情和感恩之心的策略，如何為你帶來勝利。

情緒與大腦的演化

邊緣系統是大腦的情緒中心，由三大部位組成：下視丘、海馬迴與杏仁核。下視丘就像交響樂團的指揮，控制你對情緒做出的反應；海馬迴負責調節新陳代謝、飢餓、口渴、體溫等，也在睡眠這件事上扮演重要的角色。另外，海馬迴也宛如記憶的倉庫，但是因為容量有限，因此當你睡著後，它便將記憶上傳到大腦皮質進行統合，變成長期記憶。最後，杏仁核就如前面所提過的，是古老的潛意識大腦最根本的部位之一，負責在面對危險和威脅時做出恐懼、憤怒或攻擊性等原始反應（同時也會對愛與溫柔等事物，做出正面的情緒反應）。

創造、表達情緒不完全是大腦的工作，心臟和腸道也跟情緒關聯密切。這條古老的連結就是迷走神經，從腦幹（以及小腦）出發，通往心臟（與其他重要的器官），最後在腸道終止。迷走神經就像大腦和腸道之間的反饋迴路，不停偵測你的情感和生理狀態，以及外在環境。心臟和腸道在這個過程中扮演重要的角色，兩者都像你的第二顆腦，負責解讀資訊，再傳遞給大腦，讓它做出反應。

心理與情感方面的健康，是巔峰表現新科學的最後一個關鍵。睡眠不足、血糖控制不佳，與消化系統干擾（還有隨之而來的發炎與免疫反應）全都會大大影響你思考的方式、你的樣貌和感受。第一章提到，晚上睡不到七小時會嚴重損害你的免疫力、使血糖更惡化，並傷害記憶和大腦機能。最近有一項研究發現，睡眠不足還會讓你無法擺脫負面想法。[4]想想陷入打擊低潮的棒球選手、投不進球的籃球選手，或遲遲無法突破個人紀錄的奧運舉重選手：他們失敗的原因是技術性的，還是因為大腦無法擺脫負面想法？蘇利文博士在他的著作《大腦永遠勝利》（*The Brain Always Wins*）中清楚點出情緒的重要性：「情感健康是大腦內所有好的變化，以及其他健康參數的主要驅動力。」情感是完全解鎖運動與表現潛能的手段。然而，這也有可能是阻礙成功的陷阱。承認負面情緒會限制表現是一回事，發展有效的策略來對抗負面情緒又是另一回事。

自我鼓舞的力量

小威廉絲（Serena Williams）說不定是史上最厲害的女性網球選手，她的力量、爆發力和速度，以及優秀的技術和策略能力，使她成為每一場巡迴賽最耀眼的明星。但，她能成為冠軍不只是因為這些原因。為了持續打敗對手、贏得重大巡迴賽，小威廉絲花了很久的時間，駕馭比賽的心理層面。每一場比賽，對手都會特別賣力地要擊敗小威廉絲。身為強者，每個對手都會盡最大的努力對抗你。像小威廉絲這樣的名人堂網球選手，都必須面對這般巨大的壓力，因此光是在體能上有高超的本領，是無法讓她年復一年獲勝的。比賽時，小威廉絲會利用自我鼓舞和「強大的念頭」，來讓自己保持專注與自信。幾年前，小威廉絲總會在換邊休息時間低頭看腿上的一個小本子：

「妳一定會晉級」

「妳一定會打出旋球」

「妳是第一名」

「妳一定會贏得溫網！」

　　如果最強的女性網球選手、甚至有可能是所有運動項目中最強的女性運動員，都需要經常進行心理修練才能成為第一，那我們其他人呢？大腦天生會產生負面想法，如果不好好駕馭、引導那些限制能力的思維，你就很難打敗對手，一次又一次地贏球。大部分的網球專家都同意，小威廉絲的心理素質是使她脫穎而出的關鍵，而不只是她的體能天賦。自我鼓舞是很強大的武器。

　　阿拉巴馬大學的知名教授威爾・哈特（Will Hart）博士發現，你怎麼描述自己的處境——無論是在運動或生活中——會決定你實際上如何看待、經歷、參與那個情境。自我鼓舞是經過證實的策略，可提升自信、心情和生產力。[5]聽起來很簡單，但即使是職業運動員，也很難克服負面的自怨自艾心理。對自己說負面的話，很快就會把小事情變成大問題，除了讓心情、動力跌入谷底，還能造成每個運動員一定會經歷的……表現下降。每個運動員不管有多厲害，都一定曾讓負面的自我對話影響比賽的結果。人中之龍跟別人不一樣的地方是，他們有能力把內心的獨白導到正確的方向，硬是遠離潛意識中充滿疑慮的思想。最厲害的運動員懂得重新說故事，他們對不理想的比賽或表現只有短期記憶，很快就不會再去想那些事。

　　對大部分的運動員而言，最困難的部分在於投入時間，培養改變內心聲音的技巧。最偉大的運動員當然不可能在一夕之間，練出必殺發球、快速的第一步或輕鬆舉重等技巧。這些都是需要練習的，而且是一次又一次不斷反覆的練習。在培養心理素質時，你也必須要有同等程度的投入。現代心理學之父阿爾伯特・艾利斯（Albert Ellis）發現，你怎麼說（和想）自己的經歷，會大大影響你如何看待之。想法跟情感是密切相關的。諸如「太難了，我永遠不可能做到」這樣的想法，會使你處於焦慮擔憂的狀態中，妨礙表現。你或許覺得這只會造成短期的影響，但是自我對話其實會進入你的潛意識裡。如果你開始內化負面的自我對話，這就有可能變成重大的表現障礙。

想想老是在關鍵時刻雙發失誤的網球選手。他們明明非常努力，二次發球練得很認真，到了重大比賽最關鍵的時刻，卻還是失誤了。這真的是技術方面的問題，還是只是內心卡關了？同樣地，比賽時老是無法突破個人紀錄的舉重選手，比賽時的內心獨白，很有可能跟練習的時候完全不同。為什麼有些運動員在練習時可以輕而易舉地發揮表現，但是當重要時刻來臨，卻無法發揮同等的表現？心態扮演了非常重要的角色。

最優秀的運動心理學家會告訴你，問題不是問題，而是轉機。自我對話時，你的語氣必須要很篤定：「我是……我一定會……我欣然接受……」一旦使用了「可是」這個字眼，你就會把自己變成受害者。要培養冠軍思維，就不能成為受害者。著名的古羅馬哲學家愛比克泰德（Epictetus）說：「時勢不會造就一個人，只會讓一個人發現真實的自我。」你沒辦法控制自己身上會發生什麼事，但是要對那些事情做出什麼樣的反應，完全操之在你手中。塵埃落定之後你要做出什麼舉動，完全由你自己決定。別再怪教練了，別再怪隊友了，別再怪父母了。自己做出改變吧。當你下定決心，告訴自己：「我願意……」你就可以把當下的處境從難關轉變成可能性和潛在機會。世界知名的幹細胞研究者布魯斯・李普頓（Bruce

打通自我對話的任督二脈

有很多很棒的學術著作，專門在探討自我對話這個主題。我湊巧找到了一本書，推薦給運動員看後，想不到竟深受他們的喜愛。這本書叫做《他X的振作起來！》（*Unf*ck Yourself*），是個人成長教練格里・畢曉普（Gary Bichop）所寫的，非常實用又親切，讀起來很輕鬆，可以幫助客戶開始培養正面的自我對話。每天早上起床時，試著反覆唸下面這幾句話的其中一句，或是貼在鏡子上，讓自己每天都看得見：[7]

「我願意……」

「我不期望任何事，我接受任何事……」

「我欣然接受不確定性……」

或者：

「我很有韌性……」

「想法不會造就我，行為才會造就我……」

「我一定會贏……」

你也可以自行創造比較符合你的目標和核心理念的句子。反覆進行正面的自我對話是很強大的工具，可以磨練運動員的心態。

Lipton）博士發現，我們這輩子每一天做的所有事情，有百分之九十五都是被潛意識控制。[6]表面上看不見的深沉意念，創造了你在表現上（和人生中）行走的道路。正面的自我對話是個很好的開始，但是隨之而來的自信並不是萬靈丹。自信也會帶來特定的問題。

自信可能帶來的問題

菁英運動員都很有自信。想到麥可・喬丹、韋恩・格雷茨基（Wayne Gretzky）、湯姆・布雷迪，或是基斯坦奴・羅納度，你會想到絕對的自信。這是多年來不斷獲得勝利自然會有的結果。幾乎每一位高水平運動員都會告訴你，自信在運動界很重要，如果不夠有自信，就可能被陣陣來襲的自我懷疑擊垮，失去鋒芒。我在訪問寫了《成功不再跌跌撞撞》（*Barking Up the Wrong Tree*）這本精彩著作的艾瑞克・巴克（Eric Barker）時，他說：「沒有人會寫有關自信過頭的書。我們都把自信當作毫無限度的特質，好處永遠也不嫌多。」[8] 你需要有自信才能在體壇獲得勝利，但是事情總是一體兩面的。

發揮最佳的表現時，很容易自信滿滿。當你百發百中、連連達陣、持續打破個人紀錄時，你會感覺自己站在世界頂峰，自信對你來說是理所當然的。你就是知道自己做得到。你知道你能打敗最強的人，感覺一點也不難。可是，有一天，這一切突然終止了。你投球再也投不進，槓鈴不知為何感覺比以前重，起跑速度變慢了。

自信到了極致的地步，就會變成自大。你不僅自信過了頭，還變成以自我為中心，非常自戀。更糟的是，太多自信使你聽不進去別人的建議，包括教練、隊友、表現團隊等。今天有很多在Instagram和推特上聲名大噪的網紅，還沒做出什麼成就便出了名，這種情況很容易變成一個圈套。研究顯示，自信會產生的問題不是錯覺造成的，就是依附性的。錯覺自信的意思是你以為自己很厲害，實際上卻沒那麼厲害。當然，有時候這並沒有問題。在菁英運動中，這通常是件好事。拿自己跟NBA傳奇球星勒布朗‧詹姆士（LeBron James）、國際足球巨星基斯坦奴‧羅納度，或綜合格鬥冠軍康納‧麥葛瑞格（Conor MacGregor）比較，然後懷疑自己的能力，是不能成功的。第一次射門得分成功，或推桿進洞贏得大師錦標賽，你的心裡不可能想著「不要搞砸」。同樣地，在商界，如果沒有自信，你不可能在會議上向團隊或聽眾，發表慷慨激昂的談話。說服自己你比其他人強——就算這不是事實——可能是在體壇（還有人生）得勝的關鍵。然而，如果自信過於誇大，要是勒布朗‧詹姆士灌你的籃、羅納度變成你的對手射門得分，或者麥葛瑞格把你打量了，那怎麼辦？在你經歷失敗或遭遇幾次挫折之後，錯覺自信很快就會把你壓垮。舉例來說，在今日的青年體壇，菁英運動員很快就變成社群媒體的巨星，有好幾萬的追蹤者。媒體大肆的宣傳很快就會脫離現實，把球員吹捧到比他們實際能力高上許多的地位，但是等他們在大學或職業體壇曝光後，他們的自信會立刻直直跌落。有一點錯覺自信或許是件好事，但太多則會讓你很容易就失敗。在菁英運動中，你遲早會曝光（這是必然的），所以你該如何應對？

你的自信如果不是錯覺造成的，就很有可能是依附在某件事物上。意思是，你需要依靠某個特定事物才能感到自信。對菁英運動員而言，這件事通常是他們的明星球員身分，以及周遭的人都知道他們是明星球員的這個事實。艾瑞克‧巴克說，把自己的幸福緊緊依附在表現上是很危險的。在我訪問他時，他表示：「你每天起床後都必須叱咤風雲，才會感覺到自信。可是有時候，你沒有處在最佳狀態中，沒辦法叱咤風雲，那怎麼辦？」在菁英運動中，這種事情發生的次數可能比運動員願意承認的還多（好的教練一定會點出來）。如果你的自信是依附性的，就很難重拾風采，獲得穩定一致的結果。

讓NBA最不會罰球的球員教你培養自信

安德烈・卓蒙德（Andre Drummond）是NBA最不會罰球的球員。在他的頭五個賽季中，他在無人較勁的十五英尺距離，罰球的命中率為百分之三十八，每年都是NBA命中率最低的，也比NBA百分之七十五的平均命中率低上許多。[9]罰球是籃球少見的時刻，選手可以在毫無守備壓力的情況下嘗試得分，跟比賽中的其他任何一種投球類型完全不一樣。在準備得分時，對手倘若犯規，比賽就會暫停，選手可以到罰球線進行罰球。這種投球類型為什麼對安德烈・卓蒙德（還有其他許多球員）來說這麼難投？比賽的流暢感被中斷了，每一個人都在看他，再加上球員有很多時間可以慢慢思考，甚至思考過頭、開始害怕失敗。奧蘭多魔術隊（Orlando Magic）的投球教練戴維・洛夫（Dave Love）說：「想像一下你正站在兩萬人面前，他們不是真的很希望你投進，就是真的很希望你沒投進。整場比賽中，只有這個時候球員會感覺到大家都在看他，而且只看著他。」如果你是NBA最不會罰球的球員，你會有什麼感受？卓蒙德在練習罰球時雖然投得進，但是當比賽大家都在看他的時候，他卻完全變了個樣。更慘的是，到了比賽尾聲，對手會故意在卓蒙德準備投球時犯規，因為他們知道他投不進，這樣就能把球搶回來，藉此拉開分數距離贏得比賽。最後，事情演變到底特律活塞隊（Detroit Pistons）不得不在比賽尾聲請卓蒙德——他們最強的球員——下場。不意外地，卓蒙德完全不敢靠近罰球線。雖然他一直不斷努力修正自己的技巧，卻沒有任何進步。結果，在2018年，情況突然起了變化。安德烈·卓蒙德連續半個賽季在罰球線上，投進百分之七十五的球，而且當年度的命中率比他的生涯平均值高了百分之二十。他是如何做到這麼重大的轉變的？答案就是他的大腦。卓蒙德重新聯繫以前的一位教練，把焦點從技術性技巧，轉移到自己的心態。以前，卓蒙德在罰球線上總是很緊張。他會在沒投進之後盯著籃框，或是慢慢走到半場。教練幫助卓蒙德回到專注的狀態，讓焦點重回當下那一刻，使他開始放鬆，脫離思考的大腦。卓蒙德說：「我花時間找到真正能讓我在線上保持平靜的東西，即使我沒投進，我也會回想讓我保持正面的那件事物……」他再也不會走到半場思考自己的策略，而是站在線上，盯著籃框，深呼吸放輕鬆，然後投球。頭腦清晰，策略也就清晰。卓蒙德的表現之所以提升了，不是因為他花了更多時間練習（他之前就有這麼做過，但是沒有效），而是因為他探索了自己的情感。卓蒙德的自信不再依附在把球投進這件事上，結果卻成功比以往投進更多的球。

大部分的運動員都沒發覺他們的自我價值感，其實緊緊依附在自己的表現上。運動就是他們的身分認同。甲是全明星籃球員，乙是奧運舉重冠軍，丙是國際田徑巨星。但是，當你不再是第一名的時候怎麼辦？甲、乙、丙到時會變成什麼？聽起來很抽象，但是如果你的自我價值感，跟表現之間的連結太過緊密，你的自信最後一定會受到打擊，而你可能無法承受。比方說，假如你是NFL第一輪選秀被選上的人。你千辛萬苦成為職業選手，親朋好友和粉絲都大力盛讚。然後，第一個賽季展開了，你發現晉級到下一個階段的落差，比想像中還大。你努力跟上，你表現不佳，你被粉絲和媒體批評。不知不覺間，一兩個賽季就這麼過了，球隊突然決定讓你走，你又得從頭開始。可是，這一次你不再是超級巨星。你被困在場邊，沒有媒體為你大肆宣傳，沒有你上場的時候，你的自信也沒了。因為你的自我價值感跟表現緊密連結，你的自信就這樣跌入谷底。你要如何逃離這個困境？有沒有可能培養出幫助你從低潮重新崛起的技能？無論你是高中、大學、職業或高水平的業餘運動員，這種困境都是真實存在的，會深深影響你在體壇上是否成功，也會波及生命中其他的幸福事物。這是不是表示，你不應該感到自信？絕對不是。不管在哪一個水平，你都需要自信。然而，在自信提供的所有好處，跟錯覺或依附的自信帶來的一切壞處之間，其中有個中間點，那就是：正念和自我同情。

正念和小紅點

概略來說，正念指的是把全副的注意力放在當下的能力。在現今這個社群媒體串流不斷、智慧型手機持續放送各種資訊的世界裡，擁有正念的技巧變得愈來愈重要。我們生活在一個資訊量豐富、專注力貧乏的世代。你不是接收到大量資訊，就是專注在某一個特定領域，專家表示我們不可能同時做到兩件事。不斷接觸臉書的近況更新、推特的貼文和Instagram的照片，會耗費你的注意力資源，最終奪走你的焦點。我們今天獲得的資訊量是上一個世代的五倍，聽起來很棒，但卻帶動了注意力喪失的流行病。正念可以提升你維持專注力的能力。

今天，我們的集體注意力缺失症幾乎是可預期的。在社會規範方面，注意力在短短一個世代就發生巨大的變化。觀察餐廳內面對面坐著的一對情侶就知道，他們很有可能都把注意力放在自己的手機上；看看一群年輕的運動員如何互動，他們可能全都低著頭沉浸於社群網站。這種只有百分之五十「在場」、一邊聆聽周遭事物，一邊玩手機的新社交型態，是一種注意力缺失。不管你是想在球場上、董事會，或者自己家中陪伴孩子時發揮最佳表現，專注力都是表現的關鍵。

其實，即使什麼也沒做，你的大腦還是非常活躍，甚至比你在進行一件複雜的活動時還要活躍。為什麼？華盛頓大學的神經科學家馬庫斯・賴希勒（Marcus Raichle）博士所做的研究，就是想回答這個令人不解的問題。大腦會消耗身體代謝能量的百分之二十，而無論你是在睡覺或是解一道複雜的數學題，這一點都不會改變。賴希勒博士發現大腦有所謂的「預設模式網絡」，會在腦部專注在特定任務時冷靜下來，需要腦力的任務完成後又馬上變得活躍。進行研究期間，他問受試者什麼也不做的時候都在想些什麼。他們回答，自己的腦袋會充斥各式各樣的想法。[10]「我做這件事有做對嗎？」、「不知道他們想知道我什麼事？」等等。賴希勒發現，心思開始遊蕩時，會飄到跟「自己」有關的想法：我的訓練、我的營養、我的Instagram貼文、我的壓力、我的人生。這個預設模式讓一切事物變得跟自己會受到這些事物的什麼影響有關，使你變成自己宇宙的中心。哈佛近期的一項研究發現，我們的大腦有百分之五十的時間都在遊蕩。也就是說，這個預設模式一直都在運轉，把我們變成自己的電影裡的主角。[11]

成為主角哪裡有問題？正念專家似乎都一致認同，心思四處遊蕩的腦袋是不快樂的腦袋。更糟的是，我們似乎天生就會去想自己面臨的威脅。大腦的預設狀態就是會想發生在我們身上的壞事，而不是好事，而這可能會大大阻礙運動員的表現。某某高爾夫球選手總是記著沒打好的球，不去想自己打過最好的球；某某籃球選手總是記著沒投進的罰球，不去想自己投進的罰球；某某奧運舉重選手總是忘不了沒舉成功的時候，而不是輕而易舉地想起自己的最佳紀錄。練習正念可提高認知掌控，幫助你培養維持注意力的技巧，進而防止遊蕩的心思和負面想法滲入潛意識裡。高爾曼博士說，人們必須「加強心智的肌肉……也就是專注力。」冥想是協助你維持注意力的好工具。在冥想期間，你的心思會到處遊蕩，注意力會鬆懈（初學者會覺得自己的心思好像只會遊蕩而已！）。練習冥想可以幫助你收心。

正念也能增加工作記憶，將短期記憶轉換成長期記憶。運動員的運動項目如果是像橄欖球這類遊戲規則，或戰術很複雜的運動，或者運動員需要花很長的時間才能習得技巧，那麼支持大腦的正念能力將十分有幫助。研究顯示，練習正念的學生，在美國學術水準測驗考試（Scholastic Assessment Test, STA）中表現也比較好，證明正念對學習具有正面影響，有助於學生運動員平衡訓練與課業。[12] 可惜，在運動界，人們還是認為冥想「很無聊」、「很緩慢」、「很奇怪」，致使許多運動員無法充分利用終極的表現資源：大腦。人類表現的未來就掌握在大腦的威力，而正念是解開這項潛能的門路。從現在開始，我們應該像訓練身體一樣訓練大腦，讓運動潛能最佳化。以下描述的「小紅點」故事，是個很好的正念典範。

在2010年某天，讓高爾夫球選手壓力最為沉重的情境如火如荼地展開了。有一位年紀輕輕、天賦異稟的高爾夫球選手，在蘇格蘭歷史悠久的聖安德魯高爾夫俱樂部（St. Andrews Golf Club）所舉辦的英國公開賽中大顯身手，但他不是老虎伍茲（Eldrick "Tiger" Woods）、菲爾・米克森（Phil Mickelson），也不是羅伊・麥克羅伊（Rory McIlroy），而是來自南非的無名小卒路易斯‧歐修辛（Louis Oosthuizen）。在公開賽頭三天，歐修辛打得很漂亮，以四桿領先，進入公開賽的最後一回合。高爾夫球這種個人運動項目的挑戰，就在於選手所要面臨的龐大壓力，尤其是在重要賽事的最後一回合。幾乎每一次、似乎毫無例外地，經驗不足的領先選手，會被這沉重的壓力給壓垮，輸給排行榜上較落後，但全力衝刺的超級巨星。這種情況屢見不鮮。所以，歐修辛怎麼有辦法在星期天震懾全場，憑著英國公開賽史上最大的比數差距之一贏得比賽？答案就是小紅點。在進入英國公開賽之前，歐修辛的表現雖然很好，卻無法突破進入優勝者行列的那個點。每到關鍵時刻，負面想法就會悄悄跑進他的腦海，使他無法揮出致勝的一桿（雖然他在練習時，總能輕而易舉地擊出同樣的球）。歐修辛認為是時候雇用一名運動心理學家了，於是他跟知名的卡爾‧莫里斯（Karl Morris）博士合作，一起提升他的水平。莫里斯博士建議他使用一個很簡單的策略。他請歐修辛用麥克筆在高爾夫手套的大拇指位置，畫一個小紅點，並要他在每次揮桿之前，把全部的注意力放在這個小紅點上。其他的一切都不重要，所有的焦點都要放在那個小紅點。結果，歐修辛使用這個技巧清除腦中的負面想法，在公開賽的最後一回合，保持雷射光一樣的專注力，促使他在全世界最厲害的高爾夫球選手中，以七桿之差贏得名留青史的勝利。維持專注力——在小紅點上——的能力讓歐修辛獲得第一個重要賽事的冠軍頭銜。

失去理智：杏仁核劫持

　　你是否曾跟隊友或教練吵架，說了一些讓你之後很懊悔的話，就像本章開頭描述的席丹事件一樣？跟伴侶或配偶呢？大多數的時候，當紛爭平息了，你會對自己說過的話感到羞恥。這是大腦面對危險或威脅時，演化出來的反應不小心在現代失控的結果。杏仁核是大腦的危機警報系統，透過感官的即時輸入，在全身上下偵測危險（或安全），並且對我們需要留意的任何事物（不管重不重要）做出反應。大腦迴路同時連結到強烈的情感反應和強烈的專注，就是為什麼當你感到威脅時會極度分心的原因。

大腦察覺到威脅時，杏仁核會立刻做出行動，分泌大量腎上腺素與皮質醇，引發打或逃反應。這會癱瘓大腦負責執行控制、判斷行為恰當與否的前額葉皮質部位。當裁判做出不公平的判決，或是有人在高速公路上超到你前面時，就是這個部位阻止你大吼「混帳」（雖然你可能很想這麼做）。大腦感覺到威脅或者你覺得自己受到不公平的待遇時，杏仁核會抑制思考大腦的行動。你會執著在那個威脅上，有一瞬間失去思考能力（就像席丹對馬特拉齊的譏諷，所做出的反應一樣）。這就稱作杏仁核劫持。

有趣的是，雖然杏仁核在出生時就已發育完全，但前額葉皮質卻要等到二十幾歲才會發育完全，因此青少年和年輕人的情緒反應，才會比成年人還強烈激動。杏仁核的抑制行為，也會影響到記憶的高低等級，改變你排序記憶的方式，轉移你當下專注的點。你的大腦只在乎那一刻正在影響你的事物。這種記憶變遷會封鎖較長期深沉的觀點。跟教練或隊友發生爭執，或者覺得自己在隊上的地位受到威脅的時候，這就會帶來很大的問題。最後的結果是，你會做出之後會懊悔的反應。想要改善自己面對困境時的應對能力，就必須讓杏仁核冷靜。埃默里大學（Emory University）近期所做的一項研究發現，練習正念可以減少杏仁核對壓力刺激做出的反應。[13]正念也被證實可以減輕杏仁核劫持反應，讓杏仁核不要這麼「活躍過頭」，減少抑制理性和有效決定的可能性。

如何培養正念能力

　　培養正念、察覺當下的周遭環境，可以幫助你應付會帶來壓力和焦慮的負面想法與感受。練習正念可以讓你把情緒的能量，導向自己的目標，使你不會受到負面的自我對話，和自我阻礙所害。透過正念練習來創造清晰、平靜、堅定的心靈，可以幫你克服人生出現的任何挑戰。以下提供三個簡單的技巧：正念呼吸、正念覺察與正念沉浸。

　　正念呼吸是一個簡單而又非常有效的策略，許多教練都會納入訓練計畫中。在運動前的暖身，或運動後的冷卻時期，都很適合使用這個策略。做法如下：

1. 躺在地上，膝蓋彎曲，腳掌貼地。
2. 把雙手（或有點重量的小東西）放在肚子上。
3. 吸氣，把注意力放在朝天空膨起的肚子。
4. 吐氣，感覺肚子朝脊椎往下凹。
5. 每次吸氣或吐氣要持續兩到四秒。

　　這個練習有助培養注意力和正念，而且青年運動員也很適合。正念呼吸也可以邊走邊做，吸氣三到四步，接著吐氣三到四步。把注意力放在呼吸上，維持呼吸的節奏，是建立正念專注力的好方法。最後，在重大比賽或公司發表簡報等充滿壓力的情境發生前，你可以應用美國海軍海豹部隊裡一個非常成功的策略——四分鐘操練。很簡單，吸氣四秒鐘，吐氣四秒鐘，反覆進行四分鐘的時間。壓力愈來愈大時（或者像海豹部隊必須躲子彈的時候！），這個策略可以消除焦慮，把注意力放在該放的地方。

　　正念覺察是清空腦中負面想法的一種練習。採取舒適的坐姿十分鐘，讓各種想法自然浮現。倘若負面想法出現了，就給它貼上負面想法的標籤，然後想像自己把這個想法丟進垃圾桶。讓自己脫離負面想法。我發現，進行這種冥想練習時盤腿會有幫助，因為這個姿勢會讓我的臀部和背部有一點不舒服。我會開始出現「我的臀部好痛」或「我的背部緊繃」等想法，然後當我就這樣靜靜坐著，我會把焦點轉移到「臀部的位置不太舒服」這樣的想法，讓自我遠離注意力的焦點。愈抓到技巧，不適感就會愈少。

　　正念沉浸指的是歡喜進行日常瑣事的能力。瑣事是把大腦的預設模式關閉的好機會，可以讓你更深沉地專注在正在進行的事務，諸如洗碗、摺衣服或是準備隔天的餐點。換句話說，瑣事讓你有機會集中注意力。有趣的是，這樣做也會讓這些事情變得更討喜！將冥想和正念融入生活中的方式有很多種，重點是要找到你喜歡的方法，試著連續實行八到十週，以獲得最好的效果。

體壇巨星、自我同情與心理病態

　　正念是面對壓力還能維持專注與焦點的能力，許多傳奇運動員都具備這個特質，包括麥可·喬丹、柯比·布萊恩（Kobe Bryant）、老虎伍茲、湯姆·布雷迪、克萊頓·克蕭、羅傑·費德勒、小威廉絲與基斯坦奴·羅納度。但是，這個特點在另一個不怎麼令人欣賞的族群身上也很常見：心理病態者。牛津大學的心理學家與《非典型力量：暗黑人格的正向發揮，不受束縛的心理超人》（*The Wisdom of Psychopaths*）這本精彩著作的作者凱文·達頓（Kevin Dutton）博士發現，菁英運動員、執行長，以及心理病態者其實有許多的共通點。他們都能維持專注力（也就是擁有正念）；為了輸贏不計代價；遇到困境、快要落入失敗境地時，有辦法憑著堅定意志克服；應付任何對手從不展現恐懼；總能專心完成手邊該做的事；在緊要關頭總是可以立刻做出行動。雖然我們每一個人多多少少都有這些特質，但是在菁英運動員和高成就者的身上，這些特性比一般人鮮明許多，而且受到教練和粉絲的高度讚賞。

從演化的觀點來看，基因組成有可能是好強到有暴力傾向，以及心理病態行為背後的原因。維吉尼亞聯邦大學（Virginia Commonwealth University）臨床心理學的榮譽教授肯特・貝利（Kent Bailey）博士認為：「一定程度的掠食暴力行為，在狩獵大型野生動物的尋覓與獵殺面向中是必須的。」[14]這些人在科學文獻中被稱作「戰士老鷹」，在對抗外來入侵者，或追殺危險的獵物時非常有用。諷刺的是，冷漠無情、毫不在意他人想法的這些人，使他們在不確定或危險的處境中最有可能如魚得水。這不禁令人聯想到理查德・葛瑞恩尼爾（Richard Grenier）的一句名言：「人們夜裡可以睡得安詳，是因為粗人隨時準備好為他們施展暴力。」

當然，在太平時期，這樣的特質會帶來反效果。冷酷無情的心理病態特徵、具有暴力傾向，會在團體裡形成威脅。在沒有敵人或危險可對抗的情況下，戰士老鷹會對自己人做出不理性，且難以想像的傷害，雖然他們應該要保護的就是這群人。換句話說，他們會做出心理病態的行為。

今天，我們認為心理病態者是全然邪惡的人（他們的行為也絕對是如此），但是科學發掘的真相似乎沒那麼簡單。組成心理病態的特徵有程度高低之分，且這些特徵有很多本身並不是不好的。事實上，這些特徵正是你能在菁英運動中做出高水準表現，或者被財富五百大公司錄取雇用的原因。不相信？英國薩里大學（University of Surrey）的研究者貝琳達・博爾德（Belinda Board）博士與卡塔琳娜・弗里松（Katarina Fritzon）博士便做了一項實驗，要了解究竟是什麼讓商業領袖這麼成功。她們想要找出這些人擁有什麼樣的性格特徵，使他們得以出類拔萃。她們的研究發現，最頂尖的商業人士擁有很大的魅力、非常自我中心、具說服力、獨立自主、極為專注、缺乏同理心……全都是心理病態者常見的特質。[15]達頓教授在他的書裡提到倫敦一位極為成功的風險資本家喬恩・摩爾頓（Jon Moulton）；摩爾頓表示，使他成功的三大重要特質為好奇心、決心和無情。[16]前兩項似乎很明顯，但無情要怎麼幫助表現？摩爾頓指出：「無情最棒的地方是，遇到讓別人睡不著覺的事情，你還是可以睡得好好的。」這些性格跟擁有史上最強稱號的運動員非常相似，如麥可・喬丹、小威廉絲、湯姆・布雷迪和老虎伍茲。相關領域的專家現在認為，心理病態的特徵是一條光譜，不是全部都是負面的，而且比我們所希望的還要普遍。

假如菁英運動員也擁有心理病態者的部分特質，而這些特質對菁英表現有所助益，那麼有一個顯而易見的問題是，你要如何放大有益的心理病態特質，同時減少自戀、無情、缺乏同理心等負面特性（當然還有傾向突然做出暴力行為等真的很糟的特質！）？達頓教授拿DJ的混音盤上，各式各樣的旋鈕和調控為比喻，說：「你可以把心理病態的特質，想像成混音盤上的調控選項，把所有選項都調到十，你就逼近精神病患，但是全部調到一，你很有可能會得憂鬱症。」（有一個很有趣的現象：心理病態者幾乎不會罹患憂鬱症。）重點是要找到對的平衡點，與調控各個選項的正確數值，才能為你帶來最大的好處。如果在訓練時能夠應用恰到好處的鐵石心腸、專心致志、堅忍不拔、無所畏懼、正念與行動力，你就有辦法處理困境、克服挑戰。這些特質可以把你推向勝利，而不是跟其他人一起困在不上不下的位置。

當然，真正的問題是，你要怎麼做到這點，又不會變成自戀的壞人？如果你能在場上化身冷血無情的殺手，到了場下又變回心胸開放、謙遜有禮的人，那麼你就找到了菁英水準的致勝公式。世界頂尖的運動員──羅傑‧費德勒、小威廉絲、湯姆‧布雷迪、麥可‧喬丹、老虎伍茲等──或許天生就有這項特性，但你不一定有。然而，有一樣東西可能可以幫你建立起來：自我同情。

同情心好像是個備受欣賞的特質。這個詞囊括了許多受人喜愛的常見特徵，像是和善、感同身受、理解、同理、想要幫助他人的心等（基本上就是跟所有的心理病態特質相反！）。然而，德州大學奧斯汀分校（University of Texas at Austin）的自我同情研究先驅克麗斯廷‧涅夫（Kristin Neff）博士說，如果我們在同情前面加上自我，一切就會完全逆轉。自我同情這個詞似乎跟自我憐憫、自我放縱或自我中心等，讓人聯想到自私特性的負面特質密切相關。然而，研究自我同情超過十年的涅夫博士說，自我同情完全不是這樣。她承認，這個詞聽起來不怎麼堅強，不像「沒有痛苦就沒有收穫」這種話那麼勇敢堅毅，但是有關自我同情的研究，卻有非常令人驚嘆的發現。自我同情可以培養韌性、擊倒「我好可憐」的心理，甚至是比自我鼓舞還要強大的介入方式。[17]

此外，自我同情也是為情緒商數建立堅實基礎的必備要素：看出他人正在感受的情緒，加以控制並不受其影響；展現高度動機；看出他人的情感反應，並利用察覺到的資訊，有效經營人際關係。這些技巧都是在體壇（和人生）獲得成功的關鍵。

可惜，在菁英運動的世界，自我同情常不被認真看待。你很少看到橄欖球、英式橄欖球，或冰球教練把球員們聚在一起，聊聊自我同情的重要性。然而，自我同情卻是許多運動員戰勝表現困境的解藥。例如，自信和自戀高度相關，有能力阻礙運動和個人方面的發展。同情心聽起來雖然不是很堅強，但是用實事求是的眼光看世界、允許自己失敗，代表遇到困難時你不會逃跑（在菁英運動裡，一定會有遇到困難的時候）。當你的自尊沒有依附在成就上，你就能夠傾聽、比較容易放下身段學習，也就比較好指導。這對你、你的球隊和你的教練都有好處，可以幫助你們達到最終的目標。

涅夫博士發現，讓人們不想實踐自我同情的原因是，自我同情常常被認為跟軟弱、自我憐憫和安逸這三大迷思有關。

1. 自我同情等於軟弱

教練聽到自我同情一致會有的反應，就是馬上露出一臉大叫「太軟弱了！」的表情。好像大家會圍成一圈坐著，手牽著手唱和樂融融的露營歌曲《歡聚一堂》（*Kumbaya*）。這不禁令人想起《紅粉聯盟》（*A League of Their Own*）這部棒球電影裡，湯姆・漢克斯所飾演的角色說過的一句名言：「棒球世界沒有哭泣！」我們根深蒂固的偏見又再次害了我們。所有的教練都讚揚韌性，而研究顯示，自我同情就是培養韌性最強大的工具之一。[18]在運動生涯（和私人生活）中，你一定會面臨阻礙與難關，在這些困難的時刻如何對待自己，會對你堅持不懈、克服一切、最後得勝的能力造成很大的影響。如果你不斷批評自我，就會對自己和接下新挑戰的能力失去信心，並增加憂鬱症的風險。我們都很喜歡沉浸在完美的錯覺之中，但這並不實際，也做不到。如果你總是需要鞭策，或嚴厲的自我批判才能成功，你很快就會發現這是個有限的資源。自我同情就是自我接受，也是通往韌性最快的捷徑。

2. 自我同情等於自我憐憫

自我同情聽起來好像你在討拍──說實話，沒有人喜歡討拍的人。然而，其實完全不是這樣。如果你對自己充滿同情心，你其實不太可能因為表現不佳、受傷搞砸了一個賽季，或生活上遇到困難，而困在負面情緒之中。魯汶大學（University of Leuven）的菲利普‧瑞斯（Filip Raes）博士發現，對自我展現較多同情心的學生，比較不會一直想著自己的不幸遭遇。[19]你能想到哪位運動員或客戶一直對表現不佳，或沒有進步而悶悶不樂的嗎？自我同情不是宣洩負面情緒，而是更清楚地認識自己。

實踐自我同情不是要你做出過度誇大的反應或肢體動作。自我同情說的是：「我們每個人都不好受」，而不是說：「我好可憐。」不要忽視表現不佳的事實，但也不要陷入悲苦的情緒，把它過度放大。自我對話有時也可能變得極為負面。在表現不佳的時期，你在腦海中對自己說的話，有時候真的很令人震驚，而你對待自己的方式也可能很糟糕。你絕對不會對隊友或朋友說那種話，所以為什麼要對自己這麼惡劣？如果你的自信是依附在每次都能百戰百勝的前提，表現只要不好就會把你壓垮。許多菁英運動員就這樣從此一蹶不振。

3. 自我同情等於安逸

聽到自我同情這個詞，你可能會把它跟某種程度的安逸畫上等號。在運動界，安逸是通往排行榜底部的頭等艙車票。任何一位表現負責人、教練或運動員，都一定能告訴你某次「團隊變得安逸」的經驗，也會告訴你後果很快就跟著來了。沒人希望自己的團隊變得安逸，或是任何貌似安逸的狀況。菁英運動員常聽到一句話，那就是表現不佳時不好好臭罵自己一頓，就會變得安逸，失去優勢。是不是很耳熟？你就曾因為沒有達到預期的結果，而在腦中臭罵自己一頓，像是：「我老是在危機時刻得分失敗」，或者「我沒辦法在最後幾分鐘結束比賽」，又或是「我永遠不可能做到」。你總是覺得自己不夠努力，但是對菁英運動員來說，事實很少是如此。加州大學所做的研究發現，對最近發生的違規事件（他們會把事件寫下來給自己看）展現自我同情的學生，比實踐正面自我對話，和保持正面情緒的學生，還要能夠強化個人的責任感。[20]各水平的教練都會稱讚責任感是成功的關鍵，而各大公司總部也指出，責任感是打造致勝文化的重要因素。然而，自我同情卻很少被用來發掘這項提升表現的好處。

自我同情本身也內含一種智慧，告訴我們人類全都是有缺點的，艱辛和困難是人生百態的必然。當你追求完美，自信總是依附在每個月的最新個人紀錄，或者非得堅持每晚都要成為球賽中，最閃亮的那顆星時，就很容易忽略這點。正念跟自我同情不一樣，但卻是自我同情的要素之一。自我同情跟正念不同的地方是，自我同情讓你接受自己的經歷，並加入另一個不可或缺的東西……你自己！

建立起自我同情，賦予大腦超動力

每位運動員都很努力訓練。每位運動員都在磨練技術性的技能。每位運動員現在都知道要重視營養和睡眠。可是，有多少運動員在培養擁有超動力的大腦和心態？情緒商數、正念與自我同情，都是心理與情感健康的支柱。下面這幾個技巧是克麗斯廷・涅夫博士發展出來的；多年來，我會根據運動員客戶的需求來進行調整。下次你在運動或生活中面臨難關，使你充滿壓力，可以試試其中一個練習：

碼錶挑戰：將手機的計時器設定在三分鐘，閉上雙眼複誦下面這三句話，直到鬧鈴響了為止：「這令人很受傷」、「別的運動員也會遭遇困難」、「要有耐心……我很強大」。

超動力日記：寫日記是提升心理和生理健康的絕佳辦法。拿出紙筆，花五分鐘的時間寫下今天練習時，對自己做出的評斷、最近的一場比賽，或是日常生活中發生的事。這可能是一件讓你痛苦，或感覺很差的困境。

涅夫博士強調你應該寫下自己的感受（悲傷、羞愧、丟臉等），以及出現這些感受的原因（你覺得這些症狀的根本原因是什麼？）。最後，寫下一句安慰的話（例如，我搞砸了，但是下次……）。

打敗批評：依靠批評來給予動機、不停給自己抽鞭子，並不是很有效的動機手法。使用以下的技巧來培養更有建設性的動機手段：想想你用了哪些方式批判自己，或自己的表現，這讓你有什麼感受？接著，想想你可以如何換個方式，表達對自我的批判，使用較和善的口吻點出沒有生產力的行為？最後，回到過去的模式時及時打住，使用新的說法重新打造更有鼓舞作用的內心對話。

情緒與心態解決方案

人類經過演化後，變成會先看和感受，然後再思考。誠如彼得・傑森博士所說：「情感和意象會改變一個人，邏輯不會。」意象是我們最早接觸到的語言。我們天生會受意象和情感驅使。約翰・蘇利文博士也認同這個觀點，提供了非常精闢的總結：「情感在運動和生活中主持大局。」可惜，大部分的運動員都被教導要忽視情感。堅強和硬漢等錯覺，沒有考量到複雜的神經生物機制，也忽略了健康和韌性之間的關聯。蘇利文博士說：「我們天生就懂得如何生存，沒有什麼比這堅強，沒有什麼比這硬漢。我們第一重要的生存工具就是情感。」

請允許你的運動員展現自己的意志，再用同樣的方式回報。跟人建立連結，傾聽他們的心聲。傑森博士說：「能夠跟他人建立關係和連結是成功的關鍵。」探索你的情感和心態，使用我在本章列出的工具——自我鼓舞、正念和自我同情，你就可以開始認識自己的情緒、控制自己的能量，讓它們為你帶來好處。如果無法認識自己的情感，你就會抑制它，無法讓

健康和表現最佳化。掌握情緒管理可以讓你變成更棒的領袖，而領導能力
正是我最後一章所要探討的主題。

領導能力和優秀
的指導方法

時間回到1957年NBA總決賽的第七場比賽。波士頓塞爾提克隊（Boston Celtics）以一分之差領先聖路易斯老鷹隊（St. Louis Hawks），菜鳥比爾·羅素（Bill Russell）在時間剩下四十秒時灌籃失敗，使他們失去很有可能必勝的關鍵。老鷹隊快速發邊線球給中場區域的傑克·柯曼（Jack Coleman），因為他通往籃框的路徑沒有人阻擋，有望幫助他們領先。還在自己籃框底下的羅素開始追逐柯曼，觀眾和他的隊員在一旁觀望。羅素跑過整個球場，追上柯曼，創造總決賽史上最不可思議、令人嘆為觀止的攔截。塞爾提克隊最終在二度延長賽中打贏老鷹隊。這是比爾·羅素在塞爾提克隊的十三個賽季中，贏得的十一次冠軍頭銜的第一次。最了不起的或許是，塞爾提克隊在十次拚死搏鬥的季後賽第七場比賽中，從未輸過任何一次，即便他們沒有任何一員是負責得分或領先其他數據的。羅素天賦異稟，但是當時的其他偉大球員也都是如此。所以，他為何獨樹一幟？最明顯的特徵是，羅素特別把團隊放在個人功績之前。他有一個出名事蹟，那就是他拒絕參加自己的名人堂授獎典禮，因為他覺得那只是個人的殊榮。羅素相信，他的生涯是團體比賽的象徵。著名的柯曼事件開啟了塞爾提克隊和羅素的王朝，為羅素成為球隊運動中最偉大領袖的前途鋪路。

這不禁讓人想問，偉大的領袖是否天生就注定這麼偉大，擁有領導的基因？還是說，偉大的領袖是需要時間培養的，由環境和經歷造就？這個問題已經存在很久了：先天V.S後天。稍微看看運動界的菁英領袖，在倫敦的表現領導者研討會提出的想法，就知道這個問題有多複雜。例如，傳奇的前任足球員、利物浦足球俱樂部的總教練熱拉爾‧烏利耶（Gérard Houllier）便認為：「你一定要有天生的領導特質。」然而，不是每個人都相信偉大的領導者是天生的。費城76人和紐澤西魔鬼隊的所有人大衛‧布利策（David S. Blitzer）說：「我不認為這世界上有所謂天生的領袖，我覺得領導能力是後天創造的。」偉大的領袖是先天還是後天的，哪一個才正確？好消息，還有第三個答案。贏過無數次奧運金牌，和環法自行車賽冠軍獎盃的天空車隊表現負責人大衛‧布萊爾斯福德（David Brailsford）爵士說得最好：「兩者都沒有錯！」這個問題真的很難回答，就連對世界上最厲害的運動科學家、教練和管理團隊也是一樣。如果你天生就有領導能力，那你非常幸運，可不要浪費了你的天賦。但其他人，告訴你們一個好消息：無論是教練、運動員、從業人員、企業家或者新手爸媽，要成為領袖似乎也跟環境高度相關。

但，偉大的教練、隊長或領袖究竟需要具備什麼？啟發或激勵他人的能力？跟隊友或員工溝通的能力？運籌帷幄的能力？偉大領袖的技能是建立在抽象的思維和智力上──這是大部分執行長和高級管理階層，參加菁英商學院所獲取的方法，還是說這些技巧是來自人生歷練，跟與人實際互動的能力？智力V.S智慧，這也是一個存在許久的問題。今天有許多以科技為中心的萬能智慧解決方案，但直覺的智慧又能派上什麼用場？說到底，既然運動跟人有關，了解人生百態的根本就能為表現帶來影響。

智力V.S智慧

　　牛津字典將智力定義為獲取和應用知識與技能的能力。想到傳奇教練，像是NBA的格雷格・波波維奇（Gregg Popovich）、NFL的比爾・貝利奇克（Bill Belichick）或MLB的喬・梅登（Joe Maddon），你會想到很巧妙地進行調整，並以智力取勝對手的謀略專家。要成為一個很有技巧的教練，當然是非常需要智力，但這不是絕對的，因為智力也有可能帶來壞處。智慧指的是擁有經驗、知識和良好判斷能力的特質。偉大的教練也必須要能夠跟運動員產生連結，從他們的角度思考，才能以最有效的方式溝通和啟發，進而引導他們達成終極目標（並在途中解決衝突）。

　　一個人可以有很高的智力，卻沒有智慧，但你不可能擁有智慧卻沒有智力。不相信？新的研究正在改變行為心理學家看待智慧的方式。加拿大滑鐵盧大學（University of Waterloo）的社會心理學家伊果・葛洛斯曼（Igor Grossmann）博士和賈斯汀・布里恩札（Justin Brienza）博士所做的開創性研究發現，「智力可能會讓我們付出重大代價，讓我們無法做出有智慧的決定。」葛洛斯曼和布里恩札花了兩年的時間，找來超過兩千名美國人填寫一份線上問卷。他們請受試者回想最近一次跟朋友或配偶起爭執或衝突的事件，並回答二十個相關問題，如：「你有沒有想過第三方的觀點？」「你有多麼努力嘗試理解對方的看法？」「你有沒有想過自己可能是錯的？」接著，根據他們的答案，受試者得到一個智慧推論的分數，另外還有一個社會階級的分數。分析結果之後，葛洛斯曼感到很驚訝：社會階級較低（教育程度較低、收入較低、較擔心金錢）的人，所得到的智慧推論分數幾乎是百分之百比社會階級較高的人還要好。[1]這樣的結果非常令人信服，尤其是這個研究還沒有包含超富有和超貧窮的族群。

在行為心理學的領域，專家過去通常認為智力是教育程度較高，或社會階級較高的特徵。許多人現在仍相信，低階級的社會環境會促成較差的推論能力，假定這可能是因為與較高社會階級相比，其資源有限、日常生活不確定感比較高的緣故。[2]然而，葛洛斯曼認為，在工人階級的環境成長有利解決人際之間的衝突，因為人們比中產階級更需要依賴共享，或公有的資源。在較低階級的環境中，人們有比較多機會可以發展解決同輩之間衝突的能力，但許多中產階級的環境，卻傾向於把焦點放在智商，而非衝突的化解。葛洛斯曼和布里恩札的另一個重要發現是，衝突的另一方社會地位如果比自己低，該個體就比較不可能有智慧地進行推論。想想這會如何影響教練與運動員，或隊友之間的關係。

葛洛斯曼和布里恩札在實驗的第二部分，進行了一連串的訪談。他們找了兩百個人，請他們進行智商測驗，並閱讀三封當地報章雜誌發表的心事問答專欄。接著，訪談者請受試者分享，他們認為在報章雜誌上讀到的內容，會有什麼後續發展。有一組評審會根據受試者的回答，為他們的智慧推論能力打分數（使用經過認可的評分系統）。受試者愈容易考量第三方，或外人看待該情況的方式，獲得的「智慧點數」愈多；只依靠自己觀點的受試者不會得到點數。結果再次顯示，社會階級較高的受試者，運用智慧推論信中所描述的人際衝突的能力，明顯較低。跟我們常與智力聯想在一起的抽象推論相比，社會階級較低的受試者，似乎擁有較強的實用推論能力（比較有智慧）。簡單來說，智慧戰勝了智力。

智慧推論究竟是什麼？這個概念過去幾年開始在行為科學領域出現，點出了人們在生活中處理不確定的狀況時，綜合運用認知策略的重要性。[3]從實踐方面來說，智慧推論指的是把眼光放遠一點、不要只看見眼前的問題；在互相衝突的觀點之間尋求妥協；對個人行為如何影響人際關係具有敏感度。[4]智慧推論的核心層面包括：在智力方面保持謙虛、明白世界總是在變化、能夠考量到不同的狀況（除了你自己的之外）。這些因素全都跟有智慧地處理衝突有強烈的關聯。從運動員的立場來看，這是大多數成功的隊長所擁有的技能，有助球隊順利比完一場艱難的比賽、面對一位難搞的教練、幫助隊員度過一個漫長難熬的賽季。對教練和從業人員來說，這能為最有效率的指導策略提供正確的心態。如果你不能從自己的運動員的角度看事情，就會很難敦促他們發揮表現潛能。毫無疑問地，許多傳奇教練能夠激勵來自不同背景和社會階級的男女，一起邁向相同的目標，都是因為具備了這個特質。[5]

葛洛斯曼的發現跟生態和演化心理學的專化假說相符；專化假說認為，習慣想到自己或想到團體的傾向，反映了人們當下適應不同環境的方式。[6]工人階級會展現比較大範圍的專注焦點，對環境線索的敏感度也比較高，因為這些都是環境會造成威脅，或資源十分有限的時候，建立起來的適應策略。[7]葛洛斯曼表示：「他們比較可能專注在親近的關係和團體的互助合作，在資源有限或貧乏的環境中，促進生存與成功的機率。」他總結道：「社會階級愈高，在人際關係的場面中，愈不可能有智慧地進行推論。」[8]過去顯示智慧推論可以跟抽象認知能力獨立分開的研究，也支持這個觀點。[9]

如果說，智慧是在運動界和人生中，成功領導他人的重要關鍵，要怎麼做才能培養這個影響力如此大的特質？我問了許多本書所引用的專家，要如何增長智慧，幾乎每個人都給了相同的建議：經歷。你不能透過教科書，或線上課程培養智慧；智力本身不會讓你變得有智慧。經驗才是最好的老師。

可是，經驗需要花時間累積。如果想加速發展智慧推論的技能，該怎麼做？這種事有可能嗎？相關研究雖然還不是很清楚，但葛洛斯曼建議使用第三人稱來思考衝突。下次跟運動員、客戶、教練或相關從業人員發生衝突時，請在腦海裡用本名稱呼自己（以及跟你發生衝突的對方）。比方說，不要說：「我覺得你需要顧好他的營養。」而是要說：「馬克認為約翰應該多注重你的營養。」這個簡單的技巧，讓你更有可能從第三者的角度看待狀況，而不是透過你個人的觀點。

在應付高水平表現環境的動態時，這會是個很強大的武器。例如，新來的球隊肌力教練可能會想努力證明，自己在表現團隊中的地位（無論他是否意識到自己在這樣做），因此很認真地讓運動員變得愈強壯、愈有爆發力愈好，卻可能造成傷害或犧牲了投注在動作品質、技術、戰術，或心理方面的練習時間。閱歷豐富的表現負責人，可能會把這位新的肌力教練叫到一旁，重申團隊的目標和理念，確保這位肌力教練知道自己在達成這些目標的過程中，所扮演的角色，讓他們明白自己有多寶貴。在這個狀況中，表現負責人因為能從第三人的觀點看事情，所以了解團隊中的另一名成員，為何會把焦點放在某個地方，進而化解衝突，用支持的態度重新調整這位成員的焦點。

這看起來好像很明顯，但是有太多各領域的從業人員——訓練師、治療師、醫生、營養師——沒辦法放下個人收穫，綜觀大局。葛洛斯曼建議的另一個好方法是，讓自己處在過往的經驗派不上用場，或者自我期望不會成為焦點的情境中。例如，葛洛斯曼建議可以去參加多元文化活動，或到收容所當志工，因為這些情境都能逼你走出舒適圈，從第三人的觀點看事物。智力絕對是個好用的資產，但是培養智慧推論的技能，也能提升你為團隊或運動員帶來改變的能力。

以自我為優先的危險心態

你常常聽到，今天的年輕人和青年運動員，比過去的世代還自私、以自我為中心，這是真的嗎？社群網站和自拍風氣是否讓人們變得更沉浸在自我的世界？《心理科學》（*Psychology Science*）近期發表的一項研究指出，世界各地的人正變得愈來愈個人主義。個人主義雖然跟「靠自己」有所關聯，但也有可能導致自我中心和自戀心理。研究人員認為，這種以自我為優先的心態，讓人難以從他人的視角看事情（也就是說，他們缺乏智慧推論）。[10]社群網站讓人與人之間產生連結，但是也創造了一個強調「一切焦點都在我身上」的環境，造成人們變得更自戀，不願與他人合作。

但，這真的是現在才有的現象嗎？人類的天性不本就是自私、自我中心的？威爾斯斯旺西大學（Swansea University）的行為生態學家安德魯·金（Andrew King）博士，在近期的TEDx演講《簡單、自私與宿醉》（*Simple, Selfish and Hungover*）中，便為這個主題提出了一些見解。金博士在我們的訪談中表示：「我們生來就是為了生存和傳遞基因。」他有關動物行為和團體動態的研究，揭示了很多令人大開眼界的發現。[11]比方說，羊群集體行動的習慣，看似是一種高度互助合作的行為，大家一起努力逃離共同的威脅。但這其實是非常誤導人的說法。羊兒聚在一起形成一個群體，好像是要保護整個群體，不受掠食者傷害（或像在金博士的研究中躲避牧羊犬）。可是，仔細觀察就會發現，每一隻羊都拚了命地想擠到羊群中心，因為這個位置離掠食者最遠，也就是最有可能存活下來的位置。羊兒形成群體是為了自私的目的，只是想讓自己存活下來。這樣的行為造成的另一個結果是，牠們會讓別隻羊更靠近掠食者，使牠們暴露在更大的危險之中。動物行為本就是自私的，而人類也是用非常類似、可預測的方式做出反應。金博士說：「從根本上來說，人類也是自私的。」

　　羊兒因為自私的理由群聚，但是牠們是怎麼做到的？羊、鳥、魚或人類在群體裡是否有移動、互動的定律？金博士的研究運用電腦模型，評估動物和人類的互動是否存在共通的定律，確實有相同的發現。互動定律很簡單：如果跟一個個體靠得太近，你會移得遠一點，但是如果離得太遠，就會移得近一點，對他們出現吸引力。當然，這些實驗室的模型假定所有的動物，和人類個體都一樣的，但是動物跟人一樣有不同的性格，有些比較害羞，有些比較大膽。性格的差異就是動物、人類或運動員，能否順利合作的關鍵。生態學相關文獻早已指出，動物的性格差異愈大，兩者協調得愈好。一隻大膽的魚和一隻害羞的魚可以一起快樂地游泳，但是兩隻大膽的魚，會找不到雙方都同意的方向，而兩隻害羞的魚沒辦法游得遠。

　　多元創造協調，這就是所謂的「領導者－追隨者動態」，強調多元性可以在社會角色上和解決問題時帶來互補。大自然中四處可見領導者－追隨者動態，像是魚類、驢子、狒狒，當然還有人類。岩蟻教導其他螞蟻找到巢穴的方式，就是親自帶著牠們走；公狒狒首領會靠示範的方式領導其他狒狒，而不是用強硬的手段。公狒狒首領移動時，群體的其他成員會跟隨牠，因為牠的「人脈」比其他個體多又強。金博士說：「這些簡單的定律創造了群體等級的行為，和領導者－追隨者動態。」同樣的事真的也發生在人身上嗎？金博士拿美國知名的經濟學家哈利‧馬可維茲（Harry Markowitz）為例，證明即使是最聰明的人遇到複雜的問題時，也會選擇遵循簡單的定律。1990年，馬可維茲因發展出使資產配置最大化的一個非常複雜的模型，而獲得諾貝爾獎。既然他的研究這麼厲害，你一定會以為馬可維茲投資時，會採用自己的方法，對吧？錯。他選擇了很簡單的做法，把資產平均分散在不同的基金。辛辛苦苦證明了一個這麼複雜又成功的模型後，為什麼要這樣做？在複雜的現實世界裡，就連智商最高的人都把簡單的定律當成預設值。畢竟，他們也是凡人。金博士表示，這些潛意識做出的偏見是「數十萬年演化期間，不斷嘗試和犯錯後得到的結果。」曾經，追隨群體中最強壯或最高大的雄性個體是非常有優勢的，可以確保生存，因此直到今天，大腦的決策預設模式，依然是追隨最高大的那個人。不相信？過去一百年來，美國總統候選人的平均身高，比一般大眾的平均身高還要高，總統大選的獲勝者平均來算，也比輸家還高。在缺乏其他資訊的狀況下，人類依舊傾向追隨比較高的人。在許多不同的領域（包括體育）中，這種事常常發生。

　　球隊把這稱作「文化」，但這其實就是一種領導者－追隨者動態。在運動界，如果能得到對的領導人，球隊文化會朝正面的方向發展，也才會出現像金州勇士隊和新英格蘭愛國者隊（New England Patriots）這樣的王朝時代。動物行為的研究證實，只要有特定數量的人實行某件事，整個群體就會開始跟著做。這也可以衍伸到球隊比賽上，像是傳球或為了整個球隊做出正確的動作。然而，相反的方向也適用。棒球界有一個簡單的領導者－追隨者動態稱作「豬頭定律」，管理團隊會用來維持健康的球隊動態。在2004年史上出名的世界大賽前夕，被波士頓紅襪隊（Boston Red Sox）發揚光大的豬頭定律講的是，球隊中只要有一個難搞的人，就需要擁有至少四個品格高尚的人，才能避免文化被破壞。在英式橄欖球中，著名的紐西蘭黑衫軍（New Zealand All Blacks）心理技能教練吉爾伯·伊諾卡（Gilbert Enoka）同樣也引進了一個「無豬頭」政策，要球員們自己實施。黑衫軍是史上最成功的國際英式橄欖球球隊。只要有幾個自我中心、很會指使的球員存在，其他球員就很容易被捲入負面漩渦，一旦失控就很難恢復秩序。豬頭過多會毀了球隊的動態平衡。這在大自然中也會出現，所以動物群體才會演化出把群體生存放在個體之前的體系（避免個體互毆致死）。狐獴就是個很棒的例子，會將不合作的成員踢出去，讓破壞性的行為消失在群體當中。這個方法聽起來很像頂尖組織和球隊，在團體中建立「文化」所希望達成的目標。

看來，人類天生就受到自利所驅使，而且現在還是會仰賴簡單的定律。金博士將這些潛意識的偏見，稱為我們的集體「演化宿醉」，意思是我們的大腦仍會依靠演化出來根深蒂固的機制，在現代環境中應對各種狀況。問題是，這些特質會帶來好處還是阻礙？金博士認為簡單的定律，在極其複雜的環境中還是很有效，這些機制基本上都很「快速且準確」。但是，你也必須意識到自己的直覺反應，是否會帶你走到錯誤的方向。金博士說：「你要知道自己的處境，並運用手上現有的資訊。」這樣一來，你就可以開始了解對群體最好的動態。對教練、運動員和表現團隊而言，這是很重要的考量。

運動領域的科學分析，幫助我們在過去運動員的主觀想法之上，增添客觀的數據。有些球員不適合放在先發陣容，但是他們在場上的存在，可以讓其他人表現得更好。大數據為體育界帶來許多先進的分析數據，像是棒球的勝利貢獻值和籃球的球員效率值（這裡只是舉其中兩個例子）。由此可以看出，數據現在深深影響教練的策略，和管理部門了解球隊成員的方式。過去，使用傳統的分數板根本不可能量化球員是怎麼影響球隊動態，進而間接影響勝利的。大數據正在轉變賽場。雖然人類天生就很自私又有點頭腦簡單，但領導者－追隨者動態確實是領導能力的關鍵。要為球隊、運動員或組織建立優越的文化，只需要這樣子而已嗎？我們來看看職業運動的頂尖專家是怎麼做的。

文化就是策略

　　每一個團隊都說他們想在自己的組織內建立文化，但是身為旁觀者，我們會發現不是所有的團隊都做得到。但，到底什麼是「文化」？在商業和高水平表現的世界裡，彼得・杜拉克（Peter Drucker）的名言「文化把策略當早點吃」說得是一點也沒錯。事實上，這句話常被用來表示環境比技術應用更重要。聽起來很棒，但真的是這樣嗎？多倫多藍鳥隊（Toronto Blue Jays）的執行長馬克・夏皮羅（Mark Shapiro）在職業棒球擔任領導階層，已超過二十五年，他認為這句話其實有點誤導人。夏皮羅說，對多倫多藍鳥隊而言，「文化就是策略」。[12]他堅信，在團隊的每一個成員──教練、訓練員工、管理部門等──心中灌輸自己擁有這個團隊的「持有權」感受，是打造致勝文化的關鍵。倘若員工覺得自己的責任，會影響自己是否持有這個團隊的未來，不是只會不加思索地完成一件件任務，他們的工作品質就會大幅提升。夏皮羅說：「假設你在多明尼加幫一名十七歲的投手戒毒，你其實就對團隊表現發揮了很大的影響。你必須感覺自己的努力是投注在團隊整體的成果中。」在夏皮羅眼裡，把每一個員工跟團隊的成功連結在一起的這種態度或文化，是非常重要的，因為他相信競爭優勢不只來自單一的干預，而是無數個小成效累積起來的。他也給想要進入職業運動的從業人員同樣的建議：認識自己，跟志同道合的領袖共事，從頭一天就開始為團隊貢獻。該領域最優秀的人所給的建言真是了不起。

　　洛杉磯快艇隊（Los Angeles Clippers）的前總經理大衛・沃爾（David Wohl）也十分認同這種朝集體目標、而非個人榮耀邁進的原則。他指出，把所有的互動視為一種交易是非常侷限的心態。如果你是高水平運動的肌力教練、治療師或其他從業人員，你很容易會只想到自己的利益。沃爾說，一直想著「我能從中獲得什麼？」這樣的態度，是無法實現更偉大的團隊目標的，最終對你也不會有好處。他強調集體動機和焦點的重要性，並補充道：「團隊最後如果成功了，跟團隊有關的每一個人也都會成功。」很有智慧的建議。

在團隊裡灌輸持有權的感受、受到集體的目標所驅使、找到正確的領導者－追隨者動態平衡，這些似乎都是建立團隊文化的關鍵。天空車隊競速與英國自行車會（British Cycling）的教練大衛・布萊爾斯福德爵士也相當注重文化。身為英國自行車會表現負責人的他，在2004年引領大不列顛在希臘雅典，贏得兩面奧運金牌，是英國將近一百年來首次獲得自行車獎牌。在2008和2012年的奧運，英國自行車會又贏了八面金牌，在自行車這個項目中領先所有的國家。2010年，布萊爾斯福德接下擔任天空車隊（在當時是英國新成立的職業自行車隊）總教練的挑戰，目標是在五年內贏得一次環法自行車賽。結果，天空車隊在2012到2017年間的六次環法自行車賽中贏了五次，是史無前例的壯舉。布萊爾斯福德非凡的成功事蹟，使他在2013年被授予爵位。這些團隊為什麼有辦法在布萊爾斯福德爵士的領導下，以如此驚人的速度取得成功？失敗為成功之母。

布萊爾斯福德回憶，天空車隊的第一年很慘。他們太努力想改革自行車了。經過第一個賽季後，布萊爾斯福德發覺他們太在乎小事，因而忽略了基礎。布萊爾斯福德不再追尋下一個閃亮亮的新玩具，而是決定實施「小幅成長」政策。他不要把目標放在幾個特定領域的大幅成長，而是強調盡可能在愈多方面累積成長愈好。車隊的注意力轉移到專業精準地完成所有的小事——也就是基礎。此外，天空車隊的每個成員都必須發表意見。由上級告訴下面的人該怎麼做的決策方式不再存在，集體智慧才是最寶貴的。沒有人可以靜靜坐著不分享看法。安德魯・金博士有關人類行為

「大鮪魚」的人生哲學課

有一位優秀的表現負責人近日分享了他在生涯初期,上了一堂寶貴的課的故事;他花了很多年的時間,才充分領悟其內含的意義。傳授這寶貴一課給他的是名人堂的傳奇橄欖球教練比爾・帕塞爾斯(Bill Parcells,綽號「大鮪魚」〔Big Tuna〕)。這位表現負責人當時才剛入行,有一次參加朋友的婚禮,帕塞爾斯正好也是賓客之一。帕塞爾斯那天心情很好、十分健談,決定給這位年輕的主管一個生涯建議。他的建議很簡單:「沒有人會在乎。」年輕的表現負責人很高興從傳奇教練那裡聽到至理名言,但是他其實聽不太懂這句話的意思。他謝謝帕塞爾斯,以為這個遭遇就這樣結束了。當天稍晚,他要準備離席時,帕塞爾斯跟他握手道別,接著湊得很靠近,激動得重覆同樣的話:「孩子,記住,沒有人會在乎!」他對帕塞爾斯的堅持感到有些驚訝,但是不曉得要怎麼理解這堂人生哲學課。多年後,他面臨一個非常困難的決定,將會左右某個球隊的未來。這時,他想起帕塞爾斯的話。一瞬間,他終於想通了。不要做什麼姑息別人的事,不要挑輕鬆的路走。到最後,你都必須做你認為對的事情,因為到頭來,沒有人會在乎!

的研究發現,集體智慧是經過實證的現象。金博士曾做過一個實驗,要每個人猜測一個罐子裡放了幾顆糖果。他得到各式各樣的答案,都跟實際數字差很多。然而，只要問的人夠多，最後的平均值幾乎就跟罐子裡的糖果數量一樣。菁英表現講的是進步和演化。要演化就必須改變，要改變就必須行動。在菁英運動中，成敗之間的差距微乎其微。布萊爾斯福德爵士說得很好：「快點嘗試才會快點失敗，才能快點再去嘗試別的。」

跳出框架：英國國家足球隊擋拆戰術的啟發

如果你想解決一個很複雜的問題，找到創新的解決方案，在你的運動項目或產業之外尋找答案，是個很有智慧的決定。大多數偉大的領袖都會這樣做。愛因斯坦說過一句名言：「我們不能使用創造問題時，所使用的同一種思維來解決問題。」從第三方的視角看待問題，可以為你帶來啟發，改善創新的能力。擔任英國隊總教練的蓋雷斯・索斯蓋特（Gareth Southgate）在2018年的俄羅斯世界盃足球賽上，為確保球隊在定位球上取得競爭優勢，便決定採取這個方式。索斯蓋特借用了NBA的一個小戰術，讓自己的定位球品質提升。那年，他曾坐在場邊觀看一場NBA明尼蘇達灰狼隊（Minnesota Timberwolves）的比賽。NBA球員會在籃框四周創造空間，使他覺得很有趣，也很印象深刻。他認為籃球戰術可以幫英國隊球員在世界盃中踢好定位球，因此他便親自接洽了灰狼隊的教練員工。後來，在世界盃的淘汰賽對上瑞典隊時，索斯蓋特便直接挪用NBA的戰術，為球員創造空間。這個創新招數發揮很棒的效果，讓英國隊早早射門得分，順利晉級到準決賽。事實上，英國隊成功的定位球也使他們創下歷史，自1966年以來首次贏得世界盃PK賽，同時第一次有這麼好的排名。

索斯蓋特的成功策略，是各個產業的創意領導人都會做的：他們從某個領域獲得靈感，接著應用到另一個領域。這在科學上叫作「聯想」，也就是將毫不相關的領域的概念串連在一起的能力。這就是好的領袖，跟非常好的領袖或企業家不同的地方。賈伯斯在構思蘋果商店的設計時，便運用了這個技巧，從麗思卡爾頓酒店（Ritz-Carlton）等奢華飯店那裡尋找靈感。研究人員也會利用這個策略，來解決共通問題，像是怎麼樣才能讓人們願意穿戴安全配備，預防受傷。歐洲有心理學家便訪問了來自三種完全不同領域的人──木匠、蓋屋頂的工人，和直排輪溜冰手，因為他們都有遭遇同樣的問題。他們也發現，困在自己的領域、用相同的方式思考問題，總是會出現創意過程停滯的結果。寶貴的一課：願意在自己的特定領域之外，尋求創新解決方法的人，可以得到更棒的點子。索斯蓋特因為非常有自信（也很有智慧），願意接納他的運動項目之外的想法，所以使用籃球的擋拆戰術為自己的球員創造空間，進而成功，是相當精彩的一招。這種心態有助在球隊或組織中建立文化。

脆弱、真實、信任感

　　偉大的領袖一定要很聰明、有智慧、了解隊員的性格，此外也要能夠從各種領域尋找靈感。那麼，啟發球員、激勵他們、最終建立起集體目標所需要的信任感，這些「人」的要素呢？運動心理學家彼得・傑森博士說：「跟人們建立關係與連結的能力是至關重要的。沒有這個能力，你就沒救了。」這需要時間，不是一夕之間可以辦到的。這也是極難達到的：讓球隊的每一個成員完全配合，為了終極目標準備把自己攤在陽光下。專家說「你必須讓你的運動員信任你」這句話說得簡單，但實際上究竟該怎麼做？心理學家克麗斯廷・涅夫博士說，培養信任感是趕不來的，就是需要時間。但，有幾個策略可以用來加速這個過程。第一個就是展現脆弱的一面。你可以這樣開始：把自己跟運動員或隊友，放在同一個水平上，從他們的角度看事情。讓我們回到英國隊在2018年的俄羅斯世界盃取得的成功事蹟，他們當時擁有的心理便扮演了很重要的角色。發揮作用的不只有蓋雷斯‧索斯蓋特的領導能力，位居幕後的球隊心理學家皮帕‧格蘭奇（Pippa Grange）為球員們建立堅實的情誼，最終幫助他們一起形成集體的心態、邁向共同目標，這也扮演了極重要的角色。

數十年來，英國隊一直背負著沉重的期許。隊上出了許多明星球員，像是貝克漢（David Beckham）、傑拉德、蘭帕德（Frank Lampard）等人，導致媒體大肆宣揚，希望他們拿回世界盃獎盃。然而，太多認為自己享有特權、目中無人的巨星傷害了球隊的團結心，基礎的裂痕也愈來愈大，致使球隊承擔了歷史與期許帶來的沉重負荷。2018年，給人謙遜渴望印象的英國隊，竟帶著喜悅和自信踢球。皮帕‧格蘭奇怎麼有辦法帶來這麼驚人的轉變？這不是一朝一夕就能做到的，而是花了好幾個月的時間，才在球隊中打下信任的基礎。格蘭奇運用各種策略，全都是為了讓球員展現自己脆弱的一面，像是請球員分成小組，坐下來分享自己的生命故事、經歷和焦慮，希望他們說出自己私密的真心話，和真正激勵他們的東西。[13]格蘭奇說，這些活動（展現脆弱）的目標是要建立信任感，「讓他們變得更親近，也更了解彼此」。

建立信任感的另一個重要因子是「真實」。涅夫博士說，真實比同理心還更重要，因為同理心可以裝出來。你不需要跟你的運動員或隊友說：「我能感受你的感受。」因為，很多時候你不可能真的做到這點。你也正努力在球隊中爭取一席之地，或是想辦法繳清家中的帳單嗎？你也是少數族群嗎？你也是努力平衡工作和體育生涯、同時還得撫養孩子的單親父母嗎？或許不是。所以，比起同理對方，不如承認他們面臨的挑戰。「我能明白你的感受」這樣的話，讓你和對方都有被接受的空間。信任感是急不來的。格蘭奇跟每一位教練共事時，都會再三強調這點。一定需要時間。

笑容的力量

在2017年，菁英馬拉松跑者埃利烏德‧基普喬蓋在Nike著名的破二挑戰馬拉松計畫（Breaking2 marathon project）中，嘗試在兩小時之內跑完馬拉松全程。基普喬蓋參加的雖然不是受到裁罰約束的比賽（他可以採取氣流牽引策略，躲在其他跑者後方），但他使用的策略真的不太尋常。隨著比賽變得愈來愈艱難，他竟然開始愈來愈常笑。這是刻意的戰術嗎？這樣做真的能影響他的表現嗎？阿爾斯特大學（Ulster University）的諾埃爾‧布里克（Noel Brick）博士與他的團隊，針對這個問題做了研究，並將結果發表在《體育與運動心理學》（*Psychology of Sport and Exercise*）這份期刊上。研究人員請二十四位跑者完成四次六分鐘的跑步，接著評估他們的跑步經濟性（他們使用特定的速度跑步所消耗的氧氣量），並請跑者回答有關自覺運動強度的問題。最精采的部分是，他們還請跑者在測驗期間微笑、皺眉、雙手放鬆，或是想一些怪異的念頭。在跑步經濟性方面，微笑組跟皺眉組比起來有什麼不同？答案是，微笑組占了上風，跑步經濟比皺眉組優越百分之二。[14]這感覺好像沒什麼，但是卻跟進行四到八週的增強式訓練，或重量訓練所能獲得的成長是差不多的（不過，跑者確實需要保持微笑六分鐘，不容易！）。在2018年，基普喬蓋在柏林馬拉松，以兩小時一分三十九秒打破世界紀錄，是第一個突破兩小時兩分的跑者。是不是笑容的力量幫助基普喬蓋創造歷史的？或許是。無論如何，這都證實了體壇跟人生一樣，靠笑容似乎就能得到更多好處！

格蘭奇的方法跟別人不同的是，她不會等球員自己來找球隊的心理學家，而是把一些活動納入球隊的行程表中。每個人都有機會提升自己的心理優勢，不只是那些覺得自己需要額外幫助的人。畢竟，老實說，有多少菁英球員會主動尋求協助？其實很少。在菁英運動中，你可以看見這方面的革命正漸漸展開。團隊不再等待個別球員主動要求營養、睡眠，或心態方面的協助，而是創造一個他們希望運動員培養的技能可以融入活動、練習和日常生活的環境。英國隊的心理在世界盃出現一百八十度轉變，全多虧了格蘭奇對球隊心態發揮的影響，為體壇（還有現實生活）的其他人樹立了榜樣。只要記住一點，那就是信任感需要時間培養。佛教有一句話說得很好：「人能至心求道，明師自會顯現。」展現脆弱與真實的一面，可以加快建立信任感的速度，但是教練和從業人員通常只需要放輕鬆，讓信任感自然而然建立起來就可以了。

動機、習慣與自動自發

山姆·沃克（Sam Walker）是《華爾街日報》（*Wall Street Journal*）體育版（此版曾經得過獎）的創辦編輯，也是《怪物隊長領導學》（*The Captain Class*）一書的作者。沃克耗費多年時間分析了過去體育史上最偉大的王朝，想找出是否有任何共通點。他分析了全世界三十七種運動項目——舉凡板球、足球、籃球、棒球、奧運團隊運動、英式橄欖球等——的一千兩百多個隊伍，找出了他心目中史上最偉大的十六支團隊。針對這些隊伍為何這麼厲害的問題，沃克提出了幾點假說。第一個是跟教練的智力，和他們身為戰術專家的能力有關。這些因素雖然無疑發揮了一定的影響，但是沃克發現，過去一百年來最偉大的團隊，並不是全部都存在著這些技能。另一個假說則把重點放在教練啟發、激起動機的能力。

社群網站充斥著啟發、激勵人心的名言，諸如＃健美啟發式、＃Insta名句、＃週一激發動機日等（老實說，有時星期一我的確需要激發一點動機！）。牛津字典把「啟發」定義為「心理上被刺激去做或感受一件事的過程」。啟發是讓你願意付出行動的短暫火花，但是就像火柴棒一樣，很快就會熄滅了。若想要實現夢想，你不能一直不停點燃火柴。但，啟發很快就有可能變成動機，而根據牛津字典，動機指的是「做一件事的渴望或意願」。動機就是熱忱，是燃燒得比較慢的啟發形式，可以讓你向前邁進一陣子。然而，動機的火焰最終也會燃燒殆盡。你不可能每天受到啟發、激起動機。啟發和動機沒辦法造就偉大的領袖，沒辦法幫你繳清帳單，紀律才能。啟發和動機就像催化劑，幫你培養每天乖乖現身、努力訓練、飲食正確、以復原為優先、睡得充足、建立對的心態所需要的紀律。紀律是在運動（以及其他任何領域）上成功的關鍵，但這同樣不是無止盡的資源。你不可能有毫不匱乏的紀律（就連海豹部隊的軍官喬可·威林克〔Jocko Willink〕也是一樣！）。如果你總是需要靠紀律，才能出現在健身房，或現身深夜訓練場地，那麼你永遠也實現不了夢想。然而，紀律可以幫助你培養習慣，而習慣就是真正的關鍵所在。

在心理學中，習慣被定義為「根據環境提示自動做出的反應和行為」。例如，進到車內（環境提示）繫上安全帶（行為）的這個動作，反覆做了無數次後，同樣的環境就會觸發同樣的行為，讓你只要坐在車內，就會繫上安全帶。不需要啟發、不需要動機、不需要紀律，因為你已經透過聯結學習建立習慣。[15]這就跟刷牙、洗碗、遛狗之類的行為一樣。如果你能達到外在提示就可以觸發行為的境界，你就再也不需要強烈的動機或紀律來完成任務。[16]你就是自然而然地做了，行為變得自動。從認知的角度來說，這也會帶來好處，因為大腦有更多空間可以釋放出來，貯存更多資訊。[17]

如果你得依靠動機撐過去，那會很辛苦。動機來來去去，跟天氣一樣是動態的，常常在改變。這樣的話，陰天或雨天時，你要怎麼把事情做好？況且，在運動界和人生一定會經歷很多陰天！在特定的環境中重覆進行同一個行為，是培養習慣最好的方式。習慣會使自動自發變得根深蒂固，讓你自然而然去做一件事。例如，如果你每天起床後就去運動，這就會變成你固定行事的一部分。最後，你不需要動機或紀律，就有辦法早早起床上健身房，你就是會這麼做，因為你之前一直都是這樣。一旦達到自動自發的境界，只要違背常態，你就會覺得哪裡怪怪的或不舒服。這就是生活中各領域的偉大領袖和高成就者，把自己提升到其他人之上的方式。

研究證實，遵循培養習慣的建議，再搭配一次做出一點小改變的方法，有助於讓新的行為變成第二天性。在其中一個研究中，想要減重的自願者被隨機分成以習慣為基礎的干預組——靠飲食、活動行為、鼓勵受試者根據特定環境，重覆某一行為等方法來減重——以及沒有進行任何處置的對照組。經過八週，干預組減了兩公斤，對照組只有0.4公斤。在第三十二週時，干預組平均減了3.8公斤。[18]更重要的是，質性訪談數據發現，他們已形成自動自發的模式：行為已經根深蒂固。研究者表示，以習慣為基礎的新建議「鑽進了你的大腦」，因此受試者如果沒有做這些事，就會「渾身不對勁」。最初需要依靠動機、很難堅持下去的行為，變得十分容易保持。目前正有一項較大型的隨機對照試驗在進行中，要測試干預的效力。這項試驗會在基層醫療的場景中進行，樣本較多，且後續追蹤為期二十四個月。[19]雖然如此，這些初步的發現指出，養成習慣的過程可適用於日常環境，並顯示養成習慣的建議，可以為長期行為改變提供實證策略。
[20]

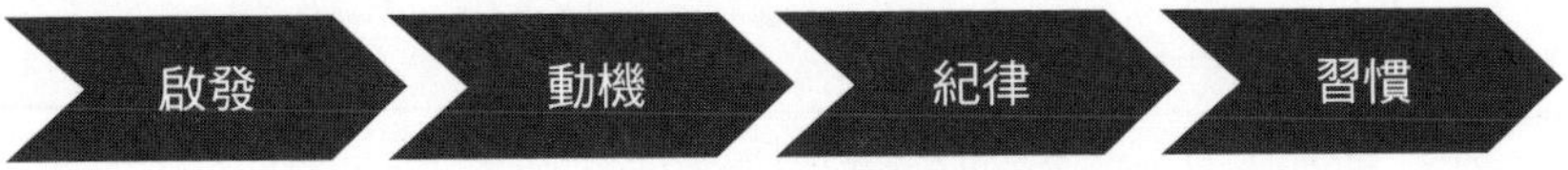

圖 12.1 · 從啟發到習慣的路徑

世界最優秀的專家給予的見解

　　菁英肌力教練與從業人員，總是會從多方觀點思考問題，並從其他領域尋求專業。查理·溫格洛夫與提姆·迪弗朗切斯科（Tim DiFrancesco）這兩位專家就是很好的例子。溫格洛夫在NBA、NFL、MLB等組織中，與菁英和職業運動員共事已有將近二十年的時間，一路上學到了很多東西。他會傳遞什麼寶貴智慧，給年輕的教練和從業人員呢？首先，邊觀察邊學習。看看別人是怎麼成功做到某件事的，然後加以學習。光是閱讀相關資訊，或深入鑽研是不夠的。其次，參考別的專業領域來解決問題，因為你很有可能總是透過自己專業領域的視角，看待一個難題。肌力教練只會看見肌力方面的問題；治療師只會看見動作機能不良的地方；營養師只會看見什麼營養缺乏了。從另一個領域思考，可能會有更簡單的解決方法。最後，為了贏得戰爭，不要害怕輸了一場小戰鬥。溫格洛夫多年的經驗教導他，一天沒有贏沒關係。他會把眼光放遠，這樣路上必經的阻礙就不會使他手足無措，無法達到目標。

　　提姆·迪弗朗切斯科曾擔任NBA洛杉磯湖人隊的肌力與體能

訓練總教練。他曾與許多NBA的傳奇明星共事，包括柯比・布萊恩和史蒂夫・奈許，並親眼目睹這些球員將名人堂水準的工作倫理、紀律，和真實的一面帶到自己的球隊。提姆要給年輕的訓練師三個重要的建議：第一，要願意承擔風險。你可能會需要在朋友家的沙發上睡六個月，才能接下那個沒有支薪的實習，但是如果這麼做可以讓你更接近目標，那就很有可能是值得的。第二，要知道自己一路上必有所犧牲。提姆直截了當地說：「你在生涯中一定會有必須靠難吃的三明治過活的時候。」不是所有的工作都令人稱羨或光鮮亮麗，但是這能培養你實現並持續成功所需的品格。第三，提姆強調你必須要能夠從每一個挑戰和難關學到教訓。這可以教你什麼事，幫助你現在和之後的生涯？

這就是世界上最優秀的兩位肌力與體能訓練教練給予的絕佳觀點和真誠回答！

當然，說到習慣的養成，依然有許多迷思存在。真的只要二十一天就能養成習慣嗎？不。說來奇怪，研究人員發現這個常見的迷思，其實是來自整形手術，因為患者通常會需要三週的時間來適應新的樣貌。事實上，自發通常會在六十六天左右達到顛峰，也就是需要兩個月多一點的時間，來養成習慣（但是專家承認，個體之間的差異蠻大的）。[21]專家強調一個很重要的重點，那就是當習慣變得愈來愈熟悉與自發，持續下去所需的動機和紀律就愈少。這就是你的終極目標。再也不用起床後瘋狂搜尋＃Insta

名句跟＃健美啟發式了，你已經把習慣下載到大腦中的硬碟裡，準備就緒了！對於剛開始遵循新的營養計畫的運動員、正努力達成目標的減重客戶，或是想要在球隊裡發展新習慣的教練來說，是非常令人感到安慰的。這也解釋了為什麼有這麼多菁英運動員（以及企業家、執行長、管理階層和父母）可以在太陽升起前，就起床進行訓練。這些人不一定是天生就充滿動機和紀律，但他們因為同一件事做了夠久，現在已經把事情設定為固定行事的一部分。

　　山姆・沃克在體育史上最偉大的十六支團隊中，發現了什麼共通的特性？只有一個：團隊隊長。這些傳奇球員在經過數十年的紀律練習之後，培養出偉大隊長的特質：極度頑強、願意做沒人感恩你的工作、擁有鋼鐵般的情感控制能力、能夠透過非口語的方式，激起他人的動機等等。沃克的研究發現，一支團隊偉大的關鍵要素，就是領導團隊的球員本身的性格。當然，教練啟發與激勵人心的能力也很重要，甚至可以真的改變人的一生。

為什麼偉大的教練很重要

　　在2018年，在南韓舉行的冬奧和俄羅斯舉行的世界盃等重大運動賽事，帶動了許多有關世界政治分裂，以及運動可以如何幫助人們團結的關注議題。運動使人們互相連結，這是很常見的說法。曼德拉（Nelson Mandela）也相信運動的力量，曾說：「運動可以在曾經只有絕望的地方創造希望。」運動也被作為打擊犯罪的策略、公共衛生政策，以及改善教育成果的活動。聽起來很棒，但是這些說法有實證支持嗎？很可惜，專家也發現，若交在不對的人手中，運動可能教導孩童、青少年和年輕人作弊、不尊重對手和權威人士、加劇社會分裂。這就是倫敦的慈善機構「溫室運動」（Greenhouse Sports）花了十五年的時間，嘗試透過運動改變年少的生命所學到的事。英國政府曾為了2012年的奧運，在比賽之前增加針對青少年運動的贊助，希望提高運動參與度。然而，他們雖然有達到這個目標（填滿體育課和運動營的出席率），青少年對運動的熱忱卻不持久。怎麼會這樣呢？運動不是可以啟發和激勵孩子嗎？因為，站在一旁等待毫不關心的「教練」，告訴孩子這一個小時該做什麼，是無法改變生命的。不意外，有一個頂尖的智囊團認為政府只是「為了運動而贊助運動」。

倫敦《泰晤士報》（Times）的知名記者馬修・西德（Matthew Syed），針對塑造青少年生命真正重要的事情是什麼提出了看法。[22]原來，能夠改變孩子生命的並非運動本身，而是領導他們的人——教練。西德講述十三歲的蘇利文・莫利斯（Sullivan Morris）的故事，當時他住在倫敦西邊的低收入戶公營房屋裡，因為行為偏差，就快要被當地的學校給開除學籍。後來，突然之間，莫利斯的態度有了轉變。他總是準時到校，變得非常願意幫忙，心情開朗活潑，工作倫理也大幅改善。西德很好奇一個看似注定吃牢飯的年輕人，現在怎麼會開始把目標放在念大學上。原來是當地的一個乒乓球計畫逆轉了他的人生，但西德深入鑽研了一番，發現「真正的催化劑是他的教練」。傑森・蘇格瑞（Jason Sugrue）固然是個很有技巧的乒乓球教練，但改變莫利斯的人生的並不是運動本身。西德說：「蘇格瑞很有耐性，充滿領袖魅力，而且擁有從學生的視角看世界的超棒能力。」這位教練教導學生要尊重規則、尊重對手、培養紀律。他深深相信紀律是養成正確的習慣和成功的必備條件。西德問他的學生是什麼為他們帶來改變、幫助他們克服人生障礙，得以在學業和人生中獲得成功時，他們完全沒有提到乒乓球。他們說：「是教練讓我相信自己。」好的教練非常重要。在運動（和人生）中，人才是帶來改變的關鍵。

教練也需要受到照顧

　　教練、訓練師、治療師和其他運動相關從業人員，在服務運動員或球隊時，也必須好好照顧自己。需要維持身體健康以發揮最佳表現的不只有球員，教練也一定要保持健康才行。然而，指導職業運動的壓力和艱苦，可能讓這一點極其難以達成。曾任NBA夏洛特黃蜂隊（Charlotte Hornets）總教練的史蒂夫・克里福德（Steve Clifford）便上過寶貴的一課。2017年，在開車前往跟多倫多暴龍隊的比賽途中，克里福德突然感覺頭痛欲裂。他已經偏頭痛很多年了，全靠藥物多多少少控制住。然而，在多倫多發作時，他的頭痛得好像就要爆炸一般。無法緩解的頭痛使他睡不著、無法思考，甚至沒辦法在漫長的航程後，從機場開車返家。克里福德到達了臨界點，終於決定去看醫生。跟神經科專家諮詢過後，醫生告訴克里福德：「你的身體在告訴你它受不了了！」經過十八年的教練生涯、將近二十年的拚搏之後，醫生認為偏頭痛是身體承受巨大壓力造成的結果。[23]克里福德當時已經有好幾個月，每天都睡不到五個小時，用睡眠來交換在包機上分析比賽錄影帶的時間，一直到凌晨。醫生建議的偏頭痛解決方案很簡單：睡多一點，試著放鬆。那位神經科醫生說：「保持良好的營養和水分攝取很重要，但是沒有任何事比睡覺更要緊。」他也建議克里福德要在人生中尋找別的抒發管道，他的大腦需要有機會放鬆，人生不能只有籃球。急遽的偏頭痛是身體告訴你「該改變了」的方式。那位神經科醫生也說到，他在無數位管理階層人士身上，看過同樣的事情，因為這些人總是長時間工作，拿睡眠時間交換在書桌前辦公的時間。今天，克里福德成為第一個承認這個問題的人。他說：「我不僅要改變工作，還要改變自己的生活方式。」在他離開夏洛特黃蜂隊的執教工作之後，他的慢性偏頭痛就不見了。克里福德現在身體健康，重返NBA擔任奧蘭多魔術隊的總教練。

領導能力解決方案

從他人的視角看待事情的能力，是培養智慧推論技能和智慧的要素（即便可能缺乏資歷）。信任感雖然是偉大領袖的特質，卻是強迫不來的；展現脆弱和真實的一面是建立信任感的關鍵。成功的球隊文化，會把球隊目標放在第一位，尋求每一位員工和球員的積極參與。偉大的球員、教練和從業人員不會等待啟發出現，而是直接做出行動，培養建立自發與習慣所需的紀律。到頭來，我們還是很想知道，偉大的領袖是先天還是後天造成的？無論答案是什麼，改善溝通、連結和支持文化，絕對可以為運動員帶來好處，幫助他們通往難以匹敵的成就！

　　高水平表現的演化需要結合多個領域。健康、營養、訓練、復原與心理表現等範疇的交會處，是頂尖專家在運動表現方面，尋找下一波重大突破的地方。提升自己的通才專家能力（雖然你可能已是特定領域的專家），可以幫你建立堅實的基礎，進而支持你的客戶、運動員和球隊。這樣做可以讓你從多個領域汲取經驗，創造他人看不出的連結。這樣做可以讓你用全新的方式進行溝通，進而提升個人表現和對團隊的貢獻。通才專家會研究許多不同的領域、了解連結這些領域的基本和深層原則，接著把這些原則應用在自己的專業領域。過去一百年的專業化為人類的健康與表現，創造了以往想都想不到的好處，但也在不同的專業之間留下深深的鴻溝，亟待填補。勇敢成為一個通才專家，你就有機會為這些巨大的鴻溝建立起橋梁，跟專家溝通接觸，把個別獨立的領域連結起來，發掘運動表現的下一波重大突破。運動員、教練與從業人員組成的實證軍團，這才是最新的潮流。

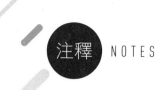

注釋 NOTES

導論　運動表現革命

1. Joseph J. Fins, "The expert-generalist: a contradiction whose time has come," *Academic Medicine* 90, no. 8 (2015), https://doi.org/10.1097/acm.0000000000000798.

2. Joseph J. Fins, "The expert-generalist."

3. David Oliver, "Celebrating the expert generalist," *BMJ* 354 (2016), https://doi.org/10.1136/bmj.i3701.

4. Scott Barry Kaufmann, "Creativity is much more than 10,000 hours of deliberate practice," *Scientific American*, April 2016.

Chapter 1　睡眠與晝夜節律

1. Shalini Paruthi et al., "Consensus Statement of the American Academy of Sleep Medicine on the recommended amount of sleep for healthy children: methodology and discussion," *Journal of Clinical Sleep Medicine* 12, no. 11 (2016), http://dx.doi.org/10.5664/jcsm.6288.

2. Nathaniel F. Watson et al., "Joint Consensus Statement of the American Academy of Sleep Medicine and Sleep Research Society on the recommended amount of sleep for healthy adult: methodology and discussion," *Sleep* 38, no. 8 (2015), http://doi.org/10.5665/sleep.4886.

3. Michael A. Grandner et al., "Mortality associated with short sleep duration: the evidence, the possible mechanisms, and the future," *Sleep Medicine Reviews* 14, no. 3 (2010), https://doi.org /10.1016/j.smrv.2009.07.006.

4. N. S. Simpson, E. L. Gibbs, and G. O. Matheson, "Optimizing sleep to maximize performance: implications and recommendations for elite athletes," *Scandinavian Journal of Medicine and Science in Sports* 27, no. 3 (2017), https://doi.org/10.1111/sms.12703; Andrew M. Watson, "Sleep and athletic performance," *Current Sports Medicine Reports* 16, no. 6 (2017), http://dx.doi.org/10.1249 /jsr.0000000000000418.

5. Cheri D. Mah et al., "The effects of sleep extension on the athletic performance of collegiate basketball players," *Sleep* 34, no. 7 (2011), https://dx.doi.org/10.5665%2FSLEEP.1132.

6. Luke Gupta, Kevin Morgan, and Sarah Gilchrit, "Does elite sport degrade sleep quality? A systematic review," *Sports Medicine* 47, no. 7 (2017), https://dx.doi.org/10.1007/s40279-016-0650-6.

7. R. E. Venter, "Role of sleep in performance and recovery of athletes: a review article," *South African Journal for Research in Sport, Physical Education and Recreation* 34, no.1 (2012), https://doi .org/10.1007/s40279-016-0650-6.

8. Jonathan Leeder et al., "Sleep duration and quality in elite athletes measured using wristwatch actigraphy," *Journal of Sports Sciences* 30, no. 6 (2012), https://doi.org/10.1080/02640414.2012.660188.

9. Matthew Walker, *Why We Sleep* (St. Ives, U.K.: Allen Lane, 2017), 360.

10. Matthew Walker, *Why We Sleep*.

11. Nathan W. Pitchford et al., "Sleep quality but not quantity altered with a change in training environment in elite Australian Rules football players," *International Journal of Sports Physiology and Performance* 12, no. 1 (2017), https://doi.org/10.1123/ijspp.2016-0009; Andrew Watson et al., "Subjective well-being and training load predict in-season injury and illness risk in female youth soccer players," *British Journal of Sports Medicine* 51, no. 3 (2017), https://doi.org/10.1136/bjsports-2016-096584.

12. Christophe Hausswirth et al., "Evidence of disturbed sleep and increased illness in overreached endurance athletes," *Medicine and Science in Sports and Exercise* 46, no. 5 (2014), https://doi.org/10.1249/MSS.0000000000000177.

13. Charli Sargent et al., "The impact of training schedules on the sleep and fatigue of elite athletes," *Chronobiology International* 31, no. 10 (2014), https://doi.org/10.3109/07420528.2014.957306.

14. Charli Sargent and Gregory D. Roach, "Sleep duration is reduced in elite athletes following night-time competition," *Chronobiology International* 33, no. 6 (2016), https://doi.org/10.3109/07420528.2016.1167715.

15. Hugh H. K. Fullagar et al., "Sleep and athletic performance: the effects of sleep loss on exercise performance, and physiological and cognitive responses to exercise," *Sports Medicine* 45, no. 2 (2015), https://doi.org/10.1007/s40279-014-0260-0.

16. Haresh T. Suppiah, Chee Yong Low, and Michael Chia, "Effects of sport-specific training intensity on sleep patterns and psychomotor performance in adolescent athletes," *Pediatric Exercise Science* 28, no. 4 (2016), https://doi.org/10.1123/pes.2015-0205.

17. Hugh H. K. Fullagar et al., "Sleep and recovery in team sport: current sleep-related issues facing professional team-sport athletes," *International Journal of Sports Physiology and Performance* 10, no. 8 (2015), https://doi.org/10.1123/ijspp.2014-0565.

18. Ricardo Brandt, Guilherme G. Bevilacqua, and Alexandro Andrade, "Perceived sleep quality, mood states, and their relationship with performance among Brazilian elite athletes during a competitive period," *Journal of Strength and Conditioning Research* 31, no. 4 (2017), https://doi.org/10.1519/JSC.0000000000001551.

19. Lee Taylor et al., "The importance of monitoring sleep within adolescent athletes: athletic, academic, and health considerations," *Frontiers in Physiology* 7 (2016), https://doi.org/10.3389/fphys.2016.00101.

20. S. Hakki Onen et al., "The effects of total sleep deprivation, selective sleep interruption and sleep recovery on pain tolerance thresholds in healthy subjects," *Journal of Sleep Research* 10, no. 1 (2001), https://doi.org/10.1046/j.1365-2869.2001.00240.x.

21. Matthew D. Milewski et al., "Chronic lack of sleep is associated with increased sports injuries in adolescent athletes," *Journal of Pediatric Orthopedics* 34, no. 2 (2014), https://doi.org/10.1097/BPO.0000000000000151.

22. F. P. Cappuccio et al., "Sleep duration and all-cause mortality: a systematic review and meta-analysis of prospective studies," *Sleep* 33, no. 5 (2010), https://doi.org/10.1111/j.1365-2869.2008.00732.x.

23. P. von Rosen et al., "Multiple factors explain injury risk in adolescent elite athletes: applying a biopsychosocial perspective," *Scandinavian Journal of Medicine and Science in Sports* 27, no. 12 (2017), https://doi.org/10.1111/sms.12855.

24. Sheldon Cohen et al., "Sleep habits and susceptibility to the common cold," *Archives of Internal Medicine* 169, no. 1 (2009), https://doi.org/10.1001/archinternmed.2008.505; Aric A. Prather et al., "Behaviorally assessed sleep and susceptibility to the common cold," *Sleep* 38, no. 9 (2015), https://doi.org/10.5665/sleep.4968.

25. Sheldon Cohen et al., "Sleep habits and susceptibility."

26. Christine Benedict et al., "Acute sleep deprivation has no lasting effects on the human antibody titer response following a novel influenza A H1N1 virus vaccination," *BMC Immunology* 13, no. 1 (2012), https://doi.org/10.1186/1471-2172-13-1.

27. John D. Chase et al., "One night of sleep restriction following heavy exercise impairs 3-km cycling time-trial performance in the morning," *Applied Physiology, Nutrition, and Metabolism* 42, no. 9 (2017), https://doi.org/10.1139/apnm-2016-0698.

28. O. Azboy and Z. Kaygisiz, "Effects of sleep deprivation on cardiorespiratory functions of the runners and volleyball players during rest and exercise," *Acta Physiologica Hungarica* 96, no. 1 (2009), https://doi.org/10.1556/APhysiol.96.2009.1.3.

29. Samuel J. Oliver et al., "One night of sleep deprivation decreases treadmill endurance performance," *European Journal of Applied Physiology* 107, no. 2 (2009), https://doi.org/10.1007/s00421-009-1103-9.

30. Morteza Taheri and Elaheh Arabameri, "The effect of sleep deprivation on choice reaction time and anaerobic power of college student athletes," *Asian Journal of Sports Medicine* 3, no. 1 (2012), https://doi.org/10.5812/asjsm.34719.

31. F. Mougin et al., "Influence of partial sleep deprivation on athletic performance," *Science and Sports* 5, no. 2 (1990), https://doi.org/10.1016/S0765-1597(05)80210-2.

32. Melissa Skein et al., "Intermittent-sprint performance and muscle glycogen after 30 h of sleep deprivation," *Medicine and Science in Sports and Exercise* 43, no. 7 (2011), https://doi.org/10.1249/MSS.0b013e31820abc5a.

33. Namni Goel et al., "Neurocognitive consequences of sleep deprivation," *Seminars in Neurology* 29, no. 4 (2009), https://doi.org/10.1055/s-0029-1237117.

34. Kalina R. Rossa et al., "The effects of sleep restriction on executive inhibitory control and affect in young adults," *Journal of Adolescent Health* 55, no. 2 (2014), https://doi.org/10.1016/j.jadohealth.2013.12.034.

35. L. A. Reyner and J. A. Horne, "Sleep restriction and serving accuracy in performance tennis players, and effects of caffeine," *Physiology and Behaviour* 120, no. 15 (2013), https://doi.org/10.1016/j.physbeh.2013.07.002.

36. Benjamin J. Edwards and Jim Waterhouse, "Effects of one night of partial sleep deprivation upon diurnal rhythms of accuracy and consistency in throwing darts," *Chronobiology International* 26, no. 4 (2009), https://doi.org/10.1080/07420520902929037.

37. Gregory Belenky et al., "Patterns of performance degradation and restoration during sleep restriction and subsequent recovery: a sleep dose-response study," *Journal of Sleep Research* 12, no. 1 (2003), https://doi.org/10.1046/j.1365-2869.2003.00337.x.

38. Hans P. A. Van Dongen et al., "Systematic interindividual differences in neurobehavioral impairment from sleep loss: evidence of trait-like differential vulnerability," *Sleep* 27, no. 3 (2004), https://doi.org/10.1093/sleep/27.3.423.

39. Frank. A. J. Scheer et al., "Impact of the human circadian system, exercise, and their interaction on cardiovascular function," *Proceedings of the National Academy of Sciences of the United States of America* 107, no. 47 (2010), https://doi.org/10.1073/pnas.1006749107.

40. B. Drust et al., "Circadian rhythms in sports performance: an update," *Chronobiology International* 22, no. 1 (2005), https://doi.org/10.1081/CBI-200041039; Roger S. Smith and Thomas P. Reilly, "Athletic Performance," in *Sleep Deprivation: Clinical Issues, Pharmacology, and Sleep Loss Effects,* ed. Clete A. Kushida (New York: Marcel Dekker, 2005), 313-34.

41. Roger S. Smith et al., "The impact of circadian misalignment on athletic performance in professional football players," *Sleep* 36, no. 12 (2013), https://doi.org/10.5665/sleep.3248.

42. Michele Lastella, "Athlete chronotypes: performance and coaching implications," *Dr. Bubbs Performance Podcast*, Podcast audio, July 17, 2018, https://drbubbs.com/season-2-podcast-episodes/2018/7/s2-episode-28-athlete-chronotypes-performance-coaching-implications-w-dr-michele-lastella-phd.

43. D. W. Hill et al., "Effect of time of day on aerobic and anaerobic responses to high-intensity exercise," *Canadian Journal of Sport Sciences* 17, no. 4 (1992).

44. M. G. Figueiro et al., "The impact of light from computer monitors on melatonin levels in college students," *Neuro Endocrinology Letters* 32, no. 2 (2011).

45. J. Waterhouse, T. Reilly, and B. Edwards, "The stress of travel," *Journal of Sports Sciences* 22, no. 10 (2004), https://doi.org/10.1080/02640410400000264.

46. J. Waterhouse, T. Reilly, and B. Edwards, "The stress of travel."

47. Charmane I. Eastman and Helen J. Burgess, "How to travel the world without jet lag," *Sleep Medicine Clinics* 4, no. 2 (2009), https://doi.org/10.1016/j.jsmc.2009.02.006.

48. Brendan Kennedy, "MLB's exemption rate for ADHD drugs 'highly suspicious,'" *Toronto Star*, April 20, 2015.

49. Charles F. P. George et al., "Sleep and breathing in professional football players," *Sleep Medicine* 4, no. 4 (2003), https://doi.org/10.1016/S1389-9457(03)00113-8.

50. S. B. R. Fagundes et al., "Prevalence of restless legs syndrome in runners," *Sleep Medicine* 13, no. 6 (2012), https://doi.org/10.1016/j.sleep.2012.01.001.

51. Luke Gupta, Kevin Morgan, and Sarah Gilchrit, "Does elite sport degrade sleep quality?"

52. Maurice Ohayon et al., "National Sleep Foundation's sleep quality recommendations: first report," *Sleep Health* 3, no. 1 (2017), https://doi.org/10.1016/j.sleh.2016.11.006.

53. Derk-Jan Dijk and Simon N. Archer, "Light, sleep, and circadian rhythms: together again," *PLoS Biology* 7, no. 6 (2009), https://doi.org/10.1371/journal.pbio.1000145.

54. Amy M. Bender et al., "The clinical validation of the Athlete Sleep Screening Questionnaire: an instrument to identify athletes that need further sleep assessment," *Sports Medicine — Open* 4, no. 1 (2018), https://doi.org/10.1186/s40798-018-0140-5.

55. N. S. Simpson, E. L. Gibbs, and G. O. Matheson, "Optimizing sleep"; Andrew M. Watson, "Sleep and athletic performance," *Current Sports Medicine Reports* 16, no. 6 (2017), http://dx.doi.org/10.1249/jsr.0000000000000418.

56. Amber Brooks and Leon Lack, "A brief afternoon nap following nocturnal sleep restriction: which nap duration is most recuperative?" *Sleep* 29, no. 6 (2006), https://doi.org/10.1093/sleep/29.6.831.

57. Robert L. Sack, "Jet lag," *The New England Journal of Medicine* 362, no. 5 (2010), https://doi.org/10.1056/NEJMcp0909838.

Chapter 2　運動員微生物群落

1. Mirjana Rajilić-Stojanović and Willem M. de Vos, "The first 1000 cultured species of the human gastrointestinal microbiota," *FEMS Microbiology Reviews* 38, no. 5 (2014), https://doi.org/10.1111/1574-6976.12075; Junhua Li et al., "An integrated catalog of reference genes in the human gut microbiome," *Nature Biotechnology* 32 (2014), https://doi.org/10.1038/nbt.2942.

2. Yang-fan Nie et al., "Cross-talk between bile acids and intestinal microbiota in host metabolism and health," *Journal of Zhejiang University-SCIENCE B* 16, no. 6 (2015), https://doi.org/10.1631/jzus.b1400327; J. K. Nicholson et al., "Host-gut microbiota metabolic interactions," *Science* 336, no. 6086 (2012), https://doi.org/10.1126/science.1223813; Hirosuke Sugahara et al., "Differences in folate production by bifidobacteria of different origins," *Bioscience of Microbiota, Food and Health* 34, no. 4 (2015), https://doi.org/10.12938/bmfh.2015-003; M. G. Marley, R. Meganathan, and Ronald Bentley, "Menaquinone (vitamin K_2) biosynthesis in Escherichia coli: Synthesis of o-Succinylbenzoate does not require the decarboxylase activity of the ketoglutarate dehydrogenase complex," *Biochemistry* 25, no. 6 (1986), https://doi.org/10.1021/bi00354a017; Catherine A. Lozupone et al., "Diversity, stability and resilience of the human gut microbiota," *Nature* 489, no. 7415 (2012), https://doi.org/10.1038/nature11550; G. Vighi et al., "Allergy and the gastrointestinal system," *Clinical and Experimental Immunology* 153 (2008), https://doi.org/10.1111/j.1365-2249.2008.03713.x; Lora V. Hooper, "Commensal host-bacterial relationships in the gut," *Science* 292, no. 5519 (2001), https://doi.org/10.1126/science.1058709; Jianxiong Xu et al., "Regulation of an antioxidant blend on intestinal redox status and major microbiota in early weaned piglets," *Nutrition* 30, no. 5 (2014), https://doi.org/10.1016/j.nut.2013.10.018.

3. Anastassia Gorvitovskaia, Susan P. Holmes, and Susan M. Huse, "Interpreting Prevotella and Bacteroides as biomarkers of diet and lifestyle," *Microbiome* 4, no. 1 (2016), https://doi.org/10.1186/s40168-016-0160-7.

4. Peter J. Turnbaugh et al., "An obesity-associated gut microbiome with increased capacity for energy harvest," *Nature* 21 (2006), https://doi.org/10.1038/nature05414.

5. Brian W. Parks et al., "Genetic control of obesity and gut microbiota composition in response to high-fat, high-sucrose diet in mice," *Cell Metabolism* 17, no. 1 (2013), https://doi.org/10.1016/j.cmet.2012.12.007; Elin Org et al., "Genetic and environmental control of host-gut microbiota interactions," *Genome Research* 25, no. 10 (2015), https://doi.org/10.1101/gr.194118.115.

6. Frances Collins et al., "A vision for the future of genomics research," *Nature* 422, no. 6934 (2003), https://doi.org/10.1038/nature01626.

7. Frances Collins et al., "A vision for the future."

8. David Zeevi et al., "Personalized nutrition by prediction of glycemic responses," *Cell* 163, no. 5 (2015), https://doi.org/10.1016/j.cell.2015.11.001.

9. Raul Y. Tito et al., "Insights from characterizing extinct human gut microbiomes," *PLoS ONE* 7, no. 12 (2012), https://doi.org/10.1371/journal.pone.0051146.

10. Raul Y. Tito et al., "Insights from characterizing."

11. Stephanie L. Schnorr et al., "Gut microbiome of the Hadza hunter-gatherers," *Nature Communications* 5, no. 1 (2014), https://doi.org/10.1038/ncomms4654.

12. Justin Sonnenburg, "Your Microbiome: What Is It, and How Can It Help or Hurt You?," YouTube, May 30, 2017, www.youtube.com/watch?v=EAvL0md46_M; Carlotta De Filippo et al., "Impact of diet in shaping gut microbiota revealed by a comparative study in children from Europe and rural Africa," *Proceedings of the National Academy of Sciences* 107, no. 33 (2010), https://doi.org/10.1073/pnas.1005963107.

13. Justin Sonnebury, "Your Microbiome"; Carlotta De Filippo et al., "Impact of Diet."

14. Carlos Augusto Monteiro et al., "The UN Decade of Nutrition, the NOVA food classification and the trouble with ultra-processing." *Public Health Nutrition* 21, no.1 (2017), https://doi.org/10.1017/s1368980017000234.

15. Alexandra Sifferlin, "Here's what eating nothing but McDonalds for 10 days does to your gut bacteria," *Time Magazine*, May 11, 2015.

16. Tim Spector, "What a hunter-gatherer diet does to the body in just three days," *CNN Health*, July 5, 2017, https://edition.cnn.com/2017/07/05/health/hunter-gatherer-diet-tanzania-the-conversation/index.html.

17. Michael W. Gray, Gertraud Burger, and B. Franz Lang, "The origin and early evolution of mitochondria," *Genome Biology* 2, no. 6 (2001), https://doi.org/10.1186/gb-2001-2-6-reviews1018.

18. C. G. Kurland and S. G. E. Andersson, "Origin and evolution of the mitochondrial proteome," *Microbiology and Molecular Biology Reviews* 64, no. 4 (2000), https://doi.org/10.1128/mmbr.64.4.786-820.2000.

19. Liping Zhao, "Genomics: the tale of our other genome," *Nature* 465, no.7300 (2010), https://doi.org/10.1038/465879a.

20. Walid Mottawea et al., "Altered intestinal microbiota–host mitochondria crosstalk in new onset Crohn's disease," *Nature Communications* 7 (2016), https://doi.org/10.1038/ncomms13419.

21. Dallas R. Donohoe et al., "The microbiome and butyrate regulate energy metabolism and autophagy in the mammalian colon," *Cell Metabolism* 13, no. 5 (2011), https://doi.org/10.1016/j.cmet.2011.02.018.

22. Z. Gao et al., "Butyrate improves insulin sensitivity and increases energy expenditure in mice," *Diabetes* 58, no. 7 (2009), https://doi.org/10.2337/db08-1637; Maria Pina Mollica et al., "Butyrate regulates liver mitochondrial function, efficiency, and dynamic, in insulin resistant obese mice," *Diabetes* 66, no. 5 (2017), https://doi.org/10.2337/db16-0924.

23. Gijs den Besten et al., "The role of short-chain fatty acids in the interplay between diet, gut microbiota, and host energy metabolism," *Journal of Lipid Research* 54, no. 9 (2013), https://doi.org/10.1194/jlr.r036012.

24. Siobhan F Clarke et al., "Exercise and associated dietary extremes impact on gut microbial diversity," *Gut* 63, no.12 (2014), https://doi.org/10.1136/gutjnl-2013-306541.

25. Joep Grootjans et al., "Human intestinal ischemia-reperfusion–induced inflammation characterized," *The American Journal of Pathology* 176, no. 5 (2010), https://doi.org/10.2353/ajpath.2010.091069; Mark A. Febbraio and Bente Klarlund Pedersen, "Muscle-derived interleukin-6: mechanisms for activation and possible biological roles," *The FASEB Journal* 16, no.

11 (2002), https://doi.org/10.1096/fj.01-0876rev.

26. Allison Clark and Núria Mach, "Exercise-induced stress behavior, gut-microbiota-brain axis and diet: a systematic review for athletes," *Journal of the International Society of Sports Nutrition* 13, no. 1 (2016), https://doi.org/10.1186/s12970-016-0155-6.

27. M. Y. Zeng, N. Inohara, and G. Nuñez, "Mechanisms of inflammation-driven bacterial dysbiosis in the gut," *Mucosal Immunology* 10, no. 1 (2017), https://doi.org/10.1038/mi.2016.75.

28. Masaki Igarashi and Leonard Guarente, "mTORC1 and SIRT1 cooperate to foster expansion of gut adult stem cells during calorie restriction," *Cell* 166, no. 2 (2016), https://doi.org/10.1016/j.cell.2016.05.044.

29. Elodie Lobet, Jean-Jacques Letesson, and Thierry Arnould, "Mitochondria: a target for bacteria," *Biochemical Pharmacology* 94, no. 3 (2015), https://doi.org/10.1016/j.bcp.2015.02.007.

30. Elodie Lobet, Jean-Jacques Letesson, and Thierry Arnould, "Mitochondria."

31. David B. Pyne et al., "Probiotics supplementation for athletes — clinical and physiological effects," *European Journal of Sport Science* 15, no. 1 (2015), https://doi.org/10.1080/17461391.2014.97187.

32. Lauren Petersen (Associate Research Scientist, Athlete Microbiome Project, Jackson Laboratory, Sacramento, CA), in discussion with the author, March 8, 2018.

33. Orla O'Sullivan et al., "Exercise and the microbiota," *Gut Microbes* 6, no. 2 (2015), https://doi.org/10.1080/19490976.2015.1011875.

34. Timothy Wai and Thomas Langer, "Mitochondrial dynamics and metabolic regulation," *Trends in Endocrinology and Metabolism* 27, no. 2 (2016), https://doi.org/10.1016/j.tem.2015.12.001.

35. Núria Mach and Dolors Fuster-Botella, "Endurance exercise gut microbiota: a review," *Journal of Sport and Health Science* 6, no. 2 (2017), https://doi.org/10.1016/j.jshs.2016.05.001.

36. D. R. Green, L. Galluzzi, and G. Kroemer, "Mitochondria and the autophagy–inflammation–cell death axis in organismal aging," *Science* 333, no. 6046 (2011), https://doi.org/10.1126/science.1201940.

37. Benjamin I. Rapoport, "Metabolic factors limiting performance in marathon runners. *PLoS Computational Biology* 6, no. 10 (2010), https://doi.org/10.1371/journal.pcbi.1000960.

38. Stephane Palazzetti et al., "Overloaded training increases exercise-induced oxidative stress and damage," *Canadian Journal of Applied Physiology* 28, no. 4 (2003), https://doi.org/10.1139/h03-045.

39. Ergün Sahin et al., "Telomere dysfunction induces metabolic and mitochondrial compromise," *Nature* 470, no. 7355 (2011), https://doi.org/10.1038/nature10223.

40. Núria Mach et al., "Understanding the response to endurance exercise using a systems biology approach: combining blood metabolomics, transcriptomics and miRNomics in horses," *BMC Genomics* 18, no 1 (2017), https://doi.org/10.1186/s12864-017-3571-3.

41. A. Maleah Holland et al., "Influence of endurance exercise training on antioxidant enzymes, tight junction proteins, and inflammatory markers in the rat ileum," *BMC Res Notes* 8, no. 1 (2015), https://doi.org/10.1186/s13104-015-1500-6.

42. Kelsey Fisher-Wellman and Richard J Bloomer, "Acute exercise and oxidative stress: a 30 year history," *Dynnamic Medicine* 8, no. 1 (2009), https://doi.org/10.1186/1476-5918-8-1.

43. Ian Spreadbury, "Comparison with ancestral diets suggests dense acellular carbohydrates promote an inflammatory microbiota, and may be the primary dietary cause of leptin resistance and obesity," *Diabetes, Metabolic Syndrome and Obesity: Targets and Therapy* 5 (2012), https://doi.org/10.2147/dmso.s33473.

44. Elliott D. Crouser et al., "Endotoxin-induced mitochondrial damage correlates with impaired respiratory activity," *Critical Care Medicine* 30, no. 2 (2002), https://doi.org/10.1097/00003246-200202000-00002.

45. Agnieszka Mika and Monika Fleshner, "Early-life exercise may promote lasting brain and metabolic health through gut bacterial metabolites," *Immunology and Cell Biology* 94, no. 2 (2016), https://doi.org/10.1038/icb.2015.113.

46. Charlie T. Seto et al., "Prolonged use of a proton pump inhibitor reduces microbial diversity: implications for Clostridium difficile susceptibility," *Microbiome 2, no. 1* (2014), https://doi.org/10.1186/2049-2618-2-42.

47. Robin M. Voigt et al., "Circadian disorganization alters intestinal microbiota," *PLoS ONE* 9, no. 5 (2014), https://doi.org/10.1371/journal.pone.0097500.

48. Harry J. Flint et al., "Polysaccharide utilization by gut bacteria: potential for new insights from genomic analysis," *Nature Reviews Microbiology* 6, no. 2 (2008), https://doi.org/10.1038/nrmicro1817.

49. Nicholas P. West et al., "Lactobacillus fermentum (PCC®) supplementation and gastrointestinal and respiratory-tract illness symptoms: a randomised control trial in athletes," *Nutrition Journal* 10, no. 1 (2011), https://doi.org/10.1186/1475-2891-10-30.

50. Justin Sonnenburg, "Your Microbiome"; Carlotta De Filippo et al., "Impact of diet."

51. Miguel Toribio-Mateas, "Harnessing the power of microbiome assessment tools as part of neuroprotective nutrition and lifestyle medicine interventions," *Microorganisms* 6, no. 35 (2018), https://doi.org/10.3390/microorganisms6020035.

Chapter 3　血糖與壽命

1. Carlos Augusto Monteiro et al., "Household availability of ultra-processed foods and obesity in nineteen European countries," *Public Health Nutrition* 21, no. 1 (2017), https://doi.org/10.1017/s1368980017001379.

2. Ramachandran S. Vasan et al., "Residual lifetime risk for developing hypertension in middle-aged women and men: the Framingham Heart Study," *JAMA* 287, no. 8 (2002), https://doi.org/10.1001/jama.287.8.1003; Earl S. Ford et al., "Prevalence of the metabolic syndrome among US adults: findings from the third National Health and Nutrition Examination Survey," *JAMA* 287, no. 3 (2002), https://doi.org/10.1001/jama.287.3.356.

3. Andy Menke et al., "Prevalence of and trends in diabetes among adults in the United States," *JAMA* 314, no. 10 (2015), https://doi.org/10.1001/jama.2015.10029.

4. David K. Foot et al., "Demographics and cardiology, 1950-2050," *Journal of the American College of Cardiology* 35, no. 5 (2000), https://doi.org/10.1016/s0735-1097(00)80055-8.

5. J. V. Bjornholt et al., "Fasting blood glucose: An underestimated risk factor for cardiovascular death," *Diabetes Care* 22, no. 1 (1999), https://doi.org/10.2337/diacare.22.1.45; E. Eschwege, B. Balkau, and A. Fontbonne, "The epidemiology of coronary heart disease in glucose intolerant and

diabetic subjects," *Journal of Internal Medicine, Supplement* 736 (1994).

6. J. H. Fuller et al., "Mortality from coronary heart disease and stroke in relation to degree of glycaemia: the Whitehall study," *BMJ* 287, no. 6396 (1983), https://doi.org/10.1136/bmj.287.6396.867.

7. Elizabeth Barrett-Connor et al., "Is borderline fasting hyperglycemia a risk factor for cardiovascular death?," *Journal of Chronic Diseases* 37, no. 9-10 (1984), https://doi.org/10.1016/0021-9681 (84)90046-8.

8. F. S. Facchini et al., "Insulin resistance as a predictor of age-related diseases," *Journal of Clinical Endocrinology and Metabolism* 86, no. 8 (2001), https://doi.org/10.1210/jc.86.8.3574; Gerald M. Reaven, "Role of insulin resistance in human disease," *Diabetes* 37, no. 12 (1988) https://doi .org/10.2337/diab.37.12.1595.

9. The DECODE Study Group, "Is the current definition for diabetes relevant to mortality risk from all causes and cardiovascular and noncardiovascular diseases?," *Diabetes Care* 26, no. 3 (2003), https://doi.org/10.2337/diacare.26.3.688.

10. Sang-Wook Yi et al., "Association between fasting glucose and all-cause mortality according to sex and age: a prospective cohort study," *Scientific Reports* 7, no. 1 (2017), https://doi.org/10.1038/ s41598-017-08498-6.

11. Kevin D. Hall, "Did the food environment cause the obesity epidemic?," *Obesity* 26, no. 1, (2018) https://doi.org/10.1002/oby.22073.

12. Emma J. Stinson et al., "High fat and sugar consumption during ad libitum intake predicts weight gain," *Obesity* 26, no. 4 (2018), https://doi.org/10.1002/oby.22124.

13. W. B. Kannel and D. L. McGee, "Diabetes and cardiovascular risk factors: the Framingham study," *Diabetes Care* 2, no. 2 (1979), https://doi.org/10.2337/diacare.2.2.120; J. Lindsay, "Risk factors for Alzheimer's disease: a prospective analysis from the Canadian Study of Health and Aging," *American Journal of Epidemiology* 156, no. 5 (2002), https://doi.org/10.1093/aje/kwf074; R. Doll, "The age distribution of cancer: implications for models of carcinogenesis," *Journal of the Royal Statistical Society. Series A (General)* 134, no. 4 (1971), https://doi.org/10.2307/2343684.

14. S. J. Olshansky, "Position statement on human aging," *Science of Aging Knowledge Environment* 2002, no. 24 (2002), https://doi.org/10.1126/sageke.2002.24.pe9.

15. Ronald C. W. Ma, "Genetics of cardiovascular and renal complications in diabetes," *Journal of Diabetes Investigation* 7, no. 2 (2015), https://doi.org/10.1111/jdi.12391; The Emerging Risk Factors Collaboration, "Diabetes mellitus, fasting blood glucose concentration, and risk of vascular disease: a collaborative meta-analysis of 102 prospective studies," *Lancet* 375, no. 9733 (2010) https://doi .org/10.1016/s0140-6736(10)60484-9; Saion Chatterjee et al., "Type 2 diabetes as a risk factor for dementia in women compared with men: a pooled analysis of 2.3 million people comprising more than 100,000 cases of dementia," *Diabetes Care* (2015), https://doi.org/10.2337/dc15-1588.

16. B. Vodenik, J. Rovira, and J. M. Campistol, "Mammalian target of rapamycin and diabetes: what does the current evidence tell us?," *Transplantation Proceedings* 41, no. 6 (2009) https://doi.org /10.1016/j.transproceed.2009.06.159.

17. Nir Barzilai et al., "Metformin as a tool to target aging," *Cell Metabolism* 23, no. 6 (2016), https:// doi.org/10.1016/j.cmet.2016.05.011.

18. Gloria Formoso et al., "Decreased in vivo oxidative stress and decreased platelet activation following metformin treatment in newly diagnosed type 2 diabetic subjects," *Diabetes/Metabolism Research and Reviews* 24, no. 3 (2008), https://doi.org/10.1002/dmrr.794; Yong-Syu Lee et al., "Combined metformin and resveratrol confers protection against UVC-induced DNA damage in A549 lung cancer cells via modulation of cell cycle checkpoints and DNA repair," *Oncology Reports* 35, no. 6 (2016) https://doi.org/10.3892/or.2016.4740.

19. Alejandro Martin-Montalvo et al., "Metformin improves healthspan and lifespan in mice," *Nature Communications* 4, no. 1 (2013), https://doi.org/10.1038/ncomms3192.

20. C. A. Bannister et al., "Can people with type 2 diabetes live longer than those without? A comparison of mortality in people initiated with metformin or sulphonylurea monotherapy and matched, non-diabetic controls," *Diabetes, Obesity and Metabolism* 16, no. 11 (2014), https://doi.org/10.1111/dom.12354.

21. Ralph DeFronzo et al., "Metformin-associated lactic acidosis: current perspectives on causes and risk," *Metabolism* 65, no. 2 (2016), https://doi.org/10.1016/j.metabol.2015.10.014.

22. D. Grahame Hardie, Fiona A. Ross, and Simon A. Hawley, "AMPK: a nutrient and energy sensor that maintains energy homeostasis," *Nature Reviews Molecular Cell Biology* 13, no. 4 (2012), https://doi.org/10.1038/nrm3311; Maria M. Mihaylova and Reuben J. Shaw, "The AMPK signalling pathway coordinates cell growth, autophagy and metabolism," *Nature Cell Biology* 13, no. 9 (2011), https://doi.org/10.1038/ncb2329.

23. Catherine Rose Braunstein et al., "Effect of low-glycemic index/load diets on body weight: a systematic review and meta-analysis," *FASEB Supplement* 30, no. 1 (2016).

24. Christine Clar et al., "Low glycaemic index diets for the prevention of cardiovascular disease," *Cochrane Database of Systematic Reviews* 7, 2017, https://doi.org/10.1002/14651858.cd004467.pub3.

25. Alireza Milajerdi et al., "The effect of dietary glycemic index and glycemic load on inflammatory biomarkers: a systematic review and meta-analysis of randomized clinical trials," *The American Journal of Clinical Nutrition* 107, no. 4 (2018), https://doi.org/10.1093/ajcn/nqx042.

26. Huicui Meng et al., "Effect of macronutrients and fiber on postprandial glycemic responses and meal glycemic index and glycemic load value determinations," *The American Journal of Clinical Nutrition* 105, no. 4 (2017), https://doi.org/10.3945/ajcn.116.144162.

27. Andreea Zurbau et al., "Acute effect of equicaloric meals varying in glycemic index and glycemic load on arterial stiffness and glycemia in healthy adults: a randomized crossover trial," *European Journal of Clinical Nutrition* (2018), https://doi.org/10.1038/s41430-018-0182-2.

28. David Zeevi et al., "Personalized nutrition by prediction of glycemic responses," *Cell* 163, no. 5 (2015), https://doi.org/10.1016/j.cell.2015.11.001.

29. Gunjan Y. Gandhi et al., "Efficacy of continuous glucose monitoring in improving glycemic control and reducing hypoglycemia: a systematic review and meta-analysis of randomized trials," *Journal of Diabetes Science and Technology* 5, no. 4 (2011), https://doi.org/10.1177/193229681100500419; L. B. E. A. Hoeks et al., "Real-time continuous glucose monitoring system for treatment of diabetes: a systematic review," *Diabetic Medicine* 28, no. 4 (2011), https://doi.org/10.1111/j.1464-5491.2010.03177.x.

30. American Diabetes Association, "Diagnosis and classification of diabetes mellitus," *Diabetes Care* 34, Supplement 1 (2010), https://doi.org/10.2337/dc11-s062.

31. Ethan Bergman et al., "Position of the American Dietetic Association, Dietitians of Canada, and the American College of Sports Medicine: nutrition and athletic performance," *Journal of The American Dietetic Association* 100, no. 12 (2000), https://doi.org/10.1016/s0002-8223(00)00428-4.

32. Felicity Thomas et al., "Blood glucose levels of subelite athletes during 6 days of free living," *Journal of Diabetes Science and Technology* 10, no. 6 (2016), https://doi.org/10.1177/19322968 16648344.

33. Philip B. Maffetone and Paul B. Laursen, "Athletes: fit but unhealthy?," *Sports Medicine — Open* 2 (2016), https://dx.doi.org/10.1186%2Fs40798-016-0048-x.

34. S. R. Bloom et al., "Differences in the metabolic and hormonal response to exercise between racing cyclists and untrained individuals," *Journal of Physiology* 258, no. 1 (1976), https://doi.org /10.1113/jphysiol.1976.sp011403.

35. Nicole M. Ehrhardt et al., "The effect of real-time continuous glucose monitoring on glycemic control in patients with type 2 diabetes mellitus," *Journal of Diabetes Science and Technology* 5, no. 3 (2011), https://doi.org/10.1177/193229681100500320.

36. Jan-Willem Van Dijk et al., "Both resistance- and endurance-type exercise reduce the prevalence of hyperglycaemia in individuals with impaired glucose tolerance and in insulin-treated and non-insulin-treated type 2 diabetic patients," *Diabetologia* 55, no. 5 (2012), https://doi.org/10.1007/s00125-011-2380-5; Jan-Willem Van Dijk et al., "Exercise therapy in type 2 diabetes: is daily exercise required to optimize glycemic control?" *Diabetes Care* 35, no. 5 (2012), https://doi.org/10.2337/dc11-2112.

37. H. J. Yoo et al., "Use of real time continuous glucose monitoring system as a motivational device for poorly controlled type 2 diabetes," *Diabetes Research and Clinical Practice* 82, no. 1 (2008), https://doi.org/10.1016/j.diabres.2008.06.015.

38. G. W. Heath et al., "Effects of exercise and lack of exercise on glucose tolerance and insulin sensitivity," *Journal of Applied Physiology* 55, no. 2 (1983), https://doi.org/10.1152/jappl.1983.55.2.512; K. J. Mikines et al., "Effects of training and detraining on dose-response relationship between glucose and insulin secretion," *American Journal of Physiology-Endocrinology and Metabolism* 256, no. 5 (1989), https://doi.org/10.1152/ajpendo.1989.256.5.e588.

39. Jonathan P. Little et al., "Effects of high-intensity interval exercise versus continuous moderate-intensity exercise on postprandial glycemic control assessed by continuous glucose monitoring in obese adults," *Applied Physiology, Nutrition, and Metabolism* 39, no. 7 (2014), https://doi.org /10.1139/apnm-2013-0512.

40. Yasuo Sengoku et al., "Continuous glucose monitoring during a 100-km race: a case study in an elite ultramarathon runner," *International Journal of Sports Physiology and Performance* 10, no. 1 (2015), https://doi.org/10.1123/ijspp.2013-0493.

41. Yuichiro Nishida et al., "S(G), S(I), and EGP of exercise-trained middle-aged men estimated by a two-compartment labeled minimal model," *American Journal of Physiology-Endocrinology and Metabolism* 283, no. 4 (2002), https://doi.org/10.1152/ajpendo.00237.2001; M. Kjaer M et al., "Glucose turnover and hormonal changes during insulin-induced hypoglycemia in trained humans," *Journal of Applied Physiology* 57, no. 1 (1984), https://doi.org/10.1152/jappl.1984.57.1.21.

42. Felicity Thomas et al., "Blood glucose levels of subelite athletes during 6 days of free living," *Journal of Diabetes Science and Technology* 10, no. 6 (2016), https://doi.org/10.1177/1932296816648344.

43. Markku Timonen et al., "Insulin resistance and depressive symptoms in young adult males: findings from Finnish military conscripts," *Psychosomatic Medicine* 69, no. 8 (2007), https://doi.org/10.1097/psy.0b013e318157ad2e.

44. Antti-Jussi Pyykkonen et al., "Depressive symptoms, antidepressant medication use, and insulin resistance: the PPP-Botnia Study," *Diabetes Care* 34, no. 12 (2011), https://doi.org/10.2337/dc11-0107.

45. J. C. Felger and F. E. Lotrich, "Inflammatory cytokines in depression: neurobiological mechanisms and therapeutic implications," *Neuroscience* 246 (2013), https://doi.org/10.1016/j.neuroscience.2013.04.060.

46. Emerging Risk Factors Collaboration, "Diabetes mellitus, fasting glucose, and risk of cause-specific death," *New England Journal of Medicine* 364, no. 9 (2011), https://doi.org/10.1056/nejmoa1008862.

47. Shane. M. Murphy, "Transitions in competitive sport: maximizing individual potential," in *Sport Psychology Interventions*, ed. Shane. M. Murphy (Champaign, IL: Human Kinetics, 1995), 331-46.

48. Jingzhen Yang et al., "Prevalence of and risk factors associated with symptoms of depression in competitive collegiate student athletes," *Clinical Journal of Sport Medicine* 17, no. 6 (2007), https://doi.org/10.1097/jsm.0b013e31815aed6b.

49. Satchin Panda, *The Circadian Code* (Vermillion, U.K.: Rodale, 2018).

50. Frank A. J. L. Scheer et al., "Adverse metabolic and cardiovascular consequences of circadian misalignment," *Proceedings of the National Academy of Sciences of the USA* 106, no. 11 (2009), https://doi.org/10.1073/pnas.0808180106.

51. Megumi Hatori et al., "Time-restricted feeding without reducing caloric intake prevents metabolic diseases in mice fed a high-fat diet," *Cell Metabolism* 15, no. 6 (2012), https://doi.org/10.1016/j.cmet.2012.04.019.

52. Elizabeth Sutton et al., "Early time-restricted feeding improves insulin sensitivity, blood pressure, and oxidative stress even without weight loss in men with prediabetes," *Cell Metabolism* 27, no. 6 (2018), https://doi.org/10.1016/j.cmet.2018.04.010.

53. Yun S. Lee et al., "Berberine, a natural plant product, activates AMP-activated protein kinase with beneficial metabolic effects in diabetic and insulin-resistant states," *Diabetes* 55, no. 8 (2006), https://doi.org/10.2337/db06-0006; Teayoun Kim et al., "Curcumin activates AMPK and suppresses gluconeogenic gene expression in hepatoma cells," *Biochemical and Biophysical Research Communications* 388, no. 2 (2009), https://doi.org/10.1016/j.bbrc.2009.08.018.

54. Saeid Golbidi, Mohammad Badran, and Ismail Laher, "Diabetes and alpha lipoic acid," *Frontiers in Pharmacology* 2, (2011), https://doi.org/10.3389/fphar.2011.00069.

55. Min-Seon Kim et al., "Anti-obesity effects of alpha-lipoic acid mediated by suppression of hypothalamic AMP-activated protein kinase," *Nature Medicine* 10, no. 7 (2004), https://doi.org/10.1038/nm1061.

56. Raul Zamora-Ros et al., "High concentrations of a urinary biomarker of polyphenol intake are associated with decreased mortality in older adults," *Journal of Nutrition* 143, no. 9 (2013), https://doi.org/10.3945/jn.113.177121.

57. Ying Huang et al., "The complexity of the Nrf2 pathway: beyond the antioxidant response," *The Journal of Nutritional Biochemistry* 26, no. 12 (2015), https://doi.org/10.1016/j.jnutbio.2015.08.001.

58. Kaitlyn. N. Lewis et al., "Nrf2, a guardian of healthspan and gatekeeper of species longevity," *Integrative and Comparative Biology* 50, no. 5 (2010), https://doi.org/10.1093/icb/icq034.

59. John D. Hayes and Michael McMahon, "Molecular basis for the contribution of the antioxidant responsive element to cancer chemoprevention," *Cancer Letters* 174, no. 2 (2001), https://doi.org/10.1016/s0304-3835(01)00695-4; Wulf Dröge and Hyman M. Schipper, "Oxidative stress and aberrant signaling in aging and cognitive decline," *Aging Cell* 6, no. 3 (2007), https://doi.org/10.1111/j.1474-9726.2007.00294.x.

60. Aaron J. Done, Michael J. Newell, and Tinna Traustadóttir, "Effect of exercise intensity on Nrf2 signalling in young men," *Free Radical Research* 51, no. 6 (2017), https://doi.org/10.1080/10715762.2017.1353689.

61. Kirk W. Beach, "A theoretical model to predict the behavior of glycosylated hemoglobin levels," *Journal of Theoretical Biology* 81, no. 3 (1979), https://doi.org/10.1016/0022-5193(79)90052-3.

62. Yasuhiro Tahara and Kenji Shima, "Kinetics of HbA1c, glycated albumin, and fructosamine and analysis of their weight functions against preceding plasma glucose level," *Diabetes Care* 18, no. 4 (1995), https://doi.org/10.2337/diacare.18.4.440.

Chapter 4　體態營養學

1. Alan A. Aragon et al., "International society of sports nutrition position stand: diets and body composition," *Journal of the International Society of Sports Nutrition* 14, no. 16 (2017), https://doi.org/10.1186/s12970-017-0174-y.

2. Centers for Disease Control and Prevention, "Hyperthermia and dehydration related deaths associated with intentional rapid weight loss in three collegiate wrestlers," *JAMA,* 279, no. 11 (1998), https://doi.org/10.1001/jama.279.11.824-jwr0318-3-1.

3. Robert O'Rourke, "Metabolic thrift and the genetic basis of human obesity," *Annals of Surgery* 259, no. 4 (2014), https://doi.org/10.1097/sla.0000000000000361.

4. Kevin D. Hall, "Did the food environment cause the obesity epidemic?" *Obesity* 26, no. 1, (2017), https://doi.org/10.1002/oby.22073.

5. Stephen A. McClave and Harvy L. Snider, "Dissecting the energy needs of the body," *Current Opinion in Clinical Nutrition and Metabolic Care* 4, no. 2 (2001), https://doi.org/10.1097/00075197-200103000-00011.

6. Susan M. Kleiner, T. L. Bazzarre, and Mary Demarest Litchford, "Metabolic profiles, diet, and health practices of championship male and female bodybuilders," *Journal of the American Dietetic Association* 90, no. 7 (1990).

7. M. M. Manore and J. L. Thompson, "Energy requirements of the athlete: assessment and evidence of energy efficiency," in *Clinical Sports Nutrition,* 5th ed, eds. Louise Burke and Vicki Deakin (Sydney, Australia: McGraw-Hill, 2015), 114–39.

8. Barbara E. Ainsworth et al., "Compendium of physical activities," *Medicine and Science in Sports and Exercise* 43, no. 8 (2011), https://doi.org/10.1249/mss.0b013e31821ece12.

9. James A. Levine, "Nonexercise activity thermogenesis (NEAT): environment and biology," *American Journal of Physiology-Endocrinology and Metabolism* 285, no. 5 (2004), https://doi.org/10.1152/ajpendo.00562.2003.

10. E. Jéquier, "Pathways to obesity," *International Journal of Obesity* 26, Supplement 2 (2002), https://doi.org/10.1038/sj.ijo.0802123.

11. Sadie B. Barr and Jonathan C. Wright, "Postprandial energy expenditure in whole-food and processed-food meals: implications for daily energy expenditure," *Food Nutrition Research* 54, no. 1 (2010), https://doi.org/10.3402/fnr.v54i0.5144.

12. S. Heymsfield et al., "Weight management using a meal replacement strategy: meta and pooling analysis from six studies," *International Journal of Obesity* 27, no. 5 (2003), https://doi.org/10.1038/sj.ijo.0802258.

13. Eric Helms, "Nutrition for bodybuilders, hypertrophy and physique-focused athletes," *Dr. Bubbs Performance Podcast*, Podcast audio, February 15, 2018, https://drbubbs.com/season-2-podcast-episodes/2018/2/s2e7-nutrition-for-bodybuilders-hypertrophy-and-physique-focused-athletes-w-dr-eric-helms-phd.

14. Brad J. Schoenfeld, *Science and Development of Muscle Hypertrophy* (Champaign, IL: Human Kinetics, 2016).

15. Brad J. Schoenfeld, "Maximize hypertrophy training, fat loss myths and nutrition for building muscle," *Dr. Bubbs Performance Podcast*, Podcast audio, June 22, 2017, https://drbubbs.com/podcastepisodes/2017/6/building-muscle-burning-fat-and-evidenced-based-nutrition-w-dr-brad-schoenfeld.

16. Brad J. Schoenfeld et al., "Strength and hypertrophy adaptations between low- vs. high-load resistance training: a systematic review and meta-analysis," *Journal of Strength and Conditioning Research* 31, no. 12 (2017), https://doi.org/10.1519/jsc.0000000000002200.

17. Nicolas J. Pillon et al., "Crosstalk between skeletal muscle and immune cells: muscle-derived mediators and metabolic implications," *American Journal of Physiology-Endocrinology and Metabolism* 304, no. 5 (2013), https://doi.org/10.1152/ajpendo.00553.2012.

18. Brad J. Schoenfeld, Dan Ogborn, and James W. Krieger, "Dose-response relationship between weekly resistance training volume and increases in muscle mass: a systematic review and meta-analysis," *Journal of Sports Sciences* 35, no. 11 (2017), https://doi.org/10.1080/02640414.2016.1210197.

19. Stefan M. Pasiakos and John W. Carbone, "Assessment of skeletal muscle proteolysis and the regulatory response to nutrition and exercise," *IUBMB Life* 66, no. 7 (2014), https://doi.org/10.1002/iub.1291.

20. T. Van Wessel et al., "The muscle fiber type-fiber size paradox: hypertrophy or oxidative metabolism?" *European Journal of Applied Physiology* 110, no. 4 (2010), https://doi.org/10.1007/s00421-010-1545-0.

21. Ina Garthe et al., "Effect of nutritional intervention on body composition and performance in elite athletes," *European Journal of Sport Science* 13, no. 3 (2013), https://doi.org/10.1080/17461391.2011.643923.

22. Gary Slater and Stuart M. Phillips, "Protein nutrition guidelines for strength sports: sprinting, weightlifting, throwing events, and bodybuilding," *Journal of Sports Sciences* 29, Supplement 1 (2011), https://doi.org/10.1080/02640414.2011.574722.

23. Robert W. Morton et al., "A systematic review, meta-analysis and meta-regression of the effect of protein supplementation on resistance training-induced gains in muscle mass and strength in healthy adults," *British Journal of Sports Medicine* 5, no. 6 (2017), https://doi.org/10.1136/bjsports-2017-097608.

24. Ralf Jäger et al., "International society of sports nutrition position stand: protein and exercise," *Journal of the International Society of Sports Nutrition* 14, no. 20 (2017), https://doi.org/10.1186/s12970-017-0177-8.

25. Daniel A. Traylor, Stefan H. M. Gorissen, and Stuart M. Phillips, "Perspective: protein requirements and optimal intakes in aging: are we ready to recommend more than the recommended daily allowance?," *Advances in Nutrition* 9, no. 3 (2018), https://doi.org/10.1093/advances/nmy003.

26. Adriano E. Lima-Silva et al., "Effects of a low- or high-carbohydrate diet on performance, energy system contribution, and metabolic responses during supramaximal exercise," *Applied Physiology, Nutrition, and Metabolism* 38, no. 9 (2013), https://doi.org/10.1139/apnm-2012-0467.

27. Joel B. Mitchell et al., "The effect of preexercise carbohydrate status on resistance exercise performance," *International Journal of Sport Nutrition* 7, no. 3 (1997), https://doi.org/10.1123/ijsn.7.3.185.

28. Eric R. Helms, Alan A. Aragon, and Peter J. Fitschen, "Evidence-based recommendations for natural bodybuilding contest preparation: nutrition and supplementation," *Journal of the International Society of Sports Nutrition* 11, no. 1 (2014), https://doi.org/10.1186/1550-2783-11-20.

29. Stuart M. Phillips and Luc J. C. Van Loon, "Dietary protein for athletes: from requirements to optimum adaptation," *Journal of Sports Sciences* 29, Supplement 1 (2011), https://doi.org/10.1080/02640414.2011.619204.

30. A. J. Chappell, T. Simper, and M. E. Baker, "Nutritional strategies of high level natural bodybuilders during competition preparation," *Journal of the International Society of Sports Nutrition* 15, no. 4 (2018), https://doi.org/10.1186/s12970-018-0209-z.

31. J. Walberg et al., "Macronutrient content of a hypoenergy diet affects nitrogen retention and muscle function in weight lifters," *International Journal of Sports Medicine* 9, no. 4 (1988), https://doi.org/10.1055/s-2007-1025018.

32. Stefan M. Pasiakos et al., "Effects of high-protein diets on fat-free mass and muscle protein synthesis following weight loss: a randomized controlled trial," *The FASEB Journal* 27, no. 9 (2013), https://doi.org/10.1096/fj.13-230227.

33. Mary G. Murphy, "Dietary fatty acids and membrane protein function," *The Journal of Nutritional Biochemistry* 1, no. 2 (1990), https://doi.org/10.1016/0955-2863(90)90052-m.

34. Jacob M. Wilson et al., "The effects of 12 weeks of beta-hydroxy-beta-methylbutyrate free acid

supplementation on muscle mass, strength, and power in resistance-trained individuals: a random-ized, double-blind, placebo-controlled study," *European Journal of Applied Physiology* 114, no. 6 (2014), https://doi.org/10.1007/s00421-014-2854-5.

35. Richard B. Kreider et al., "International Society of Sports Nutrition position stand: safety and efficacy of creatine supplementation in exercise, sport, and medicine," *Journal of the International Society of Sports Nutrition* 14, no. 1 (2017), https://doi.org/10.1186/s12970-017-0173-z; Richard B. Kreider et al., "Effects of creatine supplementation on body composition, strength, and sprint performance," *Medicine and Science in Sports and Exercise* 30, no. 1 (1998), https://doi.org/10.1097/00005768-199801000-00011.

36. Ronald J. Maughan et al., "IOC consensus statement: dietary supplements and the high-performance athlete," *International Journal of Sport Nutrition and Exercise Metabolism* (2018), https://doi.org/10.1123/ijsnem.2018-0020.

37. Erica R. Goldstein et al., "International society of sports nutrition position stand: caffeine and performance," *Journal of the International Society of Sports Nutrition* 7, no. 1 (2010), https://doi.org/10.1186/1550-2783-7-5.

38. Ian C. Dunican et al., "Caffeine use in a Super Rugby game and its relationship to post-game sleep," *European Journal of Sport Science* 18, no. 4 (2018), https://doi.org/10.1080/17461391.2018.1433238.

39. Kevin D. Hall, Dale A. Schoeller, and Andrew W. Brown et al., "Reducing calories to lose weight," *JAMA* 319, no. 22 (2018), https://doi.org/10.1001/jama.2018.4257.

40. Antti A. Mero et al., "Moderate energy restriction with high protein diet results in healthier outcome in women," *Journal of the International Society of Sports Nutrition* 7, no. 1 (2010), https://doi.org/10.1186/1550-2783-7-4.

41. Ina Garthe et al., "Effect of two different weight-loss rates on body composition and strength and power-related performance in elite athletes," *International Journal of Sport Nutrition and Exercise Metabolism* 21, no. 2 (2011), https://doi.org/10.1123/ijsnem.21.2.97.

42. Eric Helms et al., "A systematic review of dietary protein during caloric restriction in resistance trained lean athletes: a case for higher intakes," *International Journal of Sport Nutrition and Exercise Metabolism* 24, no. 2 (2014), https://doi.org/10.1123/ijsnem.2013-0054.

43. Laura E. Newton et al., "Changes in psychological state and self-reported diet during various phases of training in competitive bodybuilders," *The Journal of Strength and Conditioning Research* 7, no. 3 (1993), https://doi.org/10.1519/00124278-199308000-00005.

44. Gail E. Butterfield, "Whole-body protein utilization in humans," *Medicine and Science in Sports and Exercise* 19 (1987), https://doi.org/10.1249/00005768-198710001-00010.

45. Paul Arciero et al., "Protein-pacing from food or supplementation improves physical performance in overweight men and women: the PRISE 2 study," *Nutrients* 8, no. 5 (2016), https://doi.org/10.3390/nu8050288.

46. Jose Antonio et al., "The effects of consuming a high protein diet (4.4 g/kg/d) on body composition in resistance-trained individuals," *Journal of the International Society of Sports Nutrition* 11, no. 1 (2014), https://doi.org/10.1186/1550-2783-11-19.

47. Jose Antonio et al., "A high protein diet has no harmful effects: a one-year crossover study in resistance-trained males," *Journal of Nutrition and Metabolism* 2016, 9104791 (2016), https://doi.org/10.1155/2016/9104792.

48. E. K. Hämäläinen et al., "Decrease of serum total and free testosterone during a low-fat high-fibre diet," *Journal of Steroid Biochemistry* 18, no. 3 (1983), https://doi.org/10.1016/0022-4731(83)90117-6.

49. Jarek Mäestu et al., "Anabolic and catabolic hormones and energy balance of the male bodybuilders during the preparation for the competition," *Journal of Strength and Conditioning Research* 24, no. 4 (2010), https://doi.org/10.1519/jsc.0b013e3181cb6fd3.

50. M. Veldhorst et al., "Protein-induced satiety: effects and mechanisms of different proteins," *Physiology and Behavior* 94, no. 2 (2008), https://doi.org/10.1016/j.physbeh.2008.01.003.

51. Ben Crighton, Graeme L. Close, and James P. Morton, "Alarming weight cutting behaviours in mixed martial arts: a cause for concern and a call for action," *British Journal of Sports Medicine* 50, no. 8 (2015), https://doi.org/10.1136/bjsports-2015-094732.

52. Luke Thomas, "ONE Championship's Yang Jian Bing dies from weight cutting complications," *MMA Fighting*, December 11, 2015, https://www.mmafighting.com/2015/12/11/9891100/one -championships-yang-jian-bing-dies-from-weight-cutting.

53. Marcus Smith et al., "The effects of restricted energy and fluid intake on simulated amateur boxing performance," *International Journal of Sport Nutrition and Exercise Metabolism* 11, no. 2 (2001), https://doi.org/10.1123/ijsnem.11.2.238.

54. James P. Morton et al., "Making the weight: a case study from professional boxing," *International Journal of Sport Nutrition and Exercise Metabolism* 20, no. 1 (2010), https://doi.org/10.1123/ijsnem.20.1.80.

55. James P. Morton et al., "Making the weight: a case study from professional boxing."

56. Joseph John Matthews and Ceri Nicholas, "Extreme rapid weight loss and rapid weight gain observed in UK mixed martial arts athletes preparing for competition," *International Journal of Sport Nutrition and Exercise Metabolism* 27, no. 2 (2017), https://doi.org/10.1123/ijsnem.2016-0174.

57. Joseph John Matthews and Ceri Nicholas, "Extreme rapid weight loss and rapid weight gain observed in UK mixed martial arts athletes preparing for competition."

58. Dale R. Wagner and Vivian H. Heyward, "Techniques of body composition assessment: a review of laboratory and field methods," *Research Quarterly for Exercise and Sport* 70, no. 2 (1999), https://doi.org/10.1080/02701367.1999.10608031.

59. Sanja Mazic et al., "Body composition assessment in athletes: a systematic review," *Medicinski Pregled* 67, no 7-8 (2014), https://doi.org/10.2298/mpns1408255m.

60. Julia L. Bone et al., "Manipulation of muscle creatine and glycogen changes DXA estimates of body composition," *Medicine and Science in Sports and Exercise* 49, no. 5 (2016), https://doi.org/10.1249/mss.0000000000001174.

61. Clodagh Toomey et al., "A review of body composition measurement in the assessment of health," *Topics in Clinical Nutrition* 30, no. 1 (2015), https://doi.org/10.1097/tin.0000000000000017; P. Cross et al., "Assessing various body composition measurements as an appropriate tool for estimating body fat in Division I female collegiate athletes," *Journal of Science and Medicine in Sport* 14, Supplement 1 (2011), https://doi.org/10.1016/j.jsams.2011.11.192.

62. Clodagh Toomey et al., "A review of body composition measurement in the assessment of health."

Chapter 5　耐力營養學

1. August Krogh and Johannes Lindhard, "The relative value of fat and carbohydrate as sources of muscular energy," *Biochemical Journal* 14, no. 3-4 (1920), https://doi.org/10.1042/bj0140290.

2. E. F. Coyle et al., "Carbohydrate feeding during prolonged strenuous exercise," *Journal of Applied Physiology* 55, no. 1 (1983), https://doi.org/10.1152/jappl.1983.55.1.230.

3. D. T. Thomas, K. A. Erdman, and L. M. Burke, "American College of Sports Medicine joint position statement: nutrition and athletic performance," *Medicine and Science in Sports and Exercise* 48, no. 3 (2016), https://doi.org/10.1249/MSS.0000000000000852.

4. G. L. Close et al., "New strategies in sport nutrition to increase exercise performance," *Free Radical Biology and Medicine* 98 (2016), https://doi.org/10.1016/j.freeradbiomed.2016.01.016.

5. N. Rodriguez et al., "American College of Sports Medicine position statement, nutrition and athletic performance," *Medicine and Science in Sports and Exercise* 41, no. 3 (2009), https://doi.org/10.1249/MSS.0b013e31890eb86.

6. John A. Hawley et al., "Carbohydrate-loading and exercise performance," *Sports Medicine* 24, no. 2 (1997), https://doi.org/10.2165/00007256-199724020-00001.

7. Trent Stellingwerff and Gregory R. Cox, "Systematic review: carbohydrate supplementation on exercise performance or capacity of varying durations," *Applied Physiology, Nutrition, and Metabolism* 39, no. 9 (2014), https://doi.org/10.1139/apnm-2014-0027.

8. Trent Stellingwerff et al., "Carbohydrate supplementation during prolonged cycling exercise spares muscle glycogen but does not affect intramyocellular lipid use," *Pflügers Archiv — European Journal of Physiology* 454, no. 4 (2007), https://doi.org/10.1007/s00424-007-0236-0; Javier T. Gonzalez et al., "Ingestion of glucose or sucrose prevents liver but not muscle glycogen depletion during prolonged endurance- type exercise in trained cyclists," *American Journal of Physiology-Endocrinology and Metabolism* 309, no. 12 (2015), https://doi.org/10.1152/ajpendo.00376.2015; Edward F. Coyle et al., "Muscle glycogen utilization during prolonged strenuous exercise when fed carbohydrate," *Journal of Applied Physiology* 61, no. 1 (1986), https://doi.org/10.1152/jappl.1986.61.1.165.

9. James M. Carter, Asker E. Jeukendrup, and David A. Jones, "The effect of carbohydrate mouth rinse on 1-h cycle time trial performance," *Medicine and Science in Sports and Exercise* 36 (2004), https://doi.org/10.1249/01.mss.0000147585.65709.6f.

10. Louise M. Burke and Ronald J. Maughan, "The Governor has a sweet tooth — mouth sensing of nutrients to enhance sports performance," *European Journal of Sport Science* 15, no. 1 (2015), https://doi.org/10.1080/17461391.2014.971880.

11. E. S. Chambers, M. W. Bridge, and D. A. Jones, "Carbohydrate sensing in the human mouth: effects on exercise performance and brain activity," *Journal of Physiology* 587, no. 8 (2009) https://doi.org/10.1113/jphysiol.2008.164285; Andreas M. Kasper et al., "Carbohydrate mouth rinse and caffeine improves high-intensity interval running capacity when carbohydrate restricted," *European Journal of Sport Science* 16, no. 5 (2015), https://doi.org/10.1080/17461391.2015.1041063.

12. Louise M. Burke et al., "Carbohydrates for training and competition," *Journal of Sports Sciences* 29, Supplement 1 (2011), https://doi.org/10.1080/02640414.2011.585473.

13. Kirsten F. Howlett et al., "The effect of exercise and insulin on AS160 phosphorylation and 14-3-3 binding capacity in human skeletal muscle," *American Journal of Physiology-Endocrinology and*

Metabolism 294, no. 2 (2008), https://doi.org/10.1152/ajpendo.00542.2007.

14. Samuel G. Impey et al., "Fuel for the work required: a theoretical framework for carbohydrate periodization and the glycogen threshold hypothesis," *Sports Medicine* 48, no. 5 (2018), https://doi.org/10.1007/s40279-018-0867-7.

15. Wee Kian Yeo et al., "Skeletal muscle adaptation and performance responses to once versus twice every second day endurance training regimens," *Journal of Applied Physiology* 105, no. 5 (2008) https://doi.org/10.1152/japplphysiol.90882.2008; Andrew J. R. Cochran et al., "Manipulating carbohydrate availability between twice-daily sessions of high-intensity interval training over 2 weeks improves time-trial performance," *International Journal of Sport Nutrition and Exercise Metabolism* 25, no. 5 (2015), https://doi.org/10.1123/ijsnem.2014-0263.

16. Samuel G. Impey et al., "Leucine-enriched protein feeding does not impair exercise-induced free fatty acid availability and lipid oxidation: beneficial implications for training in carbohydrate-restricted states," *Amino Acids* 47, no. 2 (2015), https://doi.org/10.1007/s00726-014-1876-y.

17. Stephen C. Lane et al., "Effects of sleeping with reduced carbohydrate availability on acute training responses," *Journal of Applied Physiology* 119, no. 6 (2015), https://doi.org/10.1152/japplphysiol.00857.2014.

18. Carl J. Hulston et al., "Training with low muscle glycogen enhances fat metabolism in well-trained cyclists," *Medicine and Science in Sports and Exercise* 42, no. 11. 2010;42:2046–55. https://doi.org/10.1249/mss.0b013e3181dd5070.

19. Louise M. Burke et al., "Low carbohydrate, high fat diet impairs exercise economy and negates the performance benefit from intensified training in elite race walkers," *Journal of Physiology* 595, no. 9. (2017), https://doi.org/10.1113/jp273230.

20. Trent Stellingwerff et al., "Decreased PDH activation and glycogenolysis during exercise following fat adaptation with carbohydrate restoration," *American Journal of Physiology-Endocrinology and Metabolism* 290, no. 2 (2006), https://doi.org/10.1152/ajpendo.00268.2005.

21. Asker E. Jeukendrup, "Carbohydrate and exercise performance: the role of multiple transportable carbohydrates," *Current Opinion in Clinical Nutrition and Metabolic Care* 13, no. 4 (2010), https://doi.org/10.1097/mco.0b013e328339de9f; Asker E. Jeukendrup, "Carbohydrate feeding during exercise," *European Journal of Sport Science* 8, no. 2 (2008), https://doi.org/10.1080/17461390801918971.

22. James M. Carter et al., "The effect of glucose infusion on glucose kinetics during a 1-h time trial," *Medicine and Science in Sports and Exercise* 36, no. 9 (2004), https://doi.org/10.1249/01.mss.0000139892.69410.d8.

23. Nicholas Gant, Cathy M. Stinear, and Winston D. Byblow, "Carbohydrate in the mouth immediately facilitates motor output," *Brain Research* 13, no. 4 (2010), https://doi.org/10.1016/j.brainres.2010.04.004.

24. Asker E. Jeukendrup, "Carbohydrate intake during exercise and performance," *Nutrition* 20, no. 7-8 (2004), https://doi.org/10.1016/j.nut.2004.04.017; Asker E. Jeukendrup and Edward S. Chambers, "Oral carbohydrate sensing and exercise performance," *Current Opinion in Clinical Nutrition and Metabolic Care* 13, no. 4 (2010), https://doi.org/10.1097/mco.0b013e328339de83.

25. Dana. M. Small et al., "The role of the human orbitofrontal cortex in taste and flavor processing," *Annals of the New York Academy of Sciences* 1121, no. 1 (2007), https://doi.org/10.1196/annals.1401.002.

26. M. L. Kringelbach, "Food for thought: hedonic experience beyond homeostasis in the human brain," *Neuroscience* 126, no. 4 (2004), https://doi.org/10.1016/j.neuroscience.2004.04.035; Edmund T. Rolls, "Sensory processing in the brain related to the control of food intake," *Proceedings of the Nutrition Society* 66, no. 1 (2007), https://doi.org/10.1017/s0029665107005332.

27. Roy L. P. G. Jentjens et al., "Oxidation of combined ingestion of glucose and fructose during exercise," *Journal of Applied Physiology* 96, no. 4 (2004), https://doi.org/10.1152/japplphysiol.00974.2003.

28. Beate Pfeiffer et al., "CHO oxidation from a CHO gel compared with a drink during exercise," *Medicine and Science in Sports and Exercise* 42, no. 11 (2010), https://doi.org/10.1249/mss.0b013e3181e0efe6; Beate Pfeiffer et al., "Oxidation of solid versus liquid CHO sources during exercise," *Medicine and Science in Sports and Exercise* 42, no. 11 (2010), https://doi.org/10.1249/mss.0b013e3181e0efc9.

29. Asker E. Jeukendrup et al., "Exogenous carbohydrate oxidation during ultraendurance exercise," *Journal of Applied Physiology* 100, no. 4 (2006), https://doi.org/10.1152/japplphysiol.00981.2004.

30. John Eric W. Smith et al., "Evidence of a carbohydrate dose and prolonged exercise performance relationship," *Medicine and Science in Sports and Exercise* 42 (2010), https://doi.org/10.1249/01.mss.0000385615.40977.c3.

31. Nicholas E. Kimber et al., "Energy balance during an ironman triathlon in male and female triathletes," *International Journal of Sport Nutrition and Exercise Metabolism* 12 (2002), https://doi.org/10.1123/ijsnem.12.1.47.

32. Tim Noakes, "The lore of running, hydration and increasing longevity," *Dr. Bubbs Performance Podcast*, Podcast audio, June 22, 2017, https://drbubbs.com/podcastepisodes/2017/10/episode-42-the-lore-of-running-hydration-increasing-longevity-w-prof-tim-noakes.

33. D. T. Thomas, K. A. Erdman, and L. M. Burke, "American College of Sports Medicine joint position statement: nutrition and athletic performance."

34. Philip B. Maffetone and Paul B. Laursen, "Athletes: Fit but Unhealthy?," *Sports Medicine — Open* 2 (2016), https://dx.doi.org/10.1186%2Fs40798-016-0048-x; Jeff S. Volek et al. "Metabolic characteristics of keto-adapted ultra-endurance runners," *Metabolism* 65, no. 3 (2016) https://doi.org/10.1016/j.metabol.2015.10.028.

35. Begoña Ruiz-Núñez et al., "Lifestyle and nutritional imbalances associated with western diseases: causes and consequences of chronic systemic low-grade inflammation in an evolutionary context," *Journal of Nutritional Biochemistry* 24, no. 7 (2013), https://doi.org/10.1016/j.jnutbio.2013.02.009.

36. Louise M. Burke et al., "Adaptations to short-term high-fat diet persist during exercise despite high carbohydrate availability," *Medicine and Science in Sports and Exercise* 34, no. 1 (2002), https://doi.org/10.1097/00005768-200201000-00014.

37. Lukas Cipryan et al., "Effects of a 4-week very low-carbohydrate diet on high-intensity interval training responses," *Journal of Sports Science and Medicine* 17, no. 2 (2018).

38. Ken J. Hetlelid et al., "Rethinking the role of fat oxidation: substrate utilisation during high-intensity interval training in well-trained and recreationally trained runners," *BMJ Open Sport and Exercise Medicine* 1, no. 1 (2015), https://doi.org/10.1136/bmjsem-2015-000047.

39. Fionn T. McSwiney et al., "Keto-adaptation enhances exercise performance and body composition responses to training in endurance athletes," *Metabolism* 83 (2018), https://doi.org/10.1016/j.metabol.2017.11.016.

40. Matthew S. Ganio et al., "Effect of caffeine on sport-specific endurance performance: a systematic review," *Journal of Strength and Conditioning Research* (2009), https://doi.org/10.1519/jsc.0b013e31818b979a.

41. Trent Stellingwerff, "Case-study: Body composition periodization in an Olympic-level female middle-distance runner over a 9-year career," *International Journal of Sport Nutrition and Exercise Metabolism* 28, no. 4 (2018), https://doi.org/10.1123/ijsnem.2017-0312.

42. Lawrence L. Spriet, "Exercise and sport performance with low doses of caffeine," *Sports Medicine* 44, Supplement 2 (2014), https://doi.org/10.1007/s40279-014-0257-8.

43. Knut Thomas Schneiker et al., "Effects of caffeine on prolonged intermittent-sprint ability in team-sport athletes," *Medicine and Science in Sports and Exercise* 38, no. 3 (2006), https://doi.org/10.1249/01.mss.0000188449.18968.62.

44. Nanci Guest et al., "Caffeine, CYP1A2 genotype, and endurance performance in athletes," *Medicine and Science in Sports and Exercise* 50, no. 8 (2018), https://doi.org/10.1249/mss.0000000000001596.

45. Andrew M. Jones, "Dietary nitrate supplementation and exercise performance," *Sports Medicine* 44, Supplement 1 (2014), https://doi.org/10.1007/s40279-014-0149-y.

46. Nathan S. Bryan, "Nitrite in nitric oxide biology: cause or consequence? A systems-based review," *Free Radical Biology and Medicine* 41, no. 5 (2006), https://doi.org/10.1016/j.freeradbiomed.2006.05.019.

47. Jon O. Lundberg et al., "Roles of dietary inorganic nitrate in cardiovascular health and disease," *Cardiovascular Research* 89, no. 3 (2010), https://doi.org/10.1093/cvr/cvq325; Andrew J. Webb et al., "Acute blood pressure lowering, vasoprotective, and antiplatelet properties of dietary nitrate via bioconversion to nitrite," *Hypertension* 51, no. 3 (2008), https://doi.org/10.1161/hypertensionaha.107.103523.

48. Louise M. Burke, "Practical considerations for bicarbonate loading and sports performance," *Nestlé Nutrition Institute Workshop Series* 75 (2013), https://doi.org/10.1159/000345814.

49. Amelia J. Carr et al., "Effect of sodium bicarbonate on (HCO3-), pH, and gastrointestinal symptoms," *International Journal of Sport Nutrition and Exercise Metabolism* 21, no. 3 (2011), https://doi.org/10.1123/ijsnem.21.3.189.

50. Daniel J. Owens et al., "Vitamin D supplementation does not improve human skeletal muscle contractile properties in insufficient young males," *European Journal of Applied Physiology* 114, no. 6 (2014), https://doi.org/10.1007/s00421-014-2865-2.

51. Pawel Bieganowski and Charles Brenner, "Discoveries of nicotinamide riboside as a nutrient and conserved NRK genes establish a Preiss–Handler independent route to NADþ in fungi and humans," *Cell* 117, no. 4 (2004), https://doi.org/10.1016/s0092-8674(04)00416-7; Carles Cantó, Keir J. Menzies, and Johan Auwerx, "NAD(þ) metabolism and the control of energy homeostasis:

a balancing act between mitochondria and the nucleus," *Cell Metabolism* 22, no. 1 (2015), https://doi.org/10.1016/j.cmet.2015.05.023.

52. G. Paulsen et al., "Vitamin C and E supplementation alters protein signalling after a strength training session, but not muscle growth during 10 weeks of training," *Journal of Physiology* 592, no. 24 (2014), https://doi.org/10.1113/jphysiol.2014.279950; Dale Morrison et al., "Vitamin C and E supplementation prevents some of the cellular adaptations to endurance-training in humans," *Free Radical Biology and Medicine* 89 (2015), https://doi.org/10.1016/j.freeradbiomed.2015.10.412.

53. Lasse Gliemann et al., "Resveratrol blunts the positive effects of exercise training on cardiovascular health in aged men," *The Journal of Physiology* 591, no. 20 (2013), https://doi.org/10.1113/jphysiol.2013.258061.

54. G. L. Close and M. J. Jackson, "Antioxidants and exercise: a tale of the complexities of relating signalling processes to physiological function?" *The Journal of Physiology* 592 (2014), https://doi.org/10.1113/jphysiol.2014.272294.

Chapter 6　球隊運動營養學

1. Jens Bangsbo, Magni Mohr, and Peter Krustrup, "Physical and metabolic demands of training and match-play in the elite football player," *Journal of Sports Sciences* 24, no. 7 (2006), https://doi.org/10.1080/02640410500482529; Mark Russell, David Benton, and Michael Kingsley, "Carbohydrate ingestion before and during soccer match play and blood glucose and lactate concentrations," *Journal of Athletic Training* 49, no. 4 (2014), https://doi.org/10.4085/1062-6050-49.3.12; Tomas Stølen et al., "Physiology of soccer: an update," *Sports Medicine* 35, no. 6 (2005), https://doi.org/10.2165/00007256-200535060-00004; Clyde Williams and Ian Rollo, "Carbohydrate nutrition and team sport performance," *Sports Medicine* 45, Supplement 1 (2015), https://doi.org/10.1007/s40279-015-0399-3.

2. Arni Arnason et al., "Physical fitness, injuries, and team performance in soccer," *Medicine and Science in Sports and Exercise* 36, no. 2 (2004), https://doi.org/10.1249/01.mss.0000113478.92945.ca; Eduardo Iglesias-Gutiérrez et al., "Is there a relationship between the playing position of soccer players and their food and macronutrient intake?," *Applied Physiology, Nutrition, and Metabolism* 37, no. 2 (2012), https://doi.org/10.1139/h11-152.

3. Kathryn Beck et al., "Role of nutrition in performance enhancement and postexercise recovery," *Open Access Journal of Sports Medicine* 6 (2015), https://doi.org/10.2147/oajsm.s33605; D. Travis Thomas et al., "American College of Sports Medicine joint position statement, nutrition and athletic performance," *Medicine and Science in Sports and Exercise* 48, no. 3 (2016), https://doi.org/10.1249/MSS.0000000000000852.

4. Liam Anderson et al., "Energy intake and expenditure of professional soccer players of the English Premier League: evidence of carbohydrate periodization," *International Journal of Sport Nutrition and Exercise Metabolism*, 27 (2017), https://doi.org/10.1123/ijsnem.2016-0259.

5. Armand E. O. Bettonviel et al., "Nutritional status and daytime pattern of protein intake on match, post-match, rest and training days in senior professional and youth elite soccer players," *International Journal of Sport Nutrition and Exercise Metabolism* 26, no. 3 (2016), https://doi.org/10.1123/ijsnem.2015-0218.

6. T. P. Gunnarsson et al., "Effect of whey protein- and carbohydrate-enriched diet on glycogen resynthesis during the first 48 h after a soccer game," *Scandinavian Journal of Medicine and Science in Sports* 23 (2013), https://doi.org/10.1111/j.1600-0838.2011.01418.x.

7. Peter Krustrup et al., "Muscle and blood metabolites during a soccer game: implications for sprint performance," *Medicine and Science in Sports and Exercise* 38, no. 6 (2006), https://doi.org/10.1249/01.mss.0000222845.89262.cd.

8. Louise M. Burke et al., "Carbohydrates for training and competition," *Journal of Sports Sciences* 29, Supplement 1 (2011), https://doi.org/10.1080/02640414.2011.585473; Ajmol Ali and Clyde Williams, "Carbohydrate ingestion and soccer skill performance during prolonged intermittent exercise," *Journal of Sports Sciences* 27, no. 14 (2009), https://doi.org/10.1080/02640410903334772; Ralph S. Welsh et al., "Carbohydrates and physical/mental performance during intermittent exercise to fatigue," *Medicine and Science in Sports and Exercise* 34, no. 4 (2002), https://doi.org/10.1097/00005768-200204000-00025.

9. Tae-Seok Jeong et al., "Quantification of the physiological loading of one week of 'pre-season' and one week of 'in-season' training in professional soccer players," *Journal of Sports Sciences* 29, no. 11 (2011), https://doi.org/10.1080/02640414.2011.583671; Mohamed Saifeddin Fessi et al., "Changes of the psychophysical state and feeling of wellness of professional soccer players during pre-season and in-season periods," *Research in Sports Medicine* 24, no. 4 (2016), https://doi.org/10.1080/15438627.2016.1222278.

10. Raquel Raizel et al., "Pre-season dietary intake of professional soccer players," *Nutrition and Health* 23, no. 4 (2017), https://doi.org/10.1177/0260106017737014.

11. Raquel Raizel et al., "Pre-season dietary intake of professional soccer players."

12. Raquel Raizel et al., "Pre-season dietary intake of professional soccer players."

13. Laura Sutton et al., "Body composition of English Premier League soccer players: influence of playing position, international status, and ethnicity," *Journal of Sports Sciences* 27, no. 10 (2009), https://doi.org/10.1080/02640410903030305; Christopher Carling and Emmanuel Orhant, "Variation in body composition in professional soccer players: interseasonal and intraseasonal changes and the effects of exposure time and player position," *Journal of Strength and Conditioning Research* 24, no. 5 (2010), https://doi.org/10.1519/jsc.0b013e3181cc6154.

14. Marc Briggs et al., "Assessment of energy intake and energy expenditure of male adolescent academy-level soccer players during a competitive week," *Nutrients* 7, no. 10 (2015), https://doi.org/10.3390/nu7105400.

15. James Cameron Morehen et al., "The assessment of total energy expenditure during a 14-day in-season period of professional rugby league players using the doubly labelled water method," *International Journal of Sport Nutrition and Exercise Metabolism* 26, no. 5 (2016), https://doi.org/10.1123/ijsnem.2015-0335.

16. Warren J. Bradley et al., "Energy intake and expenditure assessed 'in-season' in an elite European rugby union squad," *European Journal of Sport Science* 15, no. 6 (2015), https://doi.org/10.1080/17461391.2015.1042528.

17. Mark Russell et al., "Half-time strategies to enhance second-half performance in team-sports

players: a review and recommendations," *Sports Medicine* 45, no. 3 (2015), https://doi.org/10.1007/s40279-014-0297-0.

18. Magni Mohr, Peter Krustrup, and Jens Bangsbo, "Fatigue in soccer: a brief review," *Journal of Sports Sciences* 23, no. 6 (2005), https://doi.org/10.1080/02640410400021286.

19. Mark Russell, David Benton, and Michael Kingsley, "Influence of carbohydrate supplementation on skill performance during a soccer match simulation," *Journal of Science and Medicine in Sport* 15, no. 4 (2012), https://doi.org/10.1016/j.jsams.2011.12.006.

20. Mark Russell, David Benton, and Michael Kingsley, "The effects of fatigue on soccer skills performed during a soccer match simulation," *International Journal of Sports Physiology and Performance* 6, no. 2 (2011), https://doi.org/10.1123/ijspp.6.2.221; Mark Russell, David Benton, and Michael Kingsley, "Reliability and construct validity of soccer skills tests that measure passing, shooting, and dribbling," *Journal of Sports Sciences* 28, no. 13 (2010), https://doi.org/10.1080/02640414.2010.511247; Mark Russell et al., "An exercise protocol that replicates soccer match-play," *International Journal of Sports Medicine* 32, no. 7 (2011), https://doi.org/10.1055/s-0031-1273742.

21. Emma J. Stevenson et al., "A comparison of isomaltulose versus maltodextrin ingestion during soccer-specific exercise," *European Journal of Applied Physiology* 117, no. 11 (2017), https://doi.org/10.1007/s00421-017-3750-6.

22. Andrew Foskett, Ajmol Ali, and Nicholas Gant, "Caffeine enhances cognitive function and skill performance during simulated soccer activity," *International Journal of Sport Nutrition and Exercise Metabolism* 19, no. 4 (2009), https://doi.org/10.1123/ijsnem.19.4.410.

23. Edward J. Ryan et al., "Caffeine gum and cycling performance: a timing study," *Journal of Strength and Conditioning Research* 27, no. 1 (2013), https://doi.org/10.1519/jsc.0b013e3182541d03.

24. Anthony J. Sargeant, "Effect of muscle temperature on leg extension force and short-term power output in humans," *European Journal of Applied Physiology and Occupational Physiology* 56, no. 6 (1987), https://doi.org/10.1007/bf00424812.

25. Liam P. Kilduff et al., "The influence of passive heat maintenance on lower body power output and repeated sprint performance in professional rugby league players," *Journal of Science and Medicine in Sport* 16, no. 5 (2013), https://doi.org/10.1016/j.jsams.2012.11.889.

26. Mayur Krachna Ranchordas, Joel T. Dawson, and Mark Russell, "Practical nutritional recovery strategies for elite soccer players when limited time separates repeated matches," *Journal of the International Society of Sports Nutrition* 14, no. 1 (2017), https://doi.org/10.1186/s12970-017-0193-8.

27. Louise M. Burke, Anne B. Loucks, and Nick Broad, "Energy and carbohydrate for training and recovery," *Journal of Sports Sciences* 24, no.7 (2006), https://doi.org/10.1080/02640410500482602.

28. Pablo García-Rovés et al., "Nutrient intake and food habits of soccer players: analyzing the correlates of eating patterns," *Nutrients* 6, no. 7 (2014), https://doi.org/10.3390/nu6072697.

29. Ronald J. Maughan et al., "Fluid and electrolyte intake and loss in elite soccer players during training," *International Journal of Sport Nutrition and Exercise Metabolism* 14, no. 3 (2004), https://doi.org/10.1123/ijsnem.14.3.333.

30. Kelly B. Jouris, Edward P. Weiss, and Jennifer L. McDaniel, "The effect of omega-3 fatty acid supplementation on the inflammatory response to eccentric strength exercise," *Journal of Sports Science and Medicine* 10, no. 3 (2011).

31. Timothy D. Mickleborough, "Omega-3 polyunsaturated fatty acids in physical performance optimization," *International Journal of Sport Nutrition and Exercise Metabolism* 23, no. 1 (2013), https://doi.org/10.1123/ijsnem.23.1.83.

32. A. P. Simopoulos, "Evolutionary aspects of diet and essential fatty acids," in *Fatty Acids and Lipids — New Findings*, Volume 88, eds. T. Hamazaki and H. Okuyama (Basel, Switzerland: Karger, 2001), 18–27.

33. Margot Mountjoy et al., "The IOC consensus statement: beyond the female athlete triad — relative energy deficiency in sport (RED-S)," *British Journal of Sports Medicine* 48, no. 7 (2014), https://doi.org/10.1136/bjsports-2014-093502.

34. Ben House, "The low testosterone epidemic, root causes of 'low T' and evidence-based solutions," *Dr. Bubbs Performance Podcast*, Podcast audio, March 17, 2017, https://drbubbs.com/podcastepisodes/2017/3/episode-12-the-low-testosterone-epidemic-root-causes-of-low-t-evidence-based-solutions-dr-ben-house.

35. Susan Kleiner, "Weight Loss For Women, Female Athletes & Body Composition," *Dr. Bubbs Performance Podcast*, Podcast audio, December 14th, 2017, https://drbubbs.com/podcastepisodes/2017/12/weight-loss-for-women-female-athletes-body-composition-w-dr-susan-kleiner.

36. G. L. Close et al., "New strategies in sport nutrition to increase exercise performance," *Free Radical Biology and Medicine* 98 (2016), https://doi.org/10.1016/j.freeradbiomed.2016.01.016.

37. G. L. Close et al., "Assessment of vitamin D concentration in non-supplemented professional athletes and healthy adults during the winter months in the UK: implications for skeletal muscle function," *Journal of Sports Sciences* 31, no. 4 (2013), https://doi.org/10.1080/02640414.2012.733822.

38. Daniel J. Owens et al., "Vitamin D supplementation does not improve human skeletal muscle contractile properties in insufficient young males," *European Journal of Applied Physiology* 114, no. 6 (2014), https://doi.org/10.1007/s00421-014-2865-2.

39. Philippe Autier, "Vitamin D status as a synthetic biomarker of health status," *Endocrine* 51, no. 2 (2015), https://doi.org/10.1007/s12020-015-0837-x.

40. Institute of Medicine, Food and Nutrition Board, *Dietary Reference Intakes for Vitamin A, Vitamin K, Arsenic, Boron, Chromium, Copper, Iodine, Iron, Manganese, Molybdenum, Nickel, Silicon, Vanadium, and Zinc: a Report of the Panel on Micronutrients*, (Washington, DC: National Academy Press, 2001).

41. Institute of Medicine, Food and Nutrition Board, *Dietary Reference Intakes*.

42. Institute of Medicine, Food and Nutrition Board, *Dietary Reference Intakes*.

43. Peter Peeling et al., "Athletic induced iron deficiency: new insights into the role of inflammation, cytokines and hormones," *European Journal of Applied Physiology* 103, no. 4 (2008), https://doi.org/10.1007/s00421-008-0726-6.

44. Peter Peeling et al., "Iron status and the acute post-exercise hepcidin response in athletes," *PloS ONE* 9, no. 3 (2014), https://doi.org/10.1371/journal.pone.0093002.

Chapter 7 週期化復原

1. Romain Meeusen et al., "Prevention, diagnosis, and treatment of the overtraining syndrome: joint consensus statement of the European College of Sport Science and the American College of Sports Medicine," *Medicine and Science in Sports and Exercise* 45, no. 1 (2013), https://doi.org/10.1249/mss.0b013e318279a10a; Robert J. Aughey, "Applications of GPS technologies to field sports," *International Journal of Sports Physiology and Performance* 6, no. 3 (2011), https://doi.org/10.1123/ijspp.6.3.295; Ric Lovell and Grant Abt, "Individualisation of time-motion analysis: a case-cohort example," *International Journal of Sports Physiology and Performance* 8, no. 4 (2013), https://doi.org/10.1123/ijspp.8.4.456; Craig Twist and Jamie Highton, "Monitoring fatigue and recovery in rugby league players," *International Journal of Sports Physiology and Performance* 8, no. 5 (2013), https://doi.org/10.1123/ijspp.8.5.467.

2. Philippe Hellard et al., "Training-related risk of common illnesses in elite swimmers over a 4-yr period," *Medicine and Science in Sports and Exercise* 47, no. 4 (2015), https://doi.org/10.1249/mss.0000000000000461.

3. John S. Raglin and Gregory S. Wilson, "Overtraining in athletes," in *Emotions in Sports*, ed. Yuri L. Hanin (Champaign, IL: Human Kinetics; 2000), 191–207; Michael Lambert and Iñigo Mujika, "Physiology of exercise training," in *Recovery for Performance in Sport*, eds. Christophe Hausswirth and Iñigo Mujika (Champaign, IL: Human Kinetics, 2013), 3–8.

4. Richard B. Kreider, Andrew C. Fry, and Mary L. O'Toole, eds., *Overtraining In Sport: Terms, Definitions, and Prevalence* (Champaign, IL: Human Kinetics, 1998).

5. Tudor O. Bompa and Carlo A. Buzzichelli, eds., *Periodization Training: Theory and Methodology*, 4th ed. (Champaign, IL: Human Kinetics, 1999).

6. Kent Sahlin, "Metabolic factors in fatigue," *Sports Medicine* 13, no. 2 (1992), https://doi.org/10.2165/00007256-199213020-00005.

7. Kristie-Lee Taylor et al., "Fatigue monitoring in high performance sport: a survey of current trends," *Journal of Australian Strength and Conditioning* 20, no. 1 (2012).

8. Romain Meeusen et al., "Prevention, diagnosis, and treatment of the overtraining syndrome: joint consensus statement of the European College of Sport Science and the American College of Sports Medicine."

9. Jonathan M. Peake et al., "Muscle damage and inflammation during recovery from exercise," *Journal of Applied Physiology* 122, no. 3 (1985), https://doi.org/10.1152/japplphysiol.00971.2016.

10. Romain Meeusen et al., "Hormonal responses in athletes: the use of a two bout exercise protocol to detect subtle differences in (over)training status," *European Journal of Applied Physiology* 91, no. 2-3 (2004), https://doi.org/10.1007/s00421-003-0940-1.

11. Martine Duclos, "A critical assessment of hormonal methods used in monitoring training status in athletes," *International SportMed Journal* 9, no. 2 (2008).

12. Axel Urhausen, Holger Gabriel, and Wilfried Kindermann, "Blood hormones as markers of training stress and overtraining," *Sports Medicine* 20, no. 4 (1995), https://doi.org/10.2165/00007256-199520040-00004; Manfred Lehman, Carl Foster, and Joseph Keul, "Overtraining in endurance athletes: a brief review," *Medicine and Science in Sports and Exercise* 25, no. 7 (1993), https://doi.org/10.1249/00005768-199307000-00015.

13. Romain Meeusen et al., "Prevention, diagnosis and treatment of the overtraining syndrome: ECSS position statement 'task force,'" *European Journal of Sport Science* 6, no. 1 (2006), https://doi.org/10.1080/17461390600617717.

14. Martine Duclos et al., "Trained versus untrained men: different immediate post-exercise responses of pituitary–adrenal axis," *European Journal of Applied Physiology* 75, no. 4 (1997), https://doi.org/10.1007/s004210050170; Caroline Gouarné et al., "Overnight urinary cortisol and cortisone add new insights into adaptation to training," *Medicine and Science in Sports and Exercise* 37, no. 7 (2005), https://doi.org/10.1249/01.mss.0000170099.10038.3b.

15. Romain Meeusen et al., "Prevention, diagnosis, and treatment of the overtraining syndrome."

16. Romain Meeusen et al., "Prevention, diagnosis, and treatment of the overtraining syndrome."

17. Axel Urhausen, Holger H. W. Gabriel, and Wilfried Kindermann, "Impaired pituitary hormonal response to exhaustive exercise in overtrained endurance athletes," *Medicine and Science in Sports and Exercise* 30, no. 3 (1998), https://doi.org/10.1097/00005768-199803000-00011.

18. Stuart M. Phillips and Luc J. C. Van Loon, "Dietary protein for athletes: from requirements to optimum adaptation," *Journal of Sports Sciences* 29, Supplement 1 (2011), https://doi.org/10.1080/02640414.2011.619204; Louise M. Burke et al., "Carbohydrates for training and competition," *Journal of Sports Sciences* 29, Supplement 1 (2011), https://doi.org/10.1080/02640414.2011.585473.

19. Cassandra M. McIver, Thomas P. Wycherley, and Peter M. Clifton, "MTOR signaling and ubiquitin-proteosome gene expression in the preservation of fat free mass following high protein, calorie restricted weight loss," *Nutrition and Metabolism* 9, no. 1 (2012), https://doi.org/10.1186/1743-7075-9-83; Tyler A. Churchward-Venne et al., "Role of protein and amino acids in promoting lean mass accretion with resistance exercise and attenuating lean mass loss during energy deficit in humans," *Amino Acids* 45, no. 2 (2013), https://doi.org/10.1007/s00726-013-1506-0.

20. Ina Garthe et al., "Effect of nutritional intervention on body composition and performance in elite athletes," *European Journal of Sport Science* 13, no. 3 (2013), https://doi.org/10.1080/17461391.2011.643923.

21. D. T. Thomas, K. A. Erdman, and L. M. Burke, "American College of Sports Medicine joint position statement. Nutrition and athletic performance," *Medicine and Science in Sports and Exercise* 48, no. 3 (2016), https://doi.org/10.1249/MSS.0000000000000852; J. S. Volek, "Nutritional aspects of women strength athletes," *British Journal of Sports Medicine* 40, no. 9 (2006), https://doi.org/10.1136/bjsm.2004.016709.

22. Iñigo Mujika et al., "An integrated, multifactorial approach to periodization for optimal performance in individual and team sports," *International Journal of Sports Physiology and Performance* 13, no. 5 (2018), https://doi.org/10.1123/ijspp.2018-0093.

23. Jennifer Sygo et al., "Prevalence of indicators of low energy availability in elite female sprinters," *International Journal of Sport Nutrition and Exercise Metabolism* 28, no. 5 (2018), https://doi.org/10.1123/ijsnem.2017-0397.

24. Jennifer Sygo et al., "Prevalence of indicators of low energy availability in elite female sprinters."

25. Jonathan Bloomfield, Remco Polman, and Peter O'Donoghue, "Physical demands of different positions in FA Premier League soccer," *Journal of Sports Science and Medicine* 6, no. 1 (2007); Christopher Carling, Franck Le Gall, and Gregory Dupont, "Analysis of repeated high-intensity

running performance in professional soccer," *Journal of Sports Sciences* 30, no. 4 (2012), https://doi.org/10.1080/02640414.2011.652655.

26. Stuart M. Phillips and Luc J. C. Van Loon, "Dietary protein for athletes."

27. Jonathan M. Oliver et al., "Macronutrient intake in Collegiate powerlifters participating in off season training," *Journal of the International Society of Sports Nutrition* 7, Supplement 1 (2010), https://doi.org/10.1186/1550-2783-7-s1-p8.

28. Chad Kerksick et al., "International society of sports nutrition position stand: nutrient timing," *Journal of the International Society of Sports Nutrition* 14, no. 1 (2017), https://doi.org/10.1186/1550-2783-5-18.

29. Anthony A. Duplanty et al., "Effect of acute alcohol ingestion on resistance exercise induced mTORC1 signaling in human muscle," *Journal of Strength and Conditioning Research* 31, no. 1 (2017), https://doi.org/10.1519/jsc.0000000000001468.

30. Louise M. Burke et al., "Carbohydrates for training and competition."

31. Francis E. Holway and Lawrence L. Spriet, "Sport-specific nutrition: practical strategies for team sports," *Journal of Sports Sciences* 29, Supplement 1 (2011), https://doi.org/10.1080/02640414.2011.605459; P. D. Balsom et al., "Carbohydrate intake and multiple sprint sports: with special reference to football (soccer)," *International Journal of Sports Medicine* 20, no. 1 (1999), https://doi.org/10.1055/s-2007-971091.

32. T. Gunnarsson et al., "Effect of whey protein- and carbohydrate-enriched diet on glycogen resynthesis during the first 48 h after a soccer game," *Scandinavian Journal of Medicine and Science in Sports* 23, no. 4 (2011), https://doi.org/10.1111/j.1600-0838.2011.01418.x; Peter Krustrup et al., "Maximal voluntary contraction force, SR function and glycogen resynthesis during the first 72 h after a high-level competitive soccer game," *European Journal of Applied Physiology* 111, no. 12 (2011), https://doi.org/10.1007/s00421-011-1919-y.

33. Lisa E. Heaton et al., "Selected in-season nutritional strategies to enhance recovery for team sport athletes: a practical overview," *Sports Medicine* 47, no. 11 (2017), https://doi.org/10.1007/s40279-017-0759-2.

34. Thomas Reilly et al., "Nutrition for travel," *Journal of Sports Sciences* 25, Supplement 1 (2007), https://doi.org/10.1080/02640410701607445; Shona L. Halson, "Sleep in elite athletes and nutritional interventions to enhance sleep," *Sports Medicine* 44, Supplement 1 (2014), https://doi.org/10.1007/s40279-014-0147-0.

35. Chris McGlory et al., "Temporal changes in human skeletal muscle and blood lipid composition with fish oil supplementation," *Prostaglandins Leukot Essent Fatty Acids* 90, no. 6 (2014), https://doi.org/10.1016/j.plefa.2014.03.001.

36. Kelly B. Jouris, Jennifer L. McDaniel, and Edward P. Weiss, "The effect of omega-3 fatty acid supplementation on the inflammatory response to eccentric strength exercise," *Journal of Sports Science and Medicine* 10, no. 3 (2011); Bakhtiar Tartibian, Behzad Hajizadeh Maleki, and Asghar Abbasi, "The effects of omega-3 supplementation on pulmonary function of young wrestlers during intensive training," *Journal of Science and Medicine in Sport* 13, no. 2 (2010), https://doi.org/10.1016/j.jsams.2008.12.634.

37. Susan M. Ring, Erin A. Dannecker, and Catherine A. Peterson, "Vitamin D status is not associated with outcomes of experimentally-induced muscle weakness and pain in young, healthy volunteers," *Journal of Nutrition and Metabolism* 2010 (2010), https://doi.org/10.1155/2010/674240.

38. Tyler Barker, "Supplemental vitamin D enhances the recovery in peak isometric force shortly after intense exercise," *Nutrition and Metabolism* 10, no. 1 (2013), https://doi.org/10.1186/1743-7075-10-69.

39. Daniel J. Owens et al., "A systems based investigation into vitamin D and skeletal muscle repair, regeneration and hypertrophy," *American Journal of Physiology-Endocrinology and Metabolism* 309, no. 12 (2015), https://doi.org/10.1152/ajpendo.00375.2015.

40. Jaouad Bouayed and Torsten Bohn, "Exogenous antioxidants: double-edged swords in cellular redox state: health beneficial effects at physiologic doses versus deleterious effects at high doses," *Oxidative Medicine and Cellular Longevity* 3, no. 4 (2010), https://doi.org/10.4161/oxim.3.4.12858.

41. G. L. Close et al., "New strategies in sport nutrition to increase exercise performance," *Free Radical Biology and Medicine* 98 (2016), https://doi.org/10.1016/j.freeradbiomed.2016.01.016; Robert T. Mankowski et al., "Dietary antioxidants as modifiers of physiologic adaptations to exercise," *Medicine and Science in Sports and Exercise* 47, no. 9 (2015), https://doi.org/10.1249/mss.0000000000000620.

42. Dale Morrison et al., "Vitamin C and E supplementation prevents some of the cellular adaptations to endurance-training," *Free Radical Biology and Medicine* 89 (2015), https://doi.org/10.1016/j.freeradbiomed.2015.10.412.

43. Andrea J. Braakhuis and Will G. Hopkins, "Impact of dietary antioxidants on sport performance: a review," *Sports Medicine* 45, no. 7 (2015), https://doi.org/10.1007/s40279-015-0323-x; Andrea J. Braakhuis, "Effect of vitamin C supplements on physical performance," *Current Sports Medicine Reports* 11, no. 4 (2012), https://doi.org/10.1249/jsr.0b013e31825e19cd.

44. William Clements, Sang-Rok Lee, and Richard Bloomer, "Nitrate ingestion: a review of the health and physical performance effects," *Nutrients* 6, no. 11 (2014), https://doi.org/10.3390/nu6115224.

45. Phillip Bell et al., "The effects of Montmorency tart cherry concentrate supplementation on recovery following prolonged, intermittent exercise," *Nutrients* 8, no. 7 (2016), https://doi.org/10.3390/nu8070441; Kyle Levers et al., "Effects of powdered Montmorency tart cherry supplementation on acute endurance exercise performance in aerobically trained individuals," *Journal of the International Society of Sports Nutrition* 13, no. 1 (2016), https://doi.org/10.1186/s12970-016-0133-z.

46. Achraf Ammar et al., "Pomegranate supplementation accelerates recovery of muscle damage and soreness and inflammatory markers after a weightlifting training session," *PloS ONE* 11, no. 10 (2016), https://doi.org/10.1371/journal.pone.0160305; Justin R. Trombold et al., "The effect of pomegranate juice supplementation on strength and soreness after eccentric exercise," *Journal of Strength and Conditioning Research* 27, no. 7 (2011), https://doi.org/10.1519/jsc.0b013e318220d992.

47. Alexander T. Hutchison et al., "Black currant nectar reduces muscle damage and inflammation following a bout of high-intensity eccentric contractions," *Journal of Dietary Supplements* 13, no. 1 (2016), https://doi.org/10.3109/19390211.2014.952864.

48. Eric S. Rawson and Adam. M. Persky, "Mechanisms of muscular adaptations to creatine supplementation," *International Sport Med Journal* 8, no. 2 (2007); Matthew B. Cooke et al., "Creatine supplementation enhances muscle force recovery after eccentrically-induced muscle damage in healthy individuals," *Journal of the International Society of Sports Nutrition* 6, no. 1 (2009), https://doi.org/10.1186/1550-2783-6-13.

49. Kelly F. Veggi et al., "Oral creatine supplementation augments the repeated bout effect," *International Journal of Sport Nutrition and Exercise Metabolism* 23, no. 4 (2013), https://doi.org/10.1123/ijsnem.23.4.378.

50. R. A. Bassit, R. Curi, and L. F. B. P. Costa Rosa, "Creatine supplementation reduces plasma levels of pro-inflammatory cytokines and PGE2 after a half-ironman competition," *Amino Acids* 35, no. 2 (2007), https://doi.org/10.1007/s00726-007-0582-4.

51. R. V. T. Santos et al., "The effect of creatine supplementation upon inflammatory and muscle soreness markers after a 30 km race," *Life Sciences* 75, no. 16 (2004), https://doi.org/10.1016/j.lfs.2003.11.036.

52. G. Yuan, M. L. Wahlqvist, G. He, et al., "Natural products and anti-inflammatory activity," *Asia Pacific Journal of Clinical Nutrition* 15, no. 2 (2006).

53. Brian K. McFarlin et al., "Reduced inflammatory and muscle damage biomarkers following oral supplementation with bioavailable curcumin," *BBA Clinical* 5 (2016), https://doi.org/10.1016/j.bbacli.2016.02.003.

54. Lesley M. Nicol et al., "Curcumin supplementation likely attenuates delayed onset muscle soreness (DOMS)," *European Journal of Applied Physiology* 115, no. 8 (2015), https://doi.org/10.1007/s00421-015-3152-6.

55. Joseph N. Sciberras et al., "The effect of turmeric (curcumin) supplementation on cytokine and inflammatory marker responses following 2 hours of endurance cycling," *Journal of the International Society of Sports Nutrition* 12, no. 1 (2015), https://doi.org/10.1186/s12970-014-0066-3.

56. Jennifer Z. Paxton, Liam M. Grover, and Keith Baar, "Engineering an in vitro model of a functional ligament from bone to bone," *Tissue Engineering Part A* 16, no. 11 (2010), https://doi.org/10.1089/ten.tea.2010.0039.

57. Gregory Shaw et al., "Vitamin C-enriched gelatin supplementation before intermittent activity augments collagen synthesis," *American Journal of Clinical Nutrition* 105, no. 1 (2016), https://doi.org/10.3945/ajcn.116.138594.

58. Kristine L. Clark et al., "24-week study on the use of collagen hydrolysate as a dietary supplement in athletes with activity-related joint pain," *Current Medical Research Opinion* 24, no. 5 (2008), https://doi.org/10.1185/030079908x291967.

59. T. E. McAlindon et al., "Change in knee osteoarthritis cartilage detected by delayed gadolinium enhanced magnetic resonance imaging following treatment with collagen hydrolysate: a pilot randomized controlled trial," *Osteoarthritis Cartilage* 19, no. 4 (2011), https://doi.org/10.1016/j.joca.2011.01.001.

Chapter 8　運動員免疫力

1. Michael Gleeson, "Immunological aspects of sport nutrition," *Immunology and Cell Biology* 94, no. 2 (2016), https://doi.org/10.1038/icb.2015.109.

2. Michael Gleeson, Nicolette Bishop, and Neil Walsh, *Exercise Immunology* (London, U.K.: Routledge, 2013).

3. David C. Nieman, "Exercise, upper respiratory tract infection, and the immune system," *Medicine and Science in Sports and Exercise* 26, no. 2 (1994), https://doi.org/10.1249/00005768 -199402000-00002.

4. David C. Nieman et al., "Infectious episodes in runners before and after the Los Angeles Marathon," *Journal of Sports Medicine and Physical Fitness* 30, no. 3 (1990).

5. E. M. Peters and E. D. Bateman, "Ultramarathon running and upper respiratory tract infections. An epidemiological survey," *South African Medical Journal* 64, no. 15 (1983).

6. Martin Schwellnus et al., "How much is too much? (Part 2) International Olympic Committee consensus statement on load in sport and risk of illness," *British Journal of Sports Medicine* 50, no. 17 (2016), https://doi.org/10.1136/bjsports-2016-096572.

7. Sandra Mårtensson, Kristina Nordebo, and Christer Malm, "High training volumes are associated with a low number of self-reported sick days in elite endurance athletes," *Journal of Sports Science and Medicine* 13, no. 4 (2014).

8. David C. Nieman, "Is infection risk linked to exercise workload?," *Medicine and Science in Sports and Exercise* 32, no. 7 (2000), https://doi.org/10.1097/00005768-200007001-00005.

9. C. Malm, "Susceptibility to infections in elite athletes: the S-curve," *Scandinavian Journal of Medicine and Science in Sports* 16, no. 1 (2006), https://doi.org/10.1111/j.1600-0838.2005.00499.x.

10. Juan-Manuel Alonso et al., "Occurrence of injuries and illnesses during the 2009 IAAF World Athletics Championships," *British Journal of Sports Medicine* 44, no. 15 (2010), https://doi.org /10.1136/bjsm.2010.078030.

11. T. G. Weidner, "Literature review: upper respiratory illness and sport and exercise," *International Journal of Sports Medicine* 15, no. 1 (1994), https://doi.org/10.1055/s-2007-1021011; Luke Spence et al., "Incidence, etiology, and symptomatology of upper respiratory illness in elite athletes," *Medicine and Science in Sports and Exercise* 39, no. 4 (2007), https://doi.org/10.1249/mss .0b013e31802e851a.

12. L. J. Taylor, "An evaluation of handwashing techniques," *Nursing Times*, January 1978.

13. N. P. Walsh et al., "Position statement. Part one: immune function and exercise," *Exercise Immunology Review* 17 (2011).

14. N.P. Walsh et al., "Position statement. Part two: maintaining immune health," *Exercise Immunology Review* 17, (2011).

15. Michael Gleeson, "Immunological aspects of sport nutrition," *Immunology and Cell Biology* 94, no. 2 (2015), https://doi.org/10.1038/icb.2015.109.

16. Kenneth Ostrowski et al., "Pro- and anti-inflammatory cytokine balance in strenuous exercise in humans," *The Journal of Physiology* 515, no. 1 (1999), https://doi.org/10.1111/j.1469-7793.1999.287ad.x.

17. Helen G. Hanstock et al., "Tear fluid sIgA as a non-invasive biomarker of mucosal immunity and common cold risk," *Medicine and Science in Sports and Exercise* 48, no. 3 (2016), https://doi.org/10.1249/mss.0000000000000801.

18. N. P. Walsh et al., "Position statement. Part one: immune function and exercise."

19. J. M. Peake, "Exercise-induced alterations in neutrophil degranulation and respiratory burst activity: possible mechanisms of action," *Exercise Immunology Review* 8 (2002); Peter Peeling et al., "Cumulative effects of consecutive running sessions on hemolysis, inflammation and hepcidin activity," *European Journal of Applied Physiology* 106, no. 1 (2009), https://doi.org/10.1007/s00421-009-0988-7.

20. J. M. Peake, "Exercise-induced alterations in neutrophil degranulation and respiratory burst activity: possible mechanisms of action."

21. J. M. Peake, "Exercise-induced alterations in neutrophil degranulation and respiratory burst activity: possible mechanisms of action."

22. Ola Ronsen et al., "Recovery time affects immunoendocrine responses to a second bout of endurance exercise," *American Journal of Physiology-Cell Physiology* 283, no. 6 (2002), https://doi.org/10.1152/ajpcell.00242.2002.

23. A. Bøyum et al., "Chemiluminescence response of granulocytes from elite athletes during recovery from one or two intense bouts of exercise," *European Journal of Applied Physiology* 88, no. 1-2 (2002), https://doi.org/10.1007/s00421-002-0705-2.

24. Vernon Neville, Michael Gleeson, and Jonathan P. Folland, "Salivary IgA as a risk factor for upper respiratory infections in elite professional athletes," *Medicine and Science in Sports and Exercise* 40, no. 7 (2008), https://doi.org/10.1249/mss.0b013e31816be9c3.

25. Gerald D. Tharp and Marc W. Barnes, "Reduction of saliva immunoglobulin levels by swim training," *European Journal of Applied Physiology and Occupational Physiology* 60, no. 1 (1990), https://doi.org/10.1007/bf00572187.

26. Mariane M. Fahlman and Hermann-J. Engels, "Mucosal IgA and URTI in American college football players: a year longitudinal study," *Medicine and Science in Sports and Exercise* 37, no. 3 (2005), https://doi.org/10.1249/01.mss.0000155432.67020.88.

27. Vernon Neville, Michael Gleeson, and Jonathan P. Folland, "Salivary IgA as a risk factor for upper respiratory infections in elite professional athletes."

28. Gerald D. Tharp and Marc W. Barnes, "Reduction of saliva immunoglobulin levels by swim training."

29. Sheldon Cohen et al., "Sleep habits and susceptibility to the common cold," *Archives of Internal Medicine* 169, no. 1 (2009), https://doi.org/10.1001/archinternmed.2008.505; Aric A. Prather et al., "Behaviorally assessed sleep and susceptibility to the common cold," *Sleep* 38, no. 9 (2015), https://doi.org/10.5665/sleep.4968.

30. Michael R. Irwin, "Why sleep is important for health: a psychoneuroimmunology perspective," *Annual Review of Psychology* 66, no. 1 (2015), https://doi.org/10.1146/annurev-psych-010213-115205.

31. Marc Cuesta et al., "Simulated night shift disrupts circadian rhythms of immune functions in humans," *The Journal of Immunology* 196, no. 6 (2016), https://doi.org/10.4049/jimmunol.1502422.

32. Aric A. Prather et al., "Sleep and antibody response to hepatitis B vaccination," *Sleep* 35, no. 8 (2012), https://doi.org/10.5665/sleep.1990.

33. Sheldon Cohen, David A. J. Tyrrell, and Andrew P. Smith, "Psychological stress and susceptibility to the common cold," *New England Journal of Medicine* 325, no. 9 (1991), https://doi.org/10.1056/nejm199108293250903.

34. Vicki Stover Hertzberg et al., "Behaviors, movements, and transmission of droplet-mediated respiratory diseases during transcontinental airline flights," *Proceedings of the National Academy of Sciences* 115, no. 14 (2018), https://doi.org/10.1073/pnas.1711611115.

35. Robert L. Sack, "Jet lag," *The New England Journal of Medicine* 362, no. 5 (2010), https://doi.org/10.1056/NEJMcp0909838.

36. Cheng Shiun He et al., "Is there an optimal vitamin D status for immunity in athletes and military personnel?" *Exercise Immunology Review* 22 (2016).

37. N. P. Walsh et al., "Position statement. Part two: maintaining immune health."

38. Jonathan M. Peake et al., "Recovery of the immune system after exercise," *Journal of Applied Physiology* 122, no. 5 (2017), https://doi.org/10.1152/japplphysiol.00622.2016.

39. Graeme L. Lancaster et al., "Effect of pre-exercise carbohydrate ingestion on plasma cytokine, stress hormone, and neutrophil degranulation responses to continuous, high-intensity exercise," *International Journal of Sport Nutrition and Exercise Metabolism* 13, no. 4 (2003), https://doi.org/10.1123/ijsnem.13.4.436 .

40. Nicolette E. Bishop et al., "Pre-exercise carbohydrate status and immune responses to prolonged cycling: II. Effect on plasma cytokine concentration," *International Journal of Sport Nutrition and Exercise Metabolism* 11 (2001), https://doi.org/10.1123/ijsnem.11.4.503; Michael Gleeson et al., "Effect of low- and high-carbohydrate diets on the plasma glutamine and circulating leukocyte responses to exercise," *International Journal of Sport Nutrition* 8, no. 1 (1998), https://doi.org/10.1123/ijsn.8.1.49; J. B. Mitchell et al., "Influence of carbohydrate status on immune responses before and after endurance exercise," *Journal of Applied Physiology* 84, no. 6 (1998), https://doi.org/10.1152/jappl.1998.84.6.1917.

41. John A. Hawley and Louise M. Burke, "Carbohydrate availability and training adaptation: effects on cell metabolism," *Exercise and Sport Sciences Reviews* 38, no. 4 (2010), https://doi.org/10.1097/jes.0b013e3181f44dd9.

42. Oliver C. Witard et al., "High dietary protein restores overreaching induced impairments in leukocyte trafficking and reduces the incidence of upper respiratory tract infection in elite cyclists," *Brain, Behavior, and Immunity* 39 (2014), https://doi.org/10.1016/j.bbi.2013.10.002.

43. N. P. Walsh et al., "Position statement. Part two: maintaining immune health."

44. Thomas B. Tomasi et al., "Immune parameters in athletes before and after strenuous exercise"; Neil P. Walsh et al., "Salivary IgA response to prolonged exercise in a cold environment in trained cyclists"; A. K. Blannin et al., "Effects of submaximal cycling and long endurance training on neutrophil phagocytic activity in middle aged men."

45. Sarah King et al., "Effectiveness of probiotics on the duration of illness in healthy children and adults who develop common acute respiratory infectious conditions: a systematic review and meta-analysis," *British Journal of Nutrition* 112, no. 1 (2014), https://doi.org/10.1017/s0007114514000075.

46. Qiukui Hao, Bi Rong Dong, and Taixiang Wu, "Probiotics for preventing acute upper respiratory tract infections," *Cochrane Database of Systematic Reviews*, no. 2 (2015), https://doi.org/10.1002/14651858.cd006895.pub3.

47. Nicholas P. West et al., "Probiotic supplementation for respiratory and gastrointestinal illness symptoms in healthy physically active individuals," *Clinical Nutrition* 33, no. 4 (2014), https://doi.org/10.1016/j.clnu.2013.10.002.

48. Michael Gleeson et al., "Daily probiotic's (Lactobacillus casei Shirota) reduction of infection incidence in athletes," *International Journal of Sport Nutrition and Exercise Metabolism* 21, no. 1 (2011), https://doi.org/10.1123/ijsnem.21.1.55.

49. Lee A. Zella et al., "Vitamin D-binding protein influences total circulating levels of 1,25-dihydroxyvitamin D3 but does not directly modulate the bioactive levels of the hormone in vivo," *Endocrinology* 149, no. 7 (2008), https://doi.org/10.1210/en.2008-0042.

50. Daniel D. Bikle, "Vitamin D and immune function: understanding common pathways," *Current Osteoporosis Reports* 7, no. 2 (2009), https://doi.org/10.1007/s11914-009-0011-6; Tanya M. Halliday et al., "Vitamin D status relative to diet, lifestyle, injury, and illness in college athletes," *Medicine and Science in Sports and Exercise* 43, no. 2 (2011), https://doi.org/10.1249/mss.0b013e3181eb9d4d.

51. Cheng Shiun He et al., "Influence of vitamin D status on respiratory infection incidence and immune function during 4 months of winter training in endurance sport athletes," *Exercise Immunology Review* 19 (2013).

52. Harri Hemilä, "Zinc lozenges may shorten the duration of colds: a systematic review," *Open Respiratory Medicine Journal* 5, no. 1 (2011), https://doi.org/10.2174/1874306401105010051.

53. Xiaoshuang Dai et al., "Consuming *Lentinula edodes* (shiitake) mushrooms daily improves human immunity: a randomized dietary intervention in healthy young adults," *Journal of the American College of Nutrition* 34, no. 6 (2015), https://doi.org/10.1080/07315724.2014.950391.

54. Alan L. Buchman, "Glutamine: commercially essential or conditionally essential? A critical appraisal of human data," *American Journal of Clinical Nutrition* 74, no. 1 (2001), https://doi.org/10.1093/ajcn/74.1.25.

Chapter 9　運動員監測與復原策略

1. Manfred Lehmann et al., eds., *Overload, Performance Incompetence, and Regeneration in Sport* (New York: Springer, 1999); Sean O. Richardson, Mark Andersen, and Tony Morris, *Overtraining Athletes: Personal Journeys in Sport* (Champaign, IL: Human Kinetics, 2008).

2. Romain Meeusen et al., "Prevention, diagnosis and treatment of the overtraining syndrome" *European Journal Sport Science* 6, no. 1 (2006), https://doi.org/10.1080/17461390600617717.

3. Rod W. Fry, Alan R. Morton, and David Keast, "Overtraining in athletes: an update," *Sports Medicine* 12, no. 1 (1991), https://doi.org/10.2165/00007256-199112010-00004.

4. Anthony Turner and Paul Comfort, eds., *Advanced Strength and Conditioning—An Evidence-Based Approach* (London, U.K.: Routledge, 2018).

5. Thierry Busso, "Variable dose response relationship between exercise training and performance," *Medicine and Science in Sports and Exercise* 35, no. 7 (2003), https://doi.org/10.1249/01.mss.0000074465.13621.37.

6. Nijem Ramsey (Head Strength and Conditioning Coach for NBA Sacramento Kings), in discussion with the author, June 18, 2018.

7. Kent Sahlin, "Metabolic factors in fatigue," *Sports Medicine* 13, no. 2 (1992), https://doi.org/10.2165/00007256-199213020-00005.

8. Tim J. Gabbett, "Influence of training and match intensity on injuries in rugby league," *Journal of Sports Sciences* 22, no. 5 (2004), https://doi.org/10.1080/02640410310001641638.

9. Tim J. Gabbet, "Reductions in pre-season training loads reduce training injury rates in rugby league players," *British Journal of Sports Medicine* 38, no. 6 (2004), https://doi.org/10.1136/bjsm.2003.008391.

10. Billy T. Hulin et al., "The acute:chronic workload ratio predicts injury: High chronic workload may decrease injury risk in elite rugby players," *British Journal of Sports Medicine* 50, no. 4 (2016), https://doi.org/10.1136/bjsports-2015-094817.

11. Shane Malone et al., "Aerobic fitness and playing experience protect against spike in workload: the role of the acute:chronic workload ratio on injury risk in elite Gaelic football," *International Journal of Sports Physiology and Performance* 12, no. 3 (2016), http://dx.doi.org/10.1123/ijspp.2016-0090.

12. Billy T. Hulin et al., "Spikes in acute workload are associated with increased injury risk in elite cricket fast bowlers," *British Journal of Sports Medicine* 48, no. 8 (2013), https://doi.org/10.1136/bjsports-2013-092524.

13. Billy T. Hulin et al., "Low chronic workload and the acute:chronic workload ratio are more predictive of injury than between match recovery time:a two season prospective cohort study in elite rugby league players," *British Journal of Sports Medicine* 50, no. 16 (2016), https://doi.org/10.1136/bjsports-2015-095364; Nicholas B. Murray et al., "Calculating acute:chronic workload ratios using exponentially weighted moving averages provides a more sensitive indicator of injury likelihood than rolling averages," *British Journal of Sports Medicine* 51, no. 9 (2016), https://doi.org/10.1136/bjsports-2016-097152.

14. Shane Malone et al., "High chronic training loads and exposure to bouts of maximal velocity running reduce injury risk in Gaelic football," *Journal of Science and Medicine in Sport* 20, no. 3 (2017), https://doi.org/10.1016/j.jsams.2016.08.005.

15. Axel Urhausen and Wilfried Kindermann, "Diagnosis of overtraining: what tools do we have?," *Sports Medicine* 32, no. 2 (2002), https://doi.org/10.2165/00007256-200232020-00002.

16. Brent S. Rushall, "A tool for measuring stress tolerance in elite athletes," *Journal of Applied Sport Psychology* 2, no. 1 (1990), https://doi.org/10.1080/10413209008406420.

17. John S. Raglin, "Psychological factors in sport performance: the mental health model revisited," *Sports Medicine* 31, no. 12 (2001), https://doi.org/10.2165/00007256-200131120-00004.

18. Paul B. Gastin, Denny Meyer, and Dean Robinson, "Perceptions of wellness to monitor adaptive responses to training and competitions in elite Australian football," *Journal of Strength and Conditioning Research* 27, no. 9 (2013), https://doi.org/10.1519/jsc.0b013e31827fd600.

19. Kristie-Lee Taylor et al., "Fatigue monitoring in high performance sport: a survey of current trends," *Journal of Australian Strength and Conditioning* 20, no. 1 (2012).

20. Anna E. Saw, Luana C. Main, and Paul B. Gastin, "Monitoring the athlete training response: subjective self-reported measure trump commonly used objective measures: a systematic

subjective self-reported measure trump commonly used objective measures: a systematic review," *British Journal of Sports Medicine* 50, no. 5 (2016), https://doi.org/10.1136/bjsports-2015-094758.

21. Maamer Slimani et al., "Rating of perceived exertion for quantification of training and combat loads during combat sport-specific activities: a short review," *Journal of Strength and Conditioning Research* 31, no. 10 (2017), https://doi.org/10.1519/jsc.0000000000002047.

22. James Faulkner, Gaynor Parfitt, and Roger Eston, "The rating of perceived exertion during competitive running scales with time," *Psychophysiology* 45, no. 6 (2008), https://doi.org/10.1111/j.1469-8986.2008.00712.x.

23. Franco M. Impellizzeri et al., "Use of RPE-Based Training Load in Soccer." *Medicine and Science in Sports and Exercise* 36, no. 6 (2004), https://doi.org/10.1249/01.mss.0000128199.23901.2f.

24. Marco C. Uchida et al., "Does the timing of measurement alter session-RPE in boxers?," *Journal of Sports Science and Medicine* 13, no. 1 (2014).

25. Anthony Turner and Paul Comfort, eds., *Advanced Strength and Conditioning.*

26. Fred Schafer and J. P. Ginsberg, "An overview of heart rate variability metrics and norms," *Frontiers in Public Health* 5, no. 285 (2017), https://doi.org/10.3389/fpubh.2017.00258.

27. Daniela Grimaldi et al., "Adverse impact of sleep restriction and circadian misalignment on autonomic function in healthy young adults," *Hypertension* 68, no. 1 (2016), https://doi.org/10.1161/hypertensionaha.115.06847.

28. Michelle M. Meyer et al., "Association of glucose homeostasis measures with heart rate variability among Hispanic/Latino adults without diabetes: the Hispanic Community Health Study/Study of Latinos (HCHS/SOL)," *Cardiovascular Diabetology* 15, no. 1 (2016), https://doi.org/10.1186/s12933-016-0364-y.

29. Andrew H. Kemp et al., "Impact of depression and antidepressant treatment on heart rate variability: a review and meta-analysis," *Biological Psychiatry* 67, no. 11 (2010), https://doi.org/10.1016/j.biopsych.2009.12.012.

30. Stavros Kavouras, "Hydration and heat acclimatization in athletes," *Dr. Bubbs Performance Podcast,* Podcast audio, February 1, 2018, https://drbubbs.com/season-2-podcast-episodes/2018/2/s2-episode-5-hydration-heat-acclimatization-in-athletes-stavros-kavouras.

31. Mauricio Castro-Sepulveda et al., "Hydration status after exercise affect resting metabolic rate and heart rate variability," *Nutricion Hospitalaria* 31, no. 3 (2014), https://doi.org/10.3305/nh.2015.31.3.8523.

32. Usman Zulfiqar et al., "Relation of high heart rate variability to healthy longevity," *American Journal of Cardiology* 105, no. 8 (2010), https://doi.org/10.1016/j.amjcard.2009.12.022.

33. Paul Poirier et al., "Exercise, heart rate variability, and longevity: the cocoon mystery?," *Circulation* 129, no. 21 (2014), https://doi.org/10.1161/circulationaha.114.009778.

34. Julian Koenig et al., "Impact of caffeine on heart rate variability: a systematic review," *Journal of Caffeine Research* 3, no. 1 (2013), https://doi.org/10.1089/jcr.2013.0009.

35. Andrew A. Flatt, Michael R. Esco, and Fabio Y. Nakamura, "Individual heart rate variability responses to pre-season training in high level female soccer players," *Journal Strength Conditioning Research* 31, no. 2 (2017).

36. Danilo F. da Silva et al., "Endurance running training individually-guided by HRV in untrained women," *Journal of Strength and Conditioning Research* (2017), https://doi.org/10.1519/jsc.0000000000002001.

37. Daniel J. Plews et al., "Evaluating training adaptation with heart-rate measures: a methodological comparison," *International Journal of Sports Physiology and Performance* 8, no. 6 (2013), https://doi.org/10.1123/ijspp.8.6.688.

38. Jonathan Leeder et al., "Cold water immersion and recovery from strenuous exercise: a meta-analysis," *British Journal of Sports Medicine* 46, no. 4 (2012), https://doi.org/10.1136/bjsports-2011-090061.

39. Jonathan M. Peake et al., "The effects of cold water immersion and active recovery on inflammation and cell stress responses in human skeletal muscle after resistance exercise," *Journal of Physiology* 595, no. 3 (2017), https://doi.org/10.1113/jp272881.

40. Mohammed Ihsan, Greig Watson, and Chris R. Abbiss, "What are the physiological mechanisms for post-exercise cold water immersion in the recovery form prolonged endurance and intermittent exercise?," *Sports Medicine* 46, no. 8 (2016), https://doi.org/10.1007/s40279-016-0483-3.

41. Chris Bleakely et al., "Cold-water immersion (cryotherapy) for preventing and treating muscle soreness after exercise," *Cochrane Database of Systematic Reviews*, no. 2 (2012), https://doi.org/10.1002/14651858.CD008262.pub2.

42. Nathan G. Versey, Shona L. Halson, and Brian T. Dawson, "Water immersion recovery for athletes: effect on exercise performance and practical recommendations," *Sports Medicine* 43, no. 11 (2013), https://doi.org/10.1007/s40279-013-0063-8.

43. Joanna Vaile et al., "Effect of hydrotherapy on recovery from fatigue," *International Journal of Sports Medicine* 29, no. 7 (2008), https://doi.org/10.1055/s-2007-989267.

44. Joanna Vaile et al., "Effect of hydrotherapy on signs and symptoms of delayed onset muscle soreness," *European Journal of Applied Physiology* 103, no. 1 (2008), https://doi.org/10.1007/s00421-007-0653-y.

45. Shona L. Halson, "Controversies in Recovery," (presentation, University of Notre Dame and Australian Catholic University Human Performance Summit: The 24 Hour Athlete, South Bend, Indiana, USA, June 2018).

46. Christophe Hausswirth et al., "Effects of whole body cryotherapy vs. far-infrared vs. passive modalities on recovery from exercise-induced muscle damage in highly-trained runners," *PLoS ONE* 6, no. 12 (2011), https://doi.org/10.1371/journal.pone.0027749; B. Fonda and N. Sarabon, "Effects of whole-body cryotherapy on recovery after hamstring damaging exercise: a crossover study," *Scandinavian Journal of Medicine and Science in Sports* 23, no. 5 (2013), https://doi.org/10.1111/sms.12074.

47. J. Costello et al., "Effects of whole-body cryotherapy and cold-water immersion on knee skin temperature," *International Journal of Sports Medicine* 35, no. 1 (2014), https://doi.org/10.1055/s-0033-1343410.

48. Abd-Elbasset Abaïdia et al., "Recovery from exercise-induced muscle damage: cold water immersion versus whole body cryotherapy," *International Journal of Sports Physiology and Performance* 12, no. 3 (2017), https://doi.org/10.1123/ijspp.2016-0186.

49. Laura J. Wilson et al., "Recovery following a marathon: a comparison of cold water immersion, whole body cryotherapy and a placebo control," *European Journal of Applied Physiology* 118, no. 1 (2018), https://doi.org/10.1007/s00421-017-3757-z.

50. Jessica A. Hill et al., "Compression garments and recovery from exercise-induced muscle damage: a meta-analysis," *British Journal of Sports Medicine* 48, no. 18 (2014), https://doi.org/10.1136/bjsports-2013-092456.

51. Jessica A. Hill et al., "Influence of compression garments on recovery after marathon running," *Journal of Strength and Conditioning Research* 28, no. 8 (2014), https://doi.org/10.1519/jsc.0000000000000469.

52. Jessica A. Hill et al., "Effects of compression garment pressure on recovery from strenuous exercise," *International Journal of Sports Physiology and Performance* 12, no. 8 (2017), https://doi.org/10.1123/ijspp.2016-0380.

53. Llion A. Roberts et al., "Post-exercise cold water immersion attenuates acute anabolic signaling and long-term adaptations in muscle to strength training," *Journal of Physiology* 593, no. 18 (2015), https://doi.org/10.1113/jp270570.

54. Shona L. Halson et al., "Does hydrotherapy help or hinder adaptation to training in competitive cyclists?," *Medicine and Science in Sports and Exercise* 46, no. 8 (2014), https://doi.org/10.1249/mss.0000000000000268.

55. C. H. Joo et al., "Passive and post-exercise cold-water immersion augments PGC-1a and VEGF expression in human skeletal muscle," *European Journal of Applied Physiology* 116, no. 11-12 (2016), https://doi.org/10.1007/s00421-016-3480-1.

Chapter 10　腦部健康與腦震盪

1. John Kein, "Mark Rypien opens up on mental health issues, attempted suicide," *ABC News*, March 30, 2018, https://abcnews.go.com/Sports/mark-rypien-opens-mental-health-issues-attempted-suicide/story?id=54132326.

2. Nick Boynton, "Everything is not O.K.," *The Players' Tribune*, June 13, 2018, www.theplayerstribune.com/en-us/articles/nick-boynton-everythings-not-ok.

3. Jeanne Marie Laskas, "Bennet Omalu, concussions and the NFL: how one doctor changed football forever," *GQ*, September 2009, www.gq.com/story/nfl-players-brain-dementia-study-memory-concussions.

4. Bennet I. Omalu, "Chronic traumatic encephalopathy, suicides and parasuicides in professional American athletes: the role of the forensic pathologist," *American Journal of Forensic Medicine and Pathology* 31, no. 3 (2010), https://doi.org/10.1097/PAF.0b013e3181ca7f35.

5. G. C. Kennedy, "The role of depot fat in the hypothalamic control of food intake in the rat," *Proceedings of the Royal Society of London B: Biological Sciences* 140, no. 901 (1953), https://doi.org/10.1098/rspb.1953.0009.

6. Stephan Guyenet, *The Hungry Brain* (New York: Flatiron Books, 2017).

7. Kevin W. McConeghy et al., "A review of neuroprotection pharmacology and therapies in patients with acute traumatic brain injury," *CNS Drugs* 26, no. 7 (2012), https://doi.org/10.2165/11634020-000000000-00000.

8. Zachary M. Weil, Kristopher R. Gaier, and Kate Karelina, "Injury timing alters metabolic, inflammatory and functional outcomes following repeated mild traumatic brain injury," *Neurobiology of Disease* 70 (2014), https://doi.org/10.1016/j.nbd.2014.06.016.

9. Michael McCrea and Kevin Guskiewicz, "Evidence-based management of sport-related concussion," *Progress in Neurological Surgery* 28 (2014), https://doi.org/10.1159/000358769.

10. Lyndsey E. Collins-Praino et al., "The effect of an acute systemic inflammatory insult on the chronic effects of a single mild traumatic brain injury," *Behavioural Brain Research* 336 (2018), https://doi.org/10.1016/j.bbr.2017.08.035.

11. Shao-Hua Su et al., "Elevated C-reactive protein levels may be a predictor of persistent unfavourable symptoms in patients with mild traumatic brain injury: a preliminary study," *Brain, Behavior, and Immunity* 38 (2014), https://doi.org/10.1016/j.bbi.2014.01.009.

12. Paul McRory et al., "Consensus statement on concussion in sport — the 5th international conference on concussion in sport held in Berlin, October 2016," *British Journal of Sports Medicine* 51, no. 11 (2017), https://doi.org/10.1136/bjsports-2017-097699.

13. Abhimanyu Sud, "The opioid epidemic, meditation & managing chronic pain," *Dr. Bubbs Performance Podcast,* Podcast audio, April 14, 2018, https://drbubbs.com/season-2-podcast-episodes/2018/4/s2-episode-14-the-opioid-epidemic-meditation-managing-chronic-pain-w-dr-abhimanyu-sud-md.

14. Abhimanyu Sud, "The opioid epidemic, meditation & managing chronic pain."

15. Abhimanyu Sud, "The opioid epidemic, meditation & managing chronic pain."

16. Abhimanyu Sud, "The opioid epidemic, meditation & managing chronic pain."

17. Sara W. Lazar et al., "Meditation experience is associated with increased cortical thickness," *Neuroreport* 16, no. 17 (2005), https://doi.org/10.1097/01.wnr.0000186598.66243.19.

18. Hiroki Nakata, Kiwako Sakamoto, and Ryusuke Kakigi, "Meditation reduces pain-related neural activity in the anterior cingulate cortex, insula, secondary. somatosensory cortex, and thalamus," *Frontiers in Psychology* 5 (2014), https://doi.org/10.3389/fpsyg.2014.01489.

19. Maximilian Wiesmann, Amanda J Kiliaan, and Jurgen A. H. R. Claassen, "Vascular aspects of cognitive impairment and dementia," *Journal of Cerebral Blood Flow and Metabolism* 33, no. 11 (2013), https://doi.org/10.1038/jcbfm.2013.159.

20. Mary N. Haan et al., "Prevalence of dementia in older Latinos: the influence of type 2 diabetes mellitus, stroke and genetic factors," *Journal of the American Geriatrics Society* 51, no. 2 (2003), https://doi.org/10.1046/j.1532-5415.2003.51054.x.

21. Christiane Reitz, Carol Brayne, and Richard Mayeux, "Epidemiology of Alzheimer disease," *Nature Reviews Neurology* 7, no. 3 (2011), https://doi.org/10.1038/nrneurol.2011.2; Elham Saedi et al., "Diabetes mellitus and cognitive impairments," *World Journal of Diabetes* 7, no. 17 (2016), https://doi.org/10.4239/wjd.v7.i17.412.

22. Sarah T. Pendlebury and Peter M. Rothwell, "Prevalence, incidence, and factors associated with pre-stroke and post-stroke dementia: a systematic review and meta-analysis," *The Lancet Neurology* 8, no. 11 (2009), https://doi.org/10.1016/s1474-4422(09)70236-4.

23. Wendy A. Davis et al., "Dementia onset, incidence and risk in type 2 diabetes: a matched cohort study with the Fremantle Diabetes Study Phase I," *Diabetologia*, 60, no. 1 (2016), https://doi.org/10.1007/s00125-016-4127-9.

24. Juliette Janson et al., "Increased risk of type 2 diabetes in Alzheimer disease," *Diabetes* 53, no. 2 (2004), https://doi.org/10.2337/diabetes.53.2.474.

25. Lindsey A. Farrer et al., "Effects of age, sex, and ethnicity on the association between apolipoprotein E genotype and Alzheimer disease. A meta-analysis," *JAMA* 278, no. 16 (1997), https://doi.org/10.1001/jama.1997.03550160069041; E. H. Corder et al., "Gene dose of apolipoprotein E type 4 allele and the risk of Alzheimer's disease in late onset families," *Science* 261, no. 5123 (1993), https://doi.org/10.1126/science.8346443.

26. Heidi Terrio et al., "Traumatic brain injury screening: preliminary findings in a US Army Brigade Combat Team," *Journal of Head Trauma Rehabilitation* 24, no. 1 (2014), https://doi.org/10.1097/htr.0b013e31819581d8.

27. Nazanin Bahraini et al., "Traumatic brain injury and posttraumatic stress disorder," *The Psychiatric Clinics of North America* 37, no. 1 (2014), https://doi.org/10.1016/j.psc.2013.11.002.

28. Julia Halford et al., "New astroglial injury-defined biomarkers for neurotrauma assessment," *Journal of Cerebral Blood Flow and Metabolism* 37, no. 10 (2017), https://doi.org/10.1177/0271678x17724681.

29. Leslie C. Aiello and Peter Wheeler, "The expensive-tissue hypothesis: the brain and the digestive system in human and primate evolution," *Current Anthropology* 36, no. 2 (1995), https://doi.org/10.1086/204350.

30. Mark Grabowski, "Bigger brains led to bigger bodies?: The correlated evolution of human brain and body size," *Current Anthropology* 57, no. 2 (2016), https://doi.org/10.1086/685655.

31. Dorothée G. Drucker et al., "Isotopic analyses suggest mammoth and plant in the diet of the oldest anatomically modern humans from far southeast Europe," *Scientific Reports* 7, no. 1 (2017), https://doi.org/10.1038/s41598-017-07065-3.

32. Christopher Stringer, "Why have our brains started to shrink?," *Scientific American*, November 2014, https://www.scientificamerican.com/article/why-have-our-brains-started-to-shrink.

33. J. L. Mathias and P. K. Alvaro, "Prevalence of sleep disturbances, disorders, and problems following traumatic brain injury: a meta-analysis," *Sleep Medicine* 13, no. 7 (2012), https://doi.org/10.1016/j.sleep.2012.04.006.

34. Julia Kempf et al., "Sleep-wake disturbances 3 years after traumatic brain injury," *Journal of Neurology, Neurosurgery and Psychiatry* 81, no. 12 (2010), https://doi.org/10.1136/jnnp.2009.201913.

35. Durgul Ozdemir et al., "Protective effect of melatonin against head trauma-induced hippocampal damage and spatial memory deficits in immature rats," *Neuroscience Letters* 385, no. 3 (2005), https://doi.org/10.1016/j.neulet.2005.05.055; Fatemeh Dehghan et al., "Effect of melatonin on intracranial pressure and brain edema following traumatic brain injury: role of oxidative stresses," *Archives of Medical Research* 44, no. 4 (2013), https://doi.org/10.1016/j.arcmed.2013.04.002.

36. Richelle Mychasiuk et al., "Dietary intake alters behavioral recovery and gene expression profiles in the brain of juvenile rats that have experienced a concussion," *Frontiers in Behavioral Neuroscience* 9 (2015), https://doi.org/10.3389/fnbeh.2015.00017.

37. Yuan Liu et al., "Short-term caloric restriction exerts neuroprotective effects following mild traumatic brain injury by promoting autophagy and inhibiting astrocyte activation," *Behavioural Brain Research* 331 (2017), https://doi.org/10.1016/j.bbr.2017.04.024.

38. J. Pérez-Jiménez et al., "Identification of the 100 richest dietary sources of polyphenols: an application of the Phenol-Explorer database," *European Journal of Clinical Nutrition* 64, Supplement 3 (2010), https://doi.org/10.1038/ejcn.2010.221.

39. Richard L. Veech, Britton Chance, and Yoshihiro Kashiwaya et al., "Ketone bodies, potential therapeutic uses," *International Union of Biochemistry and Molecular Biology: Life* 51, no. 4 (2001), https://doi.org/10.1080/152165401753311780.

40. Denize R. Ziegler et al., "Ketogenic diet increases glutathione peroxidase activity in rat hippocampus," *Neurochemical Research* 28, no. 12 (2003).

41. Yun-Hee Youm et al., "The ketone metabolite β-hydroxybutyrate blocks NLRP3 inflammasome-mediated inflammatory disease," *Nature Medicine* 21, no. 3 (2015), https://doi.org/10.1038/nm.3804; Marwan Maalouf, Jong M. Rho, and Mark P. Mattso, "The neuroprotective properties of calorie restriction, the ketogenic diet, and ketone bodies," *Brain Research Reviews* 59, no. 2 (2009), https://doi.org/10.1016/j.brainresrev.2008.09.002.

42. Kimberley R. Byrnes et al., "FDG-PET imaging in mild traumatic brain injury: a critical review," *Frontiers in Neuroenergetics* 5 (2013), https://doi.org/10.3389/fnene.2013.00013.

43. George F. Cahill Jr. and Richard L. Veech, "Ketoacids? Good medicine?" *Transactions of the American Clinical and Climatological Association* 114 (2003).

44. Daniella Tassoni et al., "The role of eicosanoids in the brain," *Asia Pacific Journal of Clinical Nutrition* 17, Supplement 1 (2008).

45. James D. Mills et al., "Omega-3 fatty acid supplementation and reduction of traumatic axonal injury in a rodent head injury model," *Journal of Neurosurgery* 114, no. 1 (2011), https://doi.org/10.3171/2010.5.jns08914.

46. Ernst J. Schaefer et al., "Plasma phosphatidylcholine docosahexaenoic acid content and risk of dementia and Alzheimer disease: the Framingham Heart Study," *Archives of Neurology* 63, no. 11 (2006), https://doi.org/10.1001/archneur.63.11.1545.

47. Parvathy R. Kumar et al., "Omega-3 fatty acids could alleviate the risks of traumatic brain injury — a mini review," *Journal of Traditional and Complementary Medicine* 4, no. 2 (2014), https://doi.org/10.4103/2225-4110.130374.

48. Jonathan M. Oliver et al., "Effect of docosahexaenoic acid on a biomarker of head trauma in American football," *Medicine and Science in Sports and Exercise* 48, no. 6 (2016), https://doi.org/10.1249/mss.0000000000000875.

49. Michael D. Lewis, "Concussions, traumatic brain injury, and the innovative use of omega-3s," *Journal of the American College of Nutrition* 35, no. 5 (2016), https://doi.org/10.1080/07315724.2016.1150796.

50. Philip John Ainsley Dean et al., "Potential for use of creatine supplementation following mild traumatic brain injury," *Concussion* 2, no. 2 (2017), https://doi.org/10.2217/cnc-2016-0016.

51. Bruno Gualano et al., "Creatine supplementation in the aging population: effects on skeletal muscle, bone and brain," *Amino Acids* 48, no. 8 (2016), https://doi.org/10.1007/s00726-016-2239-7.

52. Aiguo Wu, Zhe Ying, and Fernando Gomez-Pinilla, "Omega-3 fatty acids supplementation restores mechanisms that maintain brain homeostasis in traumatic brain injury," *Journal of Neurotrauma* 24, no. 10 (2007), https://doi.org/10.1089/neu.2007.0313.

53. Katherine H. M. Cox, Andrew Pipingas, and Andrew B. Scholey, "Investigation of the effects of solid lipid curcumin on cognition and mood in a healthy older population," *Journal of Psychopharmacology* 29, https://doi.org/10.1177/0269881114552744.

54. Kara N. Corps, Theodore L. Roth, and Dorian B. McGavern, "Inflammation and neuroprotection in traumatic brain injury," *JAMA Neurology* 72, no. 3 (2015), https://doi.org/10.1001/jamaneurol.2014.3558.

55. Qiuhua Shen et al., "Systematic review of traumatic brain injury and the impact of antioxidant therapy on clinical outcomes," *Worldviews on Evidence-Based Nursing* 13, no. 5 (2016), https://doi.org/10.1111/wvn.12167.

Chapter 11　情緒與心態

1. Aditi Narurkar et al., "When physicians counsel about stress: results of a national study," *JAMA Internal Medicine* 173, no. 1 (2013), https://doi.org/10.1001/2013.jamainternmed.480.

2. Armita Golkar et al., "The influence of work-related chronic stress on the regulation of emotion and functional connectivity in the brain," *PLoS ONE* 9, no. 9 (2014), https://doi.org/10.1371/journal.pone.0104550.

3. Daniel Goleman, *Emotional Intelligence — Why It Matters More Than IQ* (New York: Bloomsbury, 1996).

4. Jacob A. Nota and Meredith E. Coles, "Duration and timing of sleep are associated with repetitive negative thinking," *Cognitive Therapy and Research* 39, no. 2 (2014), https://doi.org/10.1007/s10608-014-9651-7.

5. William F. Hart, *Life, Leadership and the Pursuit of Happiness,* (Victoria, Canada: Trafford Publishing, 2010).

6. Bruce Lipton, *The Biology of Belief: Unleashing The Power Of Consciousness, Matter and Miracles* (London, U.K.: Hay House, 2013).

7. Gary John Bishop, *Unfu*k Yourself: Get Out of Your Head and into Your Life* (self-pub., CreateSpace, 2016).

8. Eric Barker, "The science behind why everything you know about success is (mostly) wrong," *Dr. Bubbs Performance Podcast*, Podcast audio, October 12, 2017, https://drbubbs.com/podcast episodes/2017/10/episode-41-the-science-behind-why-everything-your-know-about-success-is-mostly-wrong-eric-barker.

9. Ian McMahan, "Hacking the free throw: the science behind the most practiced shot in sports," *The Guardian*, November 22, 2017.

10. Marcus E. Raichle et al., "A default mode of brain function," *Proceedings of the National Academy of Sciences* 98, no. 2 (2001), https://doi.org/10.1073/pnas.98.2.676.

11. M. F. Mason et al., "Wandering minds: the default mode network and stimulus-independent thought," *Science* 315, no. 5810 (2007), https://doi.org/10.1126/science.1131295.

12. Michael D. Mrazek et al., "Mindfulness training improves working memory capacity and GRE performance while reducing mind wandering," *Psychological Science* 24, no. 5 (2013), https://doi.org/10.1177/0956797612459659.

13. Catherine Kerr et al., "Effects of mindfulness meditation training on anticipatory alpha modulation in primary somatosensory cortex," *Brain Research Bulletin* 85, no.3-4 (2011), doi:10.1016/j.brainresbull.2011.03.026.

14. Kent G. Bailey, "The sociopath: cheater or warrior hawk?," *Behavioural and Brain Sciences* 18, no. 3 (1995), https://doi.org/10.1017/s0140525x00039613.

15. Belinda Jane Board and Katarina Fritzon, "Disordered personalities at work," *Psychology, Crime and Law* 11, no.1 (2005), https://doi.org/10.1080/10683160310001634304.

16. Kevin Dutton, *The Wisdom of Psychopaths* (London, U.K.: Penguin Random House, 2012).

17. Kristin D. Neff, "The development and validation of a scale to measure self-compassion," *Self and Identity* 12, no. 3 (2013), https://doi.org/10.1080/15298860309027.

18. David A. Sbarra, "Divorce and health: current trends and future directions," *Psychosomatic Medicine* 77, no. 3 (2015), https://doi.org/10.1097/psy.0000000000000168.

19. Filip Raes, "Rumination and worry as mediators of the relationship between self-compassion and depression and anxiety," *Personality and Individual Differences* 48 (2010), https://doi.org/10.1016/j.paid.2010.01.023.

20. Juliana G. Breines and Serena Chen, "Self-compassion increases self-improvement motivation," *Personality and Social Psychology Bulletin* 38, no. 9 (2012), https://doi.org/10.1177/0146167212445599.

Chapter 12　領導能力與優秀的指導方法

1. Justin Peter Brienza and Igor Grossmann, "Social class and wise reasoning about interpersonal conflicts across regions, persons and situations," *Proceedings of the Royal Society B: Biological Sciences* 284, no. 1869 (2017), https://doi.org/10.1098/rspb.2017.1870.

2. Herman A. Witkin, "Social influences in the development of cognitive style," in *Handbook of Socialization Theory and Research*, ed. David A. Goslin (Chicago: Rand McNally, 1969), 687–706; Jeanne Brooks-Gunn, Pamela K. Klebanov, and Greg J. Duncan, "Ethnic differences in children's intelligence test scores: role of economic deprivation, home environment, and maternal characteristics," *Child Development* 67, no. 2 (1996), https://doi.org/10.1111/j.1467-8624.1996.tb01741.x; Johannes Haushofer and Ernst Fehr, "On the psychology of poverty," *Science* 344, no. 6186 (2014), https://doi.org/10.1126/science.1232491.

3. Paul B. Baltes and Jacqui Smith, "The fascination of wisdom: its nature, ontogeny, and function," *Perspectives in Psychological Science* 3, no. 1 (2008), https://doi.org/10.1111/j.1745-6916.2008.00062.x; Igor Grossmann, "Wisdom in context," *Perspectives on Psychological Science* 12, no. 2 (2017), https://doi.org/10.1177/1745691616672066; Robert J. Sternberg, "A balance theory of wisdom," *Review of General Psychology* 2, no. 4 (1998), http://psycnet.apa.org/doi/10.1037/1089-2680.2.4.347.

4. Paul B. Baltes and Ursula M. Staudinger, "Wisdom: a metaheuristic (pragmatic) to orchestrate mind and virtue toward excellence," *American Psychologist* 55, no. 1 (2000), https://doi.org/10.1037/0003-066x.55.1.122; Ursula M. Staudinger and Judith Glück, "Psychological wisdom research: commonalities and differences in a growing field," *Annual Review of Psychology* 62, no. 1 (2011), https://doi.org/10.1146/annurev.psych.121208.131659.

5. Thomas Gilovich and Lee Ross, *The Wisest One in the Room: How You Can Benefit from Social Psychology's Most Powerful Insights*, (New York: Free Press, 2016).

6. Gillian V. Pepper and Daniel Nettle, "The behavioural constellation of deprivation: causes and consequences," *Behavioral and Brain Sciences* 40 (2017), https://doi.org/10.1017/s0140525x1600234x.

7. Michael W. Kraus, Stéphane Côté, and Dacher Keltner, "Social class, contextualism, and empathic accuracy," *Psychological Science* 21, no. 11 (2010), https://doi.org/10.1177/0956797610387613; Margie E. Lachman and Suzanne L. Weaver, "The sense of control as a moderator of social class differences in health and well-being," *Journal of Personality and Social Psychology* 74, no. 3 (1998), https://doi.org/10.1037//0022-3514.74.3.763; Michael W. Kraus, Paul K. Piff, and Dacher Keltner, "Social class, sense of control, and social explanation," *Journal of Personality and Social Psychology* 97, no. 6 (2009), https://doi.org/10.1037/a0016357.

8. Nicole M. Stephens, Hazel Rose Markus, and L. Taylor Phillips, "Social class culture cycles: how three gateway contexts shape selves and fuel inequality," *Annual Review of Psychology* 65, no. 1 (2014), https://doi.org/10.1146/annurev-psych-010213-115143; Jennifer E. Stellar et al., "Class and compassion: socioeconomic factors predict responses to suffering," *Emotion* 12, no. 3 (2012), https://doi.org/10.1037/a0026508.

9. Igor Grossmann et al., "A route to well-being: intelligence versus wise reasoning," *Journal of Experimental Psychology: General* 142, no. 3 (2013), https://doi.org/10.1037/a0029560; Ursula M. Staudinger, David F. Lopez, and Paul B. Baltes, "The psychometric location of wisdom-related performance: intelligence, personality, and more?," *Personality and Social Psychology Bulletin* 23, no. 11 (1997), https://doi.org/10.1177/01461672972311007.

10. Henri Carlo Santos, Michael E. W. Varnum, and Igor Grossmann, "Global increases in individualism," *Psychological Science* 28, no. 9 (2017), https://doi.org/10.31234/osf.io/hynwh.

11. Andrew King (Director of the Sociality, Heterogeneity, Organisation, And Leadership (SHOAL) research group at Swansea University, Wales, U.K.), in discussion with the author, February 2018.

12. Mark Shapiro, "My biggest mistake" (presentation, Leaders in Performance, London, England, November, 2017).

13. Emine Saner, "How the psychology of the England football team could change your life," *The Guardian*, July 10, 2018.

14. Noel E. Brick, Megan J. McElhinney, and Richard S. Metcalfe, "The effects of facial expression and relaxation cues on movement economy, physiological, and perceptual responses during running," *Psychology of Sport and Exercise* 34 (2018), https://doi.org/10.1016/j.psychsport.2017.09.009.

15. Peter J. Bayley, Jennifer C. Frascino, and Larry R. Squire, "Robust habit learning in the absence of awareness and independent of the medial temporal lobe," Nature 436, no. 7050 (2005), https://doi.org/10.1038/nature03857; Clark L. Hull, *Principles of Behavior: An Introduction to Behavior Theory* (New York: Appleton-Century-Crofts,1943); Phillippa Lally et al., "How are habits formed: modelling habit formation in the real world," *European Journal of Social Psychology* 40, no. 6 (2010), https://doi.org/10.1002/ejsp.674.

16. Phillippa Lally, Jane Wardle, and Benjamin Gardner, "Experiences of habit formation: a qualitative study," *Psychology, Health and Medicine* 16, no. 4 (2011), https://doi.org/10.1080/13548506.2011.555774.

17. Benjamin Gardner, Gert-Jan de Bruijn, and Phillippa Lally, "A systematic review and meta-analysis of applications of the Self-Report Habit Index to nutrition and physical activity behaviours," *Annals of Behavioral Medicine* 42, no. 2 (2011), https://doi.org/10.1007/s12160-011-9282-0.

18. Phillippa Lally, A. Chipperfield, and J. Wardle, "Healthy habits: efficacy of simple advice on weight control based on a habit-formation model," *International Journal of Obesity* 32, no. 4 (2008), https://doi.org/10.1038/sj.ijo.0803771.

19. Rebecca J. Beeken et al., "Study protocol for the 10 Top Tips (10TT) trial: randomised controlled trial of habit-based advice for weight control in general practice," *BMC Public Health* 12, no. 1 (2012), https://doi.org/10.1186/1471-2458-12-667.

20. Alexander J. Rothman, Paschal Sheeran, and Wendy Wood, "Reflective and automatic processes in the initiation and maintenance of dietary change," *Annals of Behavioral Medicine* 38. Supplement 1 (2009), https://doi.org/10.1007/s12160-009-9118-3.

21. Benjamin Gardner, Phillippa Lally, and Jane Wardle, "Making health habitual: the psychology of 'habit-formation' and general practice," *British Journal of General Practice* 62, no. 605 (2012), https://doi.org/10.3399/bjgp12x659466.

22. Matthew Syed, "Charismatic sporting mentors can change lives," *The Times,* May 1, 2018.

23. Rick Bonnell, "Here's what Hornets coach Steve Clifford did when his body screamed 'Enough!,'" *Charlotte Observer,* January 12, 2018, www.charlotteobserver.com/sports/nba/charlotte-hornets/article194479034.html.

INDEX
專有名詞對照表
（依中文筆畫排列）

中文	英文
25- 羥維生素 D	25-hydroxyvitamin D
7- 去氫膽固醇	7-dehydrocholesterol
C 反應蛋白	C-reactive protein (CRP)
tau 蛋白	tau protein
α - 次亞麻油酸	alpha-linolenic acid
α - 變形菌	alphaproteobacteria
β 澱粉樣蛋白斑	beta-amyloid plaque
γ - 胺基丁酸	gamma-Aminobutyric acid (GABA)
乙醯膽鹼	acetylcholine (Ach)
丁酸鹽	butyrate
二十二碳六烯酸	docosahexaenoic acid (DHA)
二十碳五烯酸	eicosapentaenoic acid (EPA)
二十碳四烯酸	arachidonic acid
二甲雙胍	metformin
二重標示水	doubly labeled water
二氫嗎啡酮	hydromorphone
人體運動學	kinesiology
三甲黃嘌呤	trimethylxanthine
三碘甲狀腺素	triiodothyronine (T3)
上皮	epithelium

中文	英文
下視丘	hypothalamus
口角炎	angular stomatitis
口服耐糖試驗	oral glucose tolerance test
大型動物群	megafauna
大麻二酚	cannabidiol (CBD)
大麻素	anandamide
大麻鹼	cannabinoid
大腦衍生神經滋養因數	brain-derived neurotrophic factor (BDNF)
小蘗鹼	berberine
不寧腿症候群	restless legs syndrome
中鏈三酸甘油酯	medium-chain triglyceride (MCT)
內生性大麻	endocannabinoid
內毒血症	endotoxemia
內毒素	endotoxin
分泌性 A 型免疫球蛋白	secretory IgA (sIgA)
分解代謝	catabolism
升半胱胺酸	homocysteine
升糖指數	glycemic index
升糖負荷	glycemic load
反應型低血糖	rebound hypoglycemia
心跳變異性	heart rate variability (HRV)
支鏈胺基酸	branched chain amino acid (BCAA)
止炎素	resolvin
丙胺酸	alanine
丙酮酸去氫酶複合體	pyruvate dehydrogenase complex
丙酸鹽	propionate

中文	英文
丙麩氨酸轉移酶	gamma-glutamyl transferase (GGT)
代謝物	metabolite
代謝當量	metabolic equivalent (MET)
功能性過度努力	functional overreaching (FOR)
功率	power
加巴噴丁	gabapentin
去甲腎上腺素	noradrenaline (NE)
可待因	codeine
四氫大麻酚	tetrahydrocannabinol (THC)
布拉酵母菌	saccharomyces boulardii
布洛芬	ibuprofen
布勞特氏菌	blautia
正常熱量的	eucaloric
甘胺酸	glycin
生合成	biogenesis
生物可用性	bioavailability
生物活性	bioactivity
生物素	biotin
生物電阻抗分析	bioelectrical impedance analysis (BIA)
生物標記	biomarker
甲基	methyl group
甲基化	methylation
甲鈷胺	methylcobalamin
白三烯素	leukotriene
白介素 -1	interleukin-1
白介素 -6	interleukin-6

中文	英文
白血球	leukocyte
白胺酸	leucine
白藜蘆醇	resveratrol
皮下組織	subcutaneous tissue
皮質醇	cortisol
皮質類固醇	corticosteroid
皮褶厚計	skinfold caliper
任意單位	arbitrary units
先天性免疫系統	innate immune system
全身性的	systemic
全速跑	sprint
再極化	repolarization
列陣爭球	scrum
合成代謝	anabolism
多巴胺	dopamine
多項生理睡眠檢查	polysomnagraphy
多囊性卵巢症侯群	polycystic ovary syndrome (PCOS)
尖峰功率	peak power
有機硫化合物	organosulfur compound
肌肉蛋白質合成	muscle protein synthesis (MPS)
肌肉徵召	muscle recruitment
肌肉激素	myokine
肌酸激酶	creatine kinase (CK)
自由基	free radical
自律神經系統	autonomic nervous system (ANS)
自然殺手細胞	natural killer cell (NK)

中文	英文
自覺運動強度	rate of perceived exertion (RPE)
色胺酸	tryptophan
艾克曼氏菌	akkermansia
血紅素	hemoglobin
血腦障壁	blood-brain barrier
血質鐵	heme iron
似胰島素生長因子 -1	insulin-like growth factor-1 (IGF-1)
低鈉血症	hyponatremia
克雷伯氏菌	klebsiella
免疫球蛋白	immunoglobulin
利尿劑	thiazide
吡哆醇	pyridoxine
含硫胺基酸	sulfur amino acids
困難梭狀桿菌感染	C. difficile infections
尿液比重	urine specific gravity
尿液滲透壓	urine osmolality
局部缺血	ischemia
快速眼動睡眠	rapid eye movement sleep (REM sleep)
快縮肌纖維	fast-twitch muscle fiber
抗生物素蛋白	avidin
抗利尿素	antidiuretic hormone (ADH)
抗性澱粉	resistant starch
杏仁核	amygdala
每日總熱量消耗	total daily energy expenditure
肝醣	glycogen
足部衝擊溶血	foot-strike hemolysis

中文	英文
身體阻截	bodycheck
乳酸去氫酶	lactate dehydrogenase (LDH)
乳糜瀉	celiac
亞甲基四氫葉酸還原酶	methylenetetrahydrofolate reductase (MTHFR)
兒茶素	catechin
兒茶酚胺	catecholamine
定位球	set play
延遲性肌肉痠痛	delayed onset muscle soreness
果胺糖	fructosamine
果寡糖	oligofructose/ fructooligosaccharides
泛酸	pantothenic acid
注意力不足過動症	attetion-deficit hyperactivity disorder
空氣容積計量儀	air displacement plethysmography
花青素	anthocyanidin
表沒食子兒茶素	epigallocatechin
表觀遺傳學	epigenetics
金雀異黃酮	genistein
長雙歧桿菌	Bifidobacterium longum
阻力訓練	resistance training
阻塞性睡眠呼吸中止症	obstructive sleep apnea
阿莫西林	amoxicillin
阿德拉	adderall
非功能性過度努力	non-functional overreaching (NFOR)
非運動性熱量消耗	non-exercise activity thermogenesis (NEAT)
非類固醇消炎藥	nonsteroidal anti-inflammatory drug (NSAID)
促腎上腺皮質素	adrenocorticotropic hormone (ACTH)

中文	英文
促濾泡素	follicle-stimulating hormone (FSH)
前列腺素	prostaglandin
前激素	prohormone
前額葉皮質	prefrontal cortex
厚壁菌門	Firmicutes
姿勢性低血壓	postural hypotension
建議飲食攝取量	recommended dietary allowances
後天性免疫系統	adaptive immune system
急性期蛋白	acute phase protein
恆定	homeostasis
星狀細胞	astrocyte
毒蕈鹼受器	muscarinic receptor
氟化去氧葡萄糖正子斷層造影	fluorodeoxyglucose positron emission tomography (FDG-PET)
活性含氧物	reactive oxygen species (ROS)
活性葉酸	methylfolate
相對功率	relative power
相對能量不足症候群	relative energy deficiency syndrome (REDS)
胜肽	peptide
苯二氮卓類	benzodiazepine
重訓力竭	training to failure
食物產熱效應	thermic effect of food (TEF)
原核生物	prokaryotes
哺乳動物雷帕黴素靶蛋白	mammalian target of rapamycin (mTOR)
唑吡坦	ambien
時型	chronotype

中文	英文
時間營養學	chrononutrition
校時器	zeitgeber
核黃素	riboflavin
核黃素磷酸	riboflavin-5-phosphate
氧化壓力	oxidative stress
海馬迴	hippocampus
特異度	specificity
益生菌	probiotics
益菌生	prebiotics
真桿菌	Eubacterium
缺氧	hypoxia
耗竭時間	time to exhaustion
胰島素抗性之恆定模式評估法	homeostasis model assessment insulin resistance (HOMA-IR)
脂多醣	lipopolysaccharide (LPS)
脂肪組織	adipose tissue
脂氧素	lipoxin
脂蛋白	apolipoprotein
脂質過氧化	lipid peroxidation
訓練負荷	training load
訓練適應	training adaptation
迷走神經	vagus nerve
飢餓肽	ghrelin
高耗能組織假說	expensive tissue hypothesis
高胰島素血症	hyperinsulinemia
高強度間歇訓練	high-intensity interval training (HIIT)

中文	英文
乾酪乳桿菌	L. casei
做功能力	work capacity
停經	amenorrhea
動物雙歧桿菌	Bifidobacterium animalis
捷思法	heuristic
接觸地面時間	ground contact time
敏感度	sensitivity
晝夜節律	circadian rhythm
氫離子幫浦抑制劑	proton pump inhibitor (PPI)
淋巴球	lymphocyte
淨體重	lean body mass
深球	deep ball
猝睡症	narcolepsy
球員效率值	player efficiency rating (PER)
異麥芽酮糖	isomaltulose
異黃酮	isoflavone
異構硫氰酸鹽	isothiocyanate
硫辛酸	alpha lipoic acid (ALA)
粒線體	mitochondria
細胞訊號傳送	cellular signalling
細胞激素	cytokine
統合分析	meta-analysis
脯胺酸	proline
蛋白質體	proteome
袋棍球	lacrosse
連續血糖監測儀	continuous glucose monitoring system

中文	英文
酚太尼枸櫞酸鹽	fentanyl
麥芽糊精	maltodextrin
勝利貢獻值	wins above replacement (WAR)
單核白血球增多症	mononucleosis
單核苷酸多型性	single nucleotide polymorphism (SNiP)
單磷酸腺苷活化蛋白質激酶	AMP-activated protein kinase (AMPK)
斯他汀類藥物	statin
普拉梭菌	F. prausnitzii
普雷沃氏菌	prevotella
替代標記	surrogate marker
替馬西泮	temazepam
最大耗氧量	maximal oxygen consumption
最大等長收縮力量	maximal isometric force
棕色脂肪	brown fat
植物營養素	phytonutrient
植酸鹽	phytate
氯林絲菌素	clindamycin
發力率	rate of force development
發炎性腸道疾病	inflammatory bowel disease
發炎體	inflammasome
短鏈脂肪酸	short-chain fatty acids (SCFAs)
等位基因	allele
結締組織	connective tissue
菊糖	inulin
菸醯胺核糖	nicotinamide riboside (NR)
菸鹼酸	niacin

中文	英文
菸鹼醯胺腺嘌呤二核苷酸	nicotinamide adenine dinucleotide (NAD)
視丘	thalamus
視交叉上核	suprachiasmatic nucleus
視網醇	retinol
超生理劑量	supraphysiological dose
超氧化物歧化酶	superoxide dismutase
超補償	supercompensation
進攻協調員	offensive coordinator
鈣化二醇	calcidiol
鈣化三醇	calcitriol
黃體素	luteinizing hormone
嗜中性球	neutrophil
微生物相	microbiota
微生物群落	microbiome
微膠細胞	microglia
感覺異常	paresthesia
羥考酮	oxycodone
腦垂腺	pituitary gland
腦震盪症候群	post-concussion syndrome
腫瘤壞死因子 - α	tumor necrosis factor alpha (TNF-alpha)
腳踏車測功器	cycle ergometer
腸道通透性	intestinal permeability
腸漏症	leaky gut
腸躁症候群	irritable bowel syndrome (IBS)
腺苷	adenosine
腺苷三磷酸	adenosine triphosphate (ATP)

中文	英文
落下蹲跳	drop jump
葡萄糖轉運體	glucose transporter (GLUT)
解連蛋白	zonulin
跨顱亮光	transcranial bright light
運動中的相對能量不足	relative energy deficiency in sports (RED-S)
過度訓練症候群	overtraining syndrome (OTS)
過氧化物酶體增殖物活化受體	peroxisome proliferator-activated receptors (PPARs)
電子傳遞鏈	electron transport chain
預設模式網絡	default mode network
鼠李糖乳桿菌	L. rhamnosus
廓清率	clearance rate
慢性創傷性腦病變	chronic traumatic encephalopathy (CTE)
睡眠呼吸中止症	apnea
睡眠結構	sleep architecture
睡眠遲惰	sleep inertia
端粒	telomere
精胺酸	arginine
緊密連接蛋白	tight junction protein
輕微創傷性腦損傷	mild traumatic brain injury (mTBI)
遠端食物攝影法	remote food photographic method (RFPM)
酵素乳桿菌	L. fermentum
增肌	hypertrophy
增強式訓練	plyometrics
槲皮素	quercetin
潛血	occult blood

中文	英文
熱休克蛋白	heat shock protein
瘦素	leptin
緩釋酪蛋白	slow casein
膜電位	membrane potential
衛星細胞	satellite cell
踏頻	cadence
適應產熱效應	adaptive thermogenesis
醋酸鹽	acetate
麩胺基硫	glutathione
麩胺基硫過氧化酶	glutathione peroxidase
麩醯胺酸	glutamine
凝血脂素	thromboxane
劑量反應關係	dose-response relationship
噻胺	thiamin
樹突	dendrite
糖化白蛋白	glycated albumin
糖化血色素	hemoglobin A1c (HbA1c)
糖皮質素	glucocorticoid
糖尿病前期	prediabetes
膳食纖維	dietary fiber
興奮毒性	excitotoxicity
褪黑激素	melatonin
隨機對照試驗	randomized controlled trial
靜止代謝率	resting metabolic rate
靜脈回流	venous return
應力性骨折	stress fracture

中文	英文
擬桿菌門	bacteroidetes
環氧合酶	cyclooxygenase (COX)
磷酸吡哆醇	pyridoxal-5-phosphate
總死亡率	all cause mortality
膽鈣化醇	cholecalciferol
臨界功率	critical power
薑黃素	curcumin
醣解的	glycolytic
點差	point spread
雙胍類	biguanide
雙能量 X 光吸收儀	dual energy X-ray absorptiometry (DEXA)
離心收縮	eccentric contraction
離群值	outlier
羅斯氏菌	roseburia
邊緣系統	limbic system
類花生酸	eicosanoid
類胡蘿蔔素	carotenoid
竇房結	SA node
鐵蛋白	ferritin
蘿蔔硫素	sulphoraphane
變形桿菌	proteus
體神經系統	somatic nervous system (SNS)
體溫調節	thermoregulation
體箱式身體組成分析儀	Bod Pod

運動健護全書：四大法則、三十關鍵，以科學方法有效提升體能成果 / 馬克.巴伯斯 (Marc Bubbs) 著；羅亞琪譯. -- 初版 . -- 新北市：臺灣商務印書館股份有限公司，2021.01
432 面 ；17×23 公分 . -- (Thales)
譯自：Peak : the new science of athletic performance that is revolutionizing sports

ISBN 978-957-05-3300-2（平裝）

1. 運動健康 2. 健身運動 3. 運動營養學

411.711　　　　　　　　　　　　　109020093

Thales

運動健護全書：
四大法則、三十關鍵，以科學方法有效提升體能成果

作　　者—馬克・巴伯斯（Mark Bubbs）
譯　　者—羅亞琪
發 行 人—王春申
審書顧問—林桶法、陳建守
總 編 輯—張曉蕊
責任編輯—徐鉞、廖雅秦
封面設計—萬勝安
內頁排版—菩薩蠻電腦科技有限公司

行銷組長—張家舜　業務組長—何思頓
出版發行—臺灣商務印書館股份有限公司
　　　　　23141 新北市新店區民權路 108-3 號 5 樓（同門市地址）
電話：(02)8667-3712　傳真：(02)8667-3709
讀者服務專線：0800056193
郵撥：0000165-1
E-mail：ecptw@cptw.com.tw
網路書店網址：www.cptw.com.tw
Facebook：facebook.com.tw/ecptw

局版北市業字第 993 號
初版一刷：2021 年 01 月
印刷廠：鴻霖印刷傳媒股份有限公司
定價：新台幣 630 元
法律顧問—何一芃律師事務所
有著作權・翻印必究
如有破損或裝訂錯誤，請寄回本公司更換